全国名老中医药专家
陈扬荣学术精要
传承篇

朱为坤　鲁玉辉　主编
陈扬荣　主审

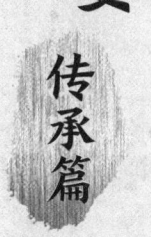

海峡出版发行集团
福建科学技术出版社
THE STRAITS PUBLISHING & DISTRIBUTING GROUP | FUJIAN SCIENCE & TECHNOLOGY PUBLISHING HOUSE

图书在版编目（CIP）数据

全国名老中医药专家陈扬荣学术精要. 传承篇 / 朱为坤, 鲁玉辉主编. -- 福州 : 福建科学技术出版社, 2025. 3. -- ISBN 978-7-5335-7349-2

Ⅰ. R249.7

中国国家版本馆CIP数据核字第202405NC09号

出 版 人　郭　武
责任编辑　李　英
编辑助理　吴淑芳
装帧设计　余景雯
责任校对　王　钦

全国名老中医药专家陈扬荣学术精要：传承篇

主　　编	朱为坤　鲁玉辉
出版发行	福建科学技术出版社
社　　址	福州市东水路76号（邮编350001）
网　　址	www.fjstp.com
经　　销	福建新华发行（集团）有限责任公司
印　　刷	福州德安彩色印刷有限公司
开　　本	700毫米×1000毫米　1/16
印　　张	19.5
字　　数	230千字
版　　次	2025年3月第1版
印　　次	2025年3月第1次印刷
书　　号	ISBN 978-7-5335-7349-2
定　　价	98.00元

书中如有印装质量问题，可直接向本社调换。
版权所有，翻印必究。

编委名单

主　审：陈扬荣

主　编：朱为坤　鲁玉辉

副主编：吴　竞　李鹏飞　陈壮威　林　敏

编　委：任文英　黄争荣　王　永　章　亭　王玉海

　　　　刘亚民　郑春素　张明选　高展翔　吴清梅

　　　　张丹丹　郭玉琴　陈逸梦　范丽妃　王章林

　　　　张梦婷　林雪琴　李兰芳　朱小洪　林佳莺

　　　　马筱璠

陈扬荣简介

陈扬荣（1942—2024），男，福建莆田人。原福建中医学院（现福建中医药大学）副院长，教授，福建省重点学科中医临床基础学科创建带头人，北京中医药大学中医临床基础学科博士生导师，第三批全国老中医药专家学术经验继承工作指导老师，全国名老中医药传承工作室专家，福建省优秀教师，享受国务院政府特殊津贴。曾任福建省中医基础理论整理委员会主任委员、全国中医药高等教育学会临床研究会顾问、福建省中医内科专业委员会顾问、福建省中医药学会传承研究分会顾问，被特聘为中国药文化研究会医药科技专家委员会专家。

陈扬荣从医从教55载，在"医""教""研"三结合道路上不断前进，是全国名老中医药专家、福建省著名温病学和内科学专家，在国内享有一定声誉。陈扬荣先后主持10余项省部级课题，获奖10多次，在国内外学术刊物发表系列研究论文100余篇，多次应邀赴港澳台进行学术交流。

前言

陈扬荣于1976年在中国中医研究院全国中医研究班学习，深受当时一代宗师、著名老中医岳美中先生学术思想和临床经验的影响。毕业后，回到福建省人民医院专注于中医临床诊疗工作。1987年，因医院分家，陈扬荣被分到福建中医学院温病学教研室担任教师，任教期间仍坚持下临床，读中医经典、名家医案，博采众长，注重古为今用，宗古而不泥古，创新探索。在对温病深入研究时，发现温病与肾病之间的联系，尤其三焦辨证与肾病密切相关。根据多年临床观察，陈扬荣总结出："上焦宣调，中焦疏调，下焦通调"的治疗原则，以此大法治疗慢性肾衰竭（chronic renal failure，CRF），取得了一定疗效和收获。2017年，在国家级刊物《中医药通报》上发表学术论文《陈扬荣从三焦理论辨治慢性肾衰竭经验》。

我们系统整理了陈扬荣教授的学术思想、临床经验、科研成果及传承情况，形成系列丛书《全国名老中医药专家陈扬荣学术精要：肾病篇》《全国名老中医药专家陈扬荣学术精要：温病篇》《全国名老中医药专家陈扬荣学术精要：传承篇》三部。本书为该丛书的《全国名老中医药专家陈扬荣学术精要：传承篇》。

陈扬荣教授致力于中医的临床、科研和教学工作，同时担任行政管理工作，更注重中医后继人才的培养。本书主要介绍陈扬荣学术传承人的基本情况和研究成果，并附上陈扬荣学术论文目录，以期窥探他研究的全貌，探索其学术传承与发展的脉络和轨迹，希冀对中医经典研究和中医现代研究有参考和借鉴的价值。

目 录

第一章 陈扬荣中医之路 ... 1
一、陈扬荣的主要成就 ... 2
二、陈扬荣的医教研贡献 ... 2

第二章 学术传承 ... 9
第一节 陈壮威学术传承 ... 10
相关论文 ... 10
乳消颗粒对乳腺增生模型大鼠雌激素的相关实验研究 ... 10
痰的病机探讨 ... 14

第二节 黄争荣学术传承 ... 17
相关论文 ... 18
参附注射液联合剂量密集化疗治疗老年晚期胃癌疗效观察 ... 18

参苓白术散对荷瘤小鼠血清IL-2、IFN-γ、TNF-α的影响...................24

蛋白指纹图谱在原发性肝癌中医辨证分型应用的初步研究...................30

加味香砂六君汤治疗顺铂所致恶心呕吐的临床观察...................35

康艾注射液改善35例晚期肝癌患者生活质量的临床观察...................38

益气养阴解毒活血方对免疫性肝损伤小鼠血清IL-6、TNF-α的影响...................43

应用SELDITOF-MS技术分析不同中医证型肝癌血清标志物的研究...................47

中药复方对慢性乙型肝炎的免疫调节作用研究进展...................52

紫龙金片对肺癌患者术后免疫功能的调节作用......56

第三节　任文英学术传承...................62

相关论文...................63

补肾清热毒方对狼疮小鼠肾组织细胞Fas、FasL的作用...................63

固肾方对糖尿病大鼠足细胞及其裂隙膜蛋白的作用 ………………………………………………………… 73

固肾方对糖尿病肾病模型大鼠的影响 …………… 81

狼疮性肾炎血液透析患者突发腹痛、认知障碍1例并文献复习 ………………………………… 89

慢性移植物抗宿主病狼疮小鼠模型肾组织细胞凋亡及Th1/Th2细胞因子的研究 …………… 94

慢性移植物抗宿主病狼疮样小鼠模型的诱导 …… 105

蔗糖铁联合维生素B_{12}治疗血透患者贫血的疗效观察 …………………………………………… 114

第四节　吴竞学术传承 …………………………… 120

相关论文 …………………………………………… 121

保肾口服液对IgA肾病小鼠肾小球转化生长因子β1蛋白及mRNA的影响 ……………………… 121

肾苏饮对慢性肾衰竭临床疗效及血清瘦素的影响 … 125

益肾降浊冲剂对慢性肾衰竭血清内皮素的影响 … 130

补肾解毒方配合西药治疗活动期狼疮性肾炎疗效评价 ……………………………………………… 137

陈氏降浊方对脾肾气虚夹瘀型 CKD3a 期患者血清 SFlt-1 及尿蛋白的影响 143

陈氏降浊方对脾肾气虚夹瘀型糖尿病肾病（CKD3a 期）患者临床疗效及尿 CTGF、血清 HGF 的影响 150

第五节　王永学术传承 170

相关论文 170

健心颗粒对慢性心衰大鼠心肌病理及心功能的影响 170

健心颗粒对慢性心衰大鼠心室肌 toll 样受体 4、肿瘤坏死因子 $-\alpha$ 蛋白表达的影响 174

健心颗粒对慢性心衰患者血清 MMP-9 及 TIMP-1 的影响 180

灯盏细辛注射液治疗急性病毒性心肌炎临床观察 183

三七总皂苷对内毒素休克大鼠血清 TNF-α 的影响 187

三七总皂苷对内毒素休克大鼠血清肌钙蛋白的影响 190

血栓通剂治疗充血性心力衰竭45例临床观察 ... 193

第六节 王玉海学术传承 ... 198

相关论文 ... 198

基础治疗加肝病治疗仪治疗乙型肝炎肝纤维化及代偿期肝硬化 ... 198

福建首次5例输入性黄热病中西医结合治疗 ... 202

金线莲研究进展及其在治疗感染性疾病方面的应用 ... 208

金线莲液在改善环磷酰胺致免疫抑制小鼠免疫功能中的作用研究 ... 214

第七节 章亭学术传承 ... 221

相关论文 ... 222

康氏抗纤颗粒抗肝纤维化的实验研究 ... 222

康氏系列方对干扰素治疗慢性乙型肝炎疗效的影响 ... 228

四物汤对红细胞免疫及骨髓干细胞增殖能力的影响 ... 232

益气芪术汤治疗非酒精性脂肪性肝炎52例 ... 237

第八节 朱为坤学术传承..................242

相关论文..................242

《温疫论》阳气郁滞理论及其对新冠肺炎防治的启示..................242

《温热论》卫气营血理论与《伤寒论》的差异性研究..................251

从营气与营阴探讨"入营犹可透热转气".....257

发热伴出疹症之探析..................262

《温热论》中温热病气分虚证理论初探........267

温病早期血瘀初探..................271

第三章 师生情..................277

第一节 我的老师..................278

第二节 我的博士生导师..................281

附录 陈扬荣教授学术论文目录..............285

第一章 陈扬荣中医之路

一、陈扬荣的主要成就

陈扬荣,男,1942年9月生。原福建中医学院(现福建中医药大学)副院长,福建中医药大学教授,福建省重点学科中医临床基础学科创建带头人,北京中医药大学中医临床基础学科博士生导师。享受国务院特殊津贴专家,第三批全国名老中医药专家学术经验继承工作指导老师,全国名老中医药传承工作室专家。1993年,陈扬荣光荣地当选为福州市第十届人民代表大会代表。曾任福建省中医基础理论整理委员会主任委员,福建省中医内科专业委员会顾问,全国中医药高等教育学会临床研究会顾问,福建省中医药学会传承研究分会顾问被特聘为中国药文化研究会医药科技专家委员会专家。

二、陈扬荣的医教研贡献

陈扬荣,1954~1960年就读于莆田一中,1960年参加高考,考入福建中医学院本科六年制医疗专业,1966年毕业。由于"文革",1968年他被分配到革命老区三明市宁化县济村公社,接受贫下中农再教育。这个公社是宁化偏僻山区,位于第二大山。陈扬荣与群众同吃、同住、同劳动,夜间贫下中农请出诊,不管天气多么恶劣,他随叫随到。陈扬荣三年来为群众治病,身为白衣战士、担负着救死扶伤的责任,深受群众爱戴、敬仰,成为群众喜爱的人民医生。公社革委会成立后,他被选为公社革委会成员,兼任公社卫生院院长。

1971年,全省大中专毕业生重新分配,陈扬荣被分配到福建省人民医院工作。当时全国正在开展轰轰烈烈的防治慢性支气管炎工作,各省成立防治小组,福建省人民医院也成立专业队,由庄子长、林求诚、陈琦、林礼务、陈扬荣等5人组成，参加省防治老年慢性气管炎小组工作，下乡访贫问苦，开展"一根针、一把草"的治疗活动。陈扬荣深深体会到群众疾病的痛苦和深感自己知识的贫乏，感慨多面手是多么重要！1972年，陈扬荣调回医院门诊、急诊室上班，白天看中医门诊，中午、晚上看急诊。这5年的工作、生活给了陈扬荣很大的锻炼；他在实践过程中掌握了中西医两套基本功和急诊处理能力，能独立应付门诊医疗工作，得到上级医师的赞扬，被评为中医党代表，出席福建医学院党代会。陈扬荣的成绩得到院方的认可，被推荐到原福建省卫生厅，参与中国中医研究院全国中医研究班学员选拔，经过三选一的激烈竞争，成功入选。

1976年2月，前往北京中医研究院西苑医院参加该中医研究班的开学典礼，这是陈扬荣人生的重大转折。该班是著名老中医岳美中上书党中央，由时任党和国家领导人李先念等同志亲自拨款批办的，由岳美中任班主任，任应秋、董建华、刘渡舟、姜春华、方药中、王文鼎、赵锡武等知名专家担任教学工作，为全国培养一批高级中医人才。在校期间，陈扬荣精研中医经典及国学文化，系统地聆听了老中医专家教诲，探讨学术渊源，受益匪浅，终生难忘。在老一辈恩师们的教诲传授下，陈扬荣坚定了进一步深造中医的决心，树立继承发扬祖国医学的信心。1977年毕业后，陈扬荣专心临床工作，走中医之路，坚持读经典、名家医案，博采众长，注重古为今用，宗古而不泥古，探索创新，成为一个精中医、懂西医、用中医的临床优秀人才。

陈扬荣1977年8月毕业，经过一年半的脱产读书，回到福建省人民医院上班，接受组织安排，到中医病房十一区参加中西医结合治疗急腹症的攻关课题，积极参加，发挥自己的能力和作用，用西医指标化验诊断，运用老师传授的理论和经验诊断、用纯中药治疗，自拟配方。经过病区全体医护人

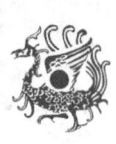

员的紧密团结、合作攻关，终于成功治疗急性胰腺炎（水肿型）、急性阑尾炎、急性胆囊炎、胆道蛔虫合并感染、胃及十二指肠出血等多种疾病，成功的成果得到推广，广泛地应用于临床，总结成论文发表，得到表彰。

1985年，传来分家消息，福建省人民医院迁回原址吉祥山，协和医院恢复改名福建医科大学协和医院，这就意味着，陈扬荣要离开临床工作21年的福建省人民医院和福建医科大学协和医院。1987年，正式公布结果，陈扬荣被分配到福建中医学院温病教研室，从此走上三尺讲台，成为人民教师。当步入大学殿堂时，悲喜交集，该如何面对众多学生、同事和老师，怎样使他们接纳呢？当走进图书馆，他看到那无数的藏书，顿时喜上心头，有办法了，请它们当老师。从此，陈扬荣钻进书堆，如饥似渴地博览古今医籍，掌握医学知识，为师生服务。同时，陈扬荣深入学生群体中，与他们聊天，了解他们的学习和生活，发现他们对大学课堂教学不满意这个问题——教师教学生学，单调机械，自己担任温病教学也是如此。这让陈扬荣看到了温病传统教学以课堂为主，脱离实际，达不到培养学生动脑动手能力的标准。

1990年，陈扬荣被提升为福建中医学院中医系主任兼党总支书记。他下决心改变这种单调的传统课堂教学模式，进行教学改革，活跃课堂教学，开设温病学实验课，开展课间临床见习，提高了教学质量。继而，为了培养能适应新科技革命要求的"创新型"和"适应型"人才，系部确定以课程建设为中心，标志着系部进入向更新、更高层次发展的阶段。随着教学水平不断发展和科学技术日益进步，中医现代化成为当前中医发展的重大趋势，中医药高等院校必须深入研究科学技术领域，用新成果更新教学内容，提高教学水平，必须加强学科建设。只有抓好课程建设，学科建设才有广泛的基础，大家才能不停步地向前进。温病学所在中医临床基础学科，通过评估验收，被评为省级重点学科。通过12年的努力，温病学获得三次教学成果奖：中医系教学改革成果，1993年4月获福建省高等学校优秀教学成果二等奖；"温病学实验教学的突破带动课程建设改革与实践"，1997年获福建省教育成果一等奖；"开展医教研协作，提高临床教学质量"，2001年1月获福建省教育教学成果二等奖。陈扬荣个人也获得了一些奖励：1993年教师节，获福建省优秀教师称号；1994年9月10日，获朱梅南兴医奖金基金会奖励金，又获（株）佐藤国际机构向福建省部分高校的重点学科带头人赠予慰问金决定书。

陈扬荣先后主持了10余项省部级科研课题，在国内外学术刊物上发表系列研究论文100余篇。他主持的"温病气分证血瘀实验研究"，1994年获福建中医药卫生科技进步二等奖，填补了温病气分证无血瘀理论的空白，处于国内先进水平；1996年，获第三届世界传统医学大会暨世界传统医学优秀成果大会国际优秀成果奖。在此基础上，陈扬荣又创立"清热养阴化瘀"作为温病气分证的主要治法，2000年9月，获福州市科学技术进步奖。

陈扬荣在对温病深入研究时，发现温病与肾脏病之间有密切联系，尤其是三焦辨证与脏腑之间关系密切。三焦辨证理论是吴鞠通在《温病条辨》中提出的辨证体系，将温病的病理变化归纳为上、中、下三焦证候，用以描述疾病传变及病情的深浅。上焦证主要包括肺与心包的病变，中焦证包括脾、胃、肠的病变，下焦证包括肝、肾的病变。这很明显能看出三焦与脏腑辨证体系的联系——三焦辨证与脏腑辨证有互通、关联交叉的关系。因此，陈扬荣在尝试摸索三焦理论治疗肾脏衰竭这个当前亟需解决的难题。在这过程中，陈扬荣认为慢性肾衰竭病机关键为肺、脾、肾三脏腑功能虚损，三焦气化功能失常，导致水液等代谢产物排泄不畅，出现"痰、湿、毒、瘀"等

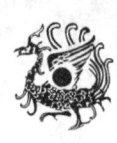

一系列邪实的病理状态，痰湿瘀毒弥漫三焦，而湿毒为犯是关键，应当依靠三焦辨证理论辨治、改变这种状况，要及时地疏利三焦，这是治疗慢性肾衰竭的大法。

那么，既然疏利三焦是慢性肾衰竭的治疗大法，又应该怎么从理论运用到实际临床中呢？根据多年的临床观察，陈扬荣总结出了"上焦宣调，中焦疏调，下焦通调"的治疗原则。具体来说，首先上焦易从肺论治，宣发肃降并重，津液方可上通下达。中焦宜从脾胃论治，宜疏调。疏调主要是指健脾助运，和胃降逆，顾护胃气，疏畅气机。对下焦而言，因其如沟渠水道，故宜通，重在助肾与膀胱之气化，泌别清浊，通导二便。只要气机通畅，上下焦的排泄通道疏通了，三焦气化恢复，才有恢复功能的可能，水道得通，邪气乃散，阴阳乃和。

陈扬荣从理论探讨，临床实践收集病人治疗效果，在中华中医药学会主办的国家级杂志《中医药通报》上发表《陈扬荣从三焦辨治慢性肾衰竭经验》，并发表应用三焦辨证论治各种肾病，都收到比较满意的效果。2001年11月4日，获台湾财团法人为恭医院"感谢陈扬荣教授莅临我院临床指导赠此状"。

2002年，陈扬荣被评为"第三批全国老中医药专家学术经验继承工作指导老师"。2016年，国家中医药管理局发文确定全国名老中医药专家传承工作室建设项目专家名单，陈扬荣就是其中一位，这时他已退休多年，年近八旬，但勇挑重担，接受党和国家的任务，把自己的经验毫无保留地贡献出来，培养下一代中医药人才。至今，陈扬荣还活跃在临床第一线，在病房指导下级医师查房，把自己多年经验方交给研究生进行临床论证，指导他们撰写毕业论文；参加研究生论文开题报告，指导设计和修改，参加病案讨论，发表见解、诊断意见,引导大家向深层处思考解决问题。如今,陈扬荣成为"温病学的肾脏病专家"这个称呼多处可见,由于陈扬荣在治疗疾病时注重中医辨证和个体化方案,效果极好,患者经化验复查指标下降,疗效确切可信。随着时间的推移,经验的积累与日俱增,陈扬荣的名声逐渐远扬,慕名而来的病人不断增多。相当一部分病人经其他医生治疗无效,抱着试一试的心态也来求诊,结果如愿以偿,高兴而归。至今,陈扬荣还担任福建省中医药学会传承分会顾问,致力于中医文化传承工作,经常出席各种学术会议,吸收知识,充实自己,提高自身学术水平。他强调人应该不断要求进步,活到老、学到老、用到老,与时俱进,做时代的贡献者。在遇到困难时,他常勉励自己,要有自信,"爱拼才会赢"。

陈扬荣从医从教55载,在医教研三结合道路上不断前进,精研岐黄,学术、经验俱丰,医术精湛,医德高尚,是全国名老中医药专家,是我省著名温病学和内科学专家,在国内享有一定声誉。

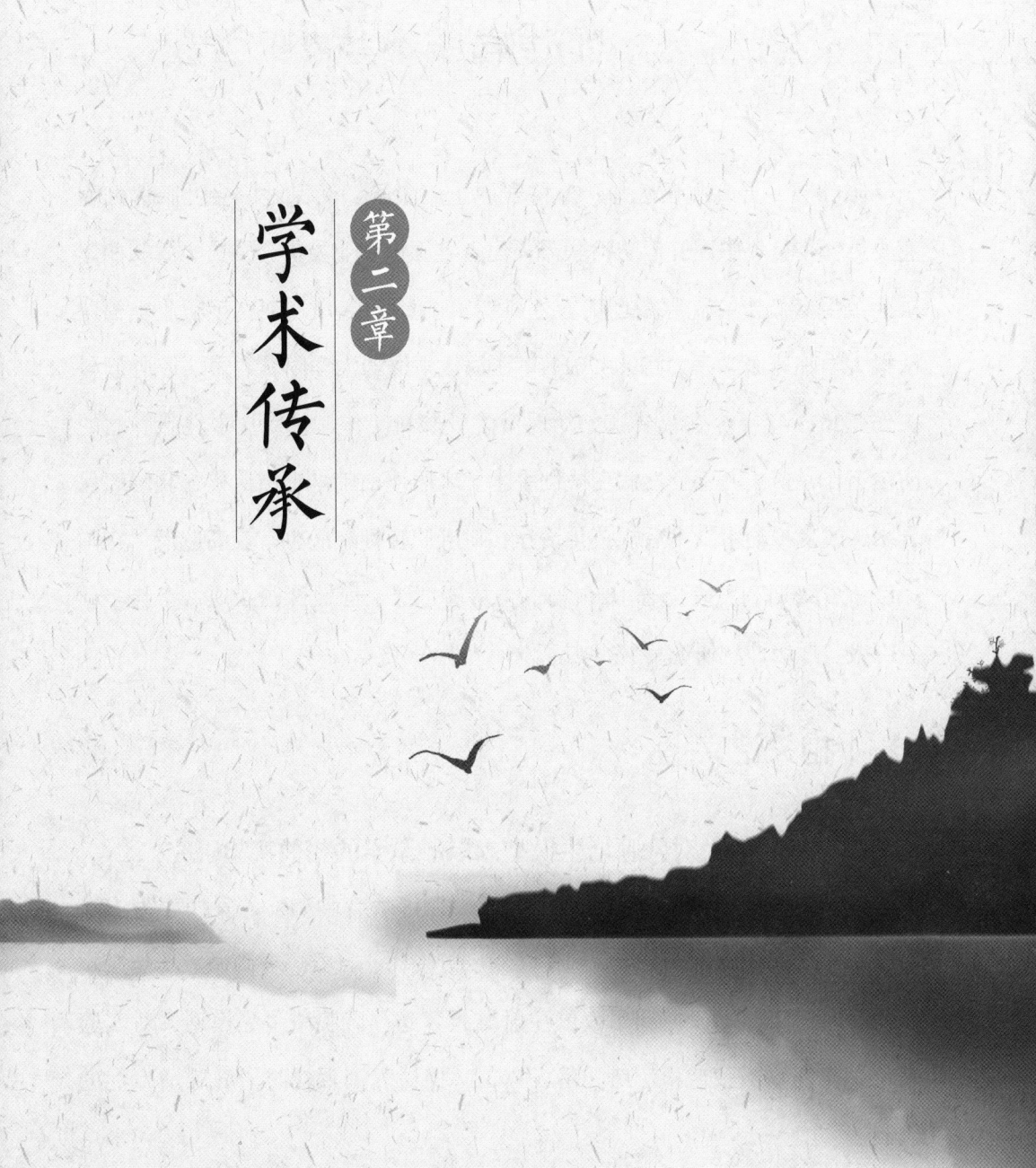

第二章 学术传承

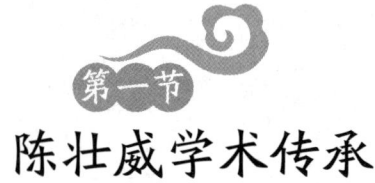

第一节 陈壮威学术传承

陈壮威，男，主任医师，外科学硕士。中国妇幼保健协会乳腺保健专业委员会委员、中国肿瘤防治联盟福建省乳腺癌专业委员会委员、海峡两岸医药卫生交流协会乳腺微创美容外科专家委员会委员。1999年毕业于福建医科大学临床医学系。1999~2011年在福建中医药大学附属人民医院肿瘤科工作。2011年至今在福建省妇幼保健院乳腺科工作，长期从事乳腺肿瘤的防治工作，擅长乳腺良性病变微创手术、乳腺癌前哨淋巴结活检、乳腺癌保乳术、改良根治术及术后规范化治疗，对乳腺良性疾病也有较高造诣。在国家级、省级期刊发表论著10余篇，主持省部级、厅级课题4项，参与多项省部级、厅级课题研究，获得国家发明专利一项。

| 相关论文 |

◎乳消颗粒对乳腺增生模型大鼠雌激素的相关实验研究

乳腺增生症是妇女常见病，多见于20~45岁育龄妇女，发病率为10%左右，并呈上升趋势，该病病程长，易反复发作，且有癌变倾向，严重影响妇女身心健康。本研究利用大鼠注射雌激素建立乳腺增生症模型，对实验动物进行药物干预后检测雌二醇（E_2），探讨乳消颗粒防治乳腺增生症的机制。

(一)材料与方法

1. 实验动物及分组

2级SD雌性健康未孕大鼠36只,体重201.02±7.17g,由上海斯莱克实验动物有限责任公司提供(合格证号:SCXK沪2003-0003)。适应性喂养1周后,随机分为空白组、模型组、乳消颗粒组和对照组,每组9只。

2. 实验药物和试剂

乳消颗粒(生地黄、当归、赤芍、桃仁、郁金、香附、鳖甲、制半夏、夏枯草等组成),由福建中医学院国医堂提供,每袋含生药10.0g。对照组用药乳康片(由黄芪、丹参、夏枯草、海藻、牡蛎、玄参、三棱、莪术、没药、乳香、浙贝母等组成),由陕西省安康正大制药有限公司生产,批准文号为国药准字Z2003227,生产批号为20051025,每袋含生药0.35g。苯甲酸雌二醇注射液(1mL:1mg),黄体酮注射液(1mL:20mg)由上海第九制药厂生产。雌二醇(E_2)试剂盒由ADL公司提供(批号为7026K-CE5521)。Trizol、TAP酶、M-MLV反转录酶、Rnsin-inhibitor、dNTP、无菌去离子水、上下游引物合成均由上海生物工程技术服务有限公司提供。

3. 造模方法

除空白组外,其余各组按0.5mg/kg体重于大鼠后肢后外侧肌肉注射苯甲酸雌二醇,每日1次,左右交替,连续25d;继而改用黄体酮注射,5mg/kg体重,每日1次,连续5d;每只空白组动物肌肉注射生理盐水0.1mL,每日1次,连续30d。

4. 给药方法

造模后乳消颗粒组每天给予乳消颗粒水溶液灌胃;对照组每天给予乳康片水溶液灌胃。乳消颗粒按每天3袋计,SD大鼠用量是成人剂量的6.25倍,为0.3125袋/kg体重；乳康片按成人用药剂量每天6粒计，每千克体重为0.625粒。将药粉溶入生理盐水中，每只大鼠灌胃量约为2mL，连续灌胃1个月。模型组和空白组大鼠每天用生理盐水2mL灌胃，连续灌胃1个月。

5. 统计学处理

结果以（$\bar{x} \pm s$）表示。各组数据采用 t 检验，所有数据结果利用计算机统计软件 SPSS12.0 进行处理。

（二）结果

1. 血清 E_2 水平比较

与空白组比较，模型组、对照组 E_2 升高（$P<0.01$ 或 $P<0.05$）。与模型组和对照组比较，乳消颗粒组 E_2 降低（$P<0.01$ 或 $P<0.05$），见表 2-1-1。

表 2-1-1　四组间 E_2 水平比较（$\bar{x} \pm s$）

组别	n	E_2/pg·mL^{-1}
空白组	9	11.55 ± 2.14
模型组	7	19.57 ± 2.74^a
乳消颗粒组	7	12.23 ± 1.81^{cd}
对照组	8	16.38 ± 4.00^b

注：与空白组比较，$^aP<0.01$，$^bP<0.05$。与模型组比较，$^cP<0.01$。与对照组比较，$^dP<0.05$。

2. ERmRNA 表达水平比较

模型组、对照组与空白组比较，ERmRNA 表达升高（$P<0.01$）。乳消颗粒组、对照组与模型组比较，ERmRNA 表达降低（$P<0.01$）；乳消颗粒组与对照组比较，ERmRNA 表达降低（$P<0.01$），见表 2-1-2。

表 2-1-2　四组间 ERmRNA 表达水平比较（$\bar{x} \pm s$）

组别	n	ERmRNA
空白组	9	0.48 ± 0.02
模型组	7	0.69 ± 0.03^a
乳消颗粒组	7	0.52 ± 0.03^{cd}
对照组	8	0.65 ± 0.02^b

注：与空白组比较，$^aP < 0.01$，$^bP < 0.05$。与模型组比较，$^cP < 0.01$，与对照组比较，$^dP < 0.01$。

（三）讨论

我们从长期的临床实践中体会到，本病的发生与肝、肾、冲、任关系最为密切，冲任失调、肝郁痰凝是其发病的主要病机。肝郁气滞则气血逆乱，肝气不舒，郁结于中焦，脾胃气机不畅，水湿失运，痰浊内蕴，流注凝结于乳房；冲任之脉隶属于肝肾，冲任血海之充盈直接与肝肾有关，冲任受盛于肝肾，肝郁气滞也可导致冲任失调，气滞、痰凝、瘀阻乳络则成块。因此，我们认为调冲任、祛痰瘀为本病主要治则，乳消颗粒即根据此治则而立法组方。

乳消颗粒的主要成分为桃红四物汤化裁而成，功效疏肝养血，活血祛痰。本研究结果表明，乳消颗粒组 E_2 水平和 ERmRNA 表达均有所降低，与对照组在 E_2 和 ERmRNA 表达方面的差异有显著性。现代药理研究表明，疏肝活血中药可以降低 E_2 的绝对值，促进 E_2 在肝脏的代谢，削减 E_2 对 ERmRNA 的促进作用，使乳腺组织对 E_2 的敏感性降低；还能调整孕激素分泌不足，并减少情绪变化因素对肝的影响，调节神经内分泌功能而影响激素水平。活血化痰药物可以改善血液循环，降低血黏度，促进增生肿块、纤维崩解和炎症渗出物的吸收，减低肿块局部张力，从而缓解胀痛等临床症状。

乳消颗粒符合调冲任、祛痰瘀的配伍原则，其作用可能是通过改善机体内分泌环境而降低 E_2 水平，同时降低大鼠乳腺组织 ERmRNA 过度表达，削减 E_2 对 ERmRNA 的促进作用，使乳腺组织对 E_2 的敏感性下降，从而减弱 E_2 对靶细胞的生物学效应而达到治疗效果。

作者：陈壮威、陈华　摘自《福建中医药》2009 年第 4 期

◎痰的病机探讨

痰为津液凝聚而成，有肉眼可见有形者，有见症多端无形者，亦称阴性之痰。因其致病广泛，故常作为解痰之机。痰性有三，其一体阴可化阳，痰与水、饮、湿皆属同类，其性属阴，然痰多与六淫相兼，与七情相结，又可因火热灼津炼液而成，故常形成痰热、痰火，而带有阳热之性；其二痰性黏滞，每与瘀见，痰易阻气机，困遏阳气，使气血失和，见气淅淅而血涩涩，常为瘀为滞；其三痰善行而易动，变象丛生。痰之剽疾滑利者，与气相随，易走善动，痰之濡泽者易浸血脉，伴血运行，周达全身，无所不至，则痰为病也，变化多端。可见，痰为一种体阴化阳、善守易走之物，痰之如此，有机可循。

"痰之源不一，有因热而生者，有因气而生者，有因风而生者，有因惊而生者，有因积饮而生者，有多食而生者，有因暑而生者，有生冷物而成者，有因脾虚而成者，有嗜酒而成者，有肾虚而生者"。诚如丹溪所言，痰成因多样，各代医家均有不同见解，然概括起来不外乎三类。

（一）气血津液运行失常成痰

王纶曾云："人之一身，气血清顺，则津液流通，何痰之有？惟夫气血浊逆，则津液不清，熏蒸成聚而变为痰焉。"气血为诸脏功能之基础，元气充沛，气机条达，血运正常，则津液输布正常，痰浊不生；若气血生化失常，

血运不畅，气脉闭塞，津液不得布化，则聚而为痰，故气血津液生化失度，为生痰之机。而痰一旦得成，则愈困遏气血津液之行，气愈滞而血凝涩，津液不畅，痰浊愈生，甚则结气、瘀血、水湿随痰而至，痰气互结，痰瘀并见，痰水相滋，交阻成灾，病症蜂起，易成顽疾。痰为害之重，不在得成之时，而在得成之后。

（二）脏腑功能失调，诸痰横生

《素问》有云："饮入于胃，游溢精气，上输于脾，脾气散精，上归于肺，通调水道，下输膀胱，水精四布，五经并行。"可见脏腑功能正常，可使气血津液运行畅达，痰故不生；若肺失通调，脾失健运，肾不蒸化，三焦气化失职，则津液不得宣化布散，遂停蓄为痰。故前人有"肺为贮痰之器""脾为生痰之源""肾为生痰之本"之说。

脾肾为先后天之本，水液代谢之动力，为历代医家所重视。张介宾认为"五脏之病，虽俱能生痰，然无不由于脾肾。盖脾主湿，湿动则为痰；肾主水，水泛亦为痰。故痰之化无不在脾，而痰之本无不在肾""脾胃气虚，命门火衰，土中无火则阴气凝聚，釜底无火则饮食不消，两者俱能生湿，由湿生痰"。脾肾之于人，犹如树木之根也，根深则树壮，痰浊不得扰，根衰则体枯，痰病丛生。脾不健运，则水液不归正化，聚集于体内，肾不主水，失蒸腾汽化之责，水液不得布达荣润之所，凝为痰浊，成其害。吴澄按："盖肺主气，肺金受伤，则气滞而为痰""故痰之来也无不在于肺"，肺为水之上源，具通调水道、宣布津液、下输膀胱之能，肺病则津液宣肃失常，五脏不荣，津丧滋濡之使，废结为痰，而生百病。王节斋曰："痰之成气也，贮于肺。"此六语，堪为痰病之纲领。肺、脾、肾三脏失调为成痰之本始，为痰停之巢穴。肺虚不布，痰多滞上；脾不健运，痰多困中；肾不蒸腾汽化，

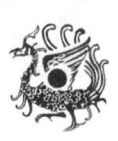

痰浊多停下，其三脏既为生痰之脏，又为养痰之室。

五脏相息，经脉贯通，痰浊之生尚有心肝之责，非独上肺、中脾、下肾三脏也。肝主疏泄，肝气条达则脾胃升降相因，肺宣肃顺达，则津液得化。若肝郁气机失常，脾胃不和，肺失宣肃，津液不运，浊痰亦生，可见肝为生痰之结。肝者，五脏属风之脏，肝风涌动，每易夹痰而行，风痰相扰，上下流窜，周身受累，此二害相合，后患无穷。故肝之痰，宜早清速除。心者为君主之官，五脏之大统，心动则五脏皆摇，可使气血失和，调摄失宜，脉道闭塞，继而津液不得宣行，滞留成痰，痰蒙心神，故心为迷痰之所。且心主血脉，心之气血失协，血滞成瘀，滞留之痰与之相结，痰瘀进而痹阻心脉，心复受其伤。可见，五脏皆能生痰。若斟酌轻重，协调五脏，可化痰也。同理，痰一清则五脏不受其噬，而可令五脏清灵之气血易于恢复常达之态。可见理痰一途，多方受益。

三焦者，原气之别使，水液之通道。三焦通畅，则气机升降出入有路，津液输化有途，外泄为汗，下泄为溺，气津周行，痰浊不生，痰病不至。三焦不通，则路不得行，气不生化，津聚不布，结而为痰，或滞于络，或停于经，留于肢节，可知三焦与痰关联亦深。

（三）痰因于外感、内伤

吴澄按："百病之源，皆生于痰。其源不一，必穷其痰之为病，病之为痰，痰从何生，痰从何起？然总不外内伤七情，外感六淫，饮食积瘀所致。"外为风、寒、暑、湿、燥、火所感，风邪易袭阳位，尤易犯肺；寒为阴邪，凝滞收引，易损脾肾阳气；湿性黏滞，常困阻中焦，肝脾俱可为病；暑性炎热，耗气伤津，又多挟湿，每使肺脾失常，心神受扰；燥性干涩，多伤娇脏；火邪可灼五脏，内外受伤。内为怒、喜、忧、思、悲、恐、惊七情所伤，怒则

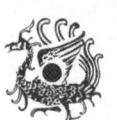

气逆,多伤肝;喜则气缓,过喜则伤心;忧思气结,多伤脾耗神;悲则气消,多伤肺;恐则气下,多伤肾;惊则气乱,心无所倚,神无所归。饮食失节,肝、胆、脾胃可病;劳倦过度,心肾受累,脏腑皆可伤。诸因悉可令五脏失调,气失清顺,血丧荣润,津液熏蒸而为痰浊。

以上三种致痰病因病机中,气血津液输化失常为其致病之本,脏腑失调多又表现为气血津液停滞,而外感、内伤常为脏腑失调之因。故三者之间,层进致病,不可不察。痰之为害,在其既为害之果,又为百害之源,故不可姑息养奸,宜早识其态,速祛其害。

痰致病广,成痰之因繁杂,非千字所能尽释,又因吾所学尚浅,可能未善痰机之要,希以吾之抛砖,能达引玉之意,以期利中医之器。

作者:陈壮威 摘自《福建中医药》2006年第4期

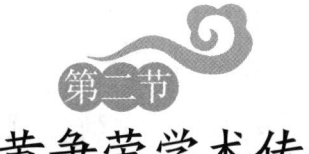

第二节 黄争荣学术传承

黄争荣,男,医学博士,副主任医师,福建省肿瘤医院中西医结合科副主任(主持工作)。中国医师协会中西医结合医师分会肿瘤病学专家委员会委员、中国老年学和老年医学学会肿瘤康复分会委员、中国中药协会肿瘤药物研究专业委员会委员、海峡两岸医药卫生交流协会台海医学发展委员会委员、福建省抗癌协会中西医整合肿瘤专业委员会常务委员、福建省中西医结合学会肿瘤医学分会委员、福建省中医药学会肿瘤分会委员。主要致力于

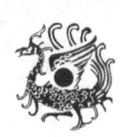

恶性肿瘤的康复与姑息治疗，开展中医药治疗肿瘤的临床与基础研究。擅长肺癌、胃癌、肠癌、肝癌等中晚期恶性肿瘤的诊治，利用化疗、放疗、生物免疫、靶向治疗、传统中医药等方法进行系统综合治疗。曾参与《肿瘤内科医嘱速查手册》编撰，主持福建省中医药重点课题、福建省卫健委中青年骨干课题3项，主要参与完成国家自然科学基金青年项目、福建省教育厅、福建省卫生厅等课题6项，已在省级以上学术刊物发表论文20余篇（SCI源5篇）。

|相关论文|

◎参附注射液联合剂量密集化疗治疗老年晚期胃癌疗效观察

胃癌是我国乃至世界常见的恶性肿瘤之一，发病率位居恶性肿瘤第二位。胃癌可发生于任何年龄段人群，40岁以后明显增加，60岁以上为发病高峰。对于不可手术切除的晚期胃癌患者，目前主要治疗方法是以化疗为主的综合治疗，临床上以剂量密集化疗为首选治疗方式。老年患者由于体质较弱，抵抗力差，经化疗后常出现疲乏、纳呆、形寒肢冷等症状，这多属于中医学脾肾阳虚证。笔者将参附注射液作为老年晚期胃癌剂量密集化疗的辅助治疗手段，提高胃癌老年患者化疗的耐受性，减轻化疗不良反应，取得了较好的临床疗效，现报道如下。

（一）资料与方法

1. 诊断标准

西医诊断标准：经胃镜或手术病理学确诊为胃癌，临床分期符合Ⅳ期分期标准。中医脾肾阳虚证辨证标准：主症为神倦乏力，畏寒肢冷，腰膝酸软，气短懒言，次症为面色萎黄，纳差食少，肢体麻木，小便清长，大便稀溏，舌苔白边有齿痕，脉沉细尺弱。

2. 纳入标准

（1）年龄≥65岁。

（2）治疗前影像学有可测量病灶。

（3）未进行过化疗，或距离末次化疗的时间＞6个月。

（4）血常规、肝肾功能、心电图检查值均在正常范围内。

（5）治疗前卡诺夫斯基体能状态（KPS）评分≥60分，预计生存时间≥3个月。

（6）能够按疗程用药，依从性良好。

（7）自愿签署知情同意书。

3. 排除标准

（1）合并严重的心、脑、肾等重要器官损害。

（2）合并不可控制的感染。

（3）合并严重精神障碍疾病。

（4）对药物过敏。

（5）治疗过程中依从性差，不能坚持用药。

4. 一般资料

70例患者均为2014年10月至2016年10月于福建省肿瘤医院住院治疗的患者。采用随机数字表法将70例患者随机分为治疗组36例和对照组34例。两组患者年龄、性别、病理类型、发病部位、转移部位等一般资料比较无显著性差异（$P > 0.05$），具有可比性，见表2-2-1。

表 2-2-1　两组一般资料比较

中位年龄（岁）	一般资料	对照组（$n=34$） 69（65~75）	治疗组（$n=36$） 70（64~78）
性别（例）	男	19	22
	女	15	14
病理类型（例）	乳头状腺癌	4	3
	黏液腺癌	16	15
	印戒细胞癌	11	16
	未分化癌	3	2
发病部位（例）	贲门	4	6
	胃体	13	11
	胃窦	10	13
	胃小弯	7	6
转移部位（例）	肝	14	12
	肺	7	9
	锁骨上淋巴结	4	5
	腹膜后淋巴结	16	17
	腹膜	17	15

5. 治疗方法

常规剂量密集化疗方案：紫杉醇 85mg/m² 静脉滴注，第 1 日；5-氟尿嘧啶 2.0g/m² 持续静脉滴注 48h，醛氢叶酸 400mg/m² 静脉滴注，第 1 日。14d 为 1 个周期，2 个周期为 1 个疗程。使用紫杉醇前常规进行预处理，化疗过程中密切观察患者生命征变化。治疗组：在常规化疗开始时滴注参附注射液（国药准 Z20043116），60~100ml 加入 5% 葡萄糖溶液或生理盐水 400ml 中静滴，每日 1 次，7d 为 1 个疗程。对照组：常规化疗，一般对症处理与治疗组相同。

6. 观察指标及疗效判定标准

1）近期客观疗效评价标准

采用 RECIST 实体瘤疗效评价标准，根据目标病灶部位长径总和进行评价。完全缓解（CR）：目标病灶全部消失。部分缓解（PR）：目标病灶的长径总和减少大于 30%。进展（PD）：观察期间与最小值相比长径的总和增加大于 20% 或产生新的病变部位。稳定（SD）：指不满足 PR 和 PD 的病变。缓解率（RR）=（CR+PR）÷ 总例数 ×100%；疾病控制率（CCR）=（CR+PR+SD）÷ 总例数 ×100%。

2）KPS 疗效评价标准

治疗前后患者的生存质量按世界卫生组织（WHO）KPS 活动状态分级进行评定。显效：治疗结束时较治疗前评分提高 20 分以上。有效：提高 10 分以上。稳定：增加未超过 10 分或无变化。无效：治疗后比治疗前降低。

3）毒副反应评价标准

按照 WHO 抗肿瘤药物急性与亚急性毒副反应分级标准进行评定，分为 0~Ⅳ度。

7. 统计学处理

数据采用 SPSS 18.0 统计学软件进行统计，计数资料用比率表示，采用 X^2 检验。$P < 0.05$ 为差异有统计学意义。

（二）结果

1. 两组近期疗效比较

治疗组缓解率、疾病控制率与对照组比较，差异无统计学意义（$P > 0.05$），见表 2-2-2。

表 2-2-2　两组近期疗效比较

组别	n	CR（例）	PR（例）	SD（例）	PD（例）	RR（%）	CCR（%）
对照组	34	0	16	10	8	47.1	765
治疗组	36	1	18	11	6	52.8	833
X^2						0.229	0.515
P						0.632	0.473

2. 两组 KPS 疗效比较

治疗组 KPS 评分改善情况显著优于对照组，差异具有统计学意义（$P<0.05$），见表 2-2-3。

表 2-2-3　两组 KPS 疗效比较

组别	n（例）	显效（例）	有效（例）	稳定（例）	无效（例）	X^2 值	P 值
对照组	34	0	10	15	9	6.424	0.040
治疗组	36	4	16	13	3		

3. 两组毒副反应比较

治疗组乏力、白细胞减少发生率明显低于对照组，差异具有统计学意义（$P<0.01$），恶心呕吐的发生率亦低于对照组（$P<0.05$）。两组其余毒副反应比较，差异均无统计学意义（$P>0.05$），见表 2-2-4。

表 2-2-4　两组毒副反应比较

毒副反应	对照组（$n=34$）					治疗组（$n=36$）				
	I（例）	II（例）	III（例）	IV（例）	发生率（%）	I（例）	II（例）	III（例）	IV（例）	发生率（%）
乏力	14	8	5	0	79.4	6	5	3	0	38.9*
恶心呕吐	11	6	2	0	55.9	7	3	1	0	30.6*
白细胞减少	15	9	4	0	82.4	10	7	2	0	52.8*
血小板减少	3	1	0	0	11.8	2	1	0	0	8.3
手足综合征	4	1	0	0	14.7	2	0	0	0	5.6
口腔炎症	2	1	0	0	8.8	1	1	0	0	5.6
肝功能损伤	3	0	0	0	8.8	3	0	0	0	8.3

注：与对照组比较，*$P<0.05$，*$P<0.01$。

（三）讨论

随着我国社会老龄化的到来，老年人胃癌发病率明显增加，大多数就诊时已属于中晚期，失去根治性手术机会。胃癌是对化疗相对敏感的恶性肿瘤，所以化疗已成为胃癌姑息性综合治疗的主要手段。对于晚期胃癌老年患者，化疗是能够缓解症状和获得生存益处的手段之一。

近年来，剂量密集化疗在胃癌治疗中被广泛接受，其疗效优于传统的3周化疗方案。剂量密集化疗的提出基于Norton-Simon理论，根据肿瘤生长动力学的Gompertzian模型，肿瘤的生长并非按照一成不变的速率，肿瘤越小其生长速度越快，当化疗药物达到最大杀灭时，处于化疗间歇期的肿瘤细胞生长速度最快。据此理论，每2周或更短时间给药能最大程度地打击肿瘤，既可阻止耐药的肿瘤细胞重新进入细胞周期，也可以减少对化疗耐药的恶性细胞的出现。已有研究表明，采用紫杉醇为主的联合剂量密集化疗方案治疗晚期胃癌疗效肯定，总有效率达47%~60%。自从剂量密集化疗应用于临床以来，已取得了良好的临床疗效，剂量密集化疗也被广泛应用于老年胃癌患者的治疗。

老年患者随着年龄的增长主要表现为器官功能储备能力下降，脏腑功能衰减，其中主要表现在脾肾两脏。肾为先天之本，内寄元阴元阳，脾胃为后天之本，脾肾两脏在生理上相互滋养，病理上相互影响。

中阳不振，脾失健运，则生痰湿，不能滋养肾气而致肾气不足，肾虚则失其温煦功能，水湿泛滥，最终导致脾肾虚损。尤其在晚期胃癌脾肾两虚尤为突出，故脾肾阳虚为老年晚期胃癌发生发展的基本病机，治疗上应注重健脾益肾，培元固本。参附注射液是由红参和黑附片提取而成的复方制剂，红参大补元气、益气复脉，黑附片补火助阳、散寒止痛，二者合用具有益气

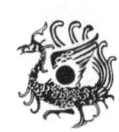

温阳之功效,能够提高人体免疫功能,提高骨髓正常细胞的增生能力,促进骨髓造血功能恢复,可用于恶性肿瘤的辅助治疗,更适合脾肾阳虚型老年肿瘤患者。

本研究结果显示,治疗组缓解率为 52.8%,疾病控制率为 83.3%,缓解率与文献报道疗效相近,缓解率和疾病控制率分别高于对照组的 47.1%、76.5%,但差异无统计学意义($P > 0.05$),说明化疗仍是老年晚期胃癌的主要治疗方法。治疗组 KPS 评分改善情况优于对照组($P < 0.05$),表明参附注射液可以改善老年晚期胃癌患者的临床症状,提高患者生活质量。两组主要毒副反应均为乏力、胃肠道反应(恶心、呕吐)及白细胞减少,但治疗组毒副反应发生率明显低于对照组,差异均有统计学意义($P < 0.05$ 或 $P < 0.01$),说明参附注射液可以显著减轻密集化疗的不良反应,提高化疗耐受性,保护骨髓造血功能,从而提高晚期胃癌脾肾阳虚型老年患者局部控制率,延长患者的生存期。综上所述,针对老年晚期胃癌患者体力状态不佳、基础疾病多的临床特点,采用参附注射液辅助剂量密集化疗治疗老年晚期胃癌,能够明显减轻化疗毒副反应,增强化疗敏感性,改善老年患者的生活质量,达到增效减毒的作用。参附注射液辅助剂量密集化疗是提高老年晚期胃癌治疗疗效的有效方式之一。

作者:黄争荣、赖义勤、王泳、叶艺东、陈乃杰　摘自《实用中西医结合临床》2019 年第 4 期

◎参苓白术散对荷瘤小鼠血清 IL-2、IFN-γ、TNF-α 的影响

参苓白术散源自《太平惠民和剂局方》,具有益气健脾、渗湿止泻之功效,我们常用此方配合肿瘤化疗以达到增效减毒的效果,但对其作用机制尚未清楚。本研究观察了参苓白术散对肝癌 H_{22} 荷瘤小鼠细胞因子的影响,以进一

步探讨参苓白术散治疗肿瘤的作用机理及途径。

（一）材料与方法

1. 动物

昆明种小鼠60只，雌雄兼用，体重量18~23g，由福建中医学院实验动物中心提供。

2. 瘤株

小鼠肝癌H_{22}细胞株由福建省肿瘤研究所提供。

3. 药物及制备

参苓白术散汤药组成：党参20g，白术15g，茯苓15g，白扁豆10g，薏苡仁30g，山药15g，砂仁6g，桔梗9g，陈皮9g，莲子15g，甘草6g，红枣6g，制成水煎剂，生药含量2.0g/mL，制备后于4℃冰箱中贮存备用；5-氟尿嘧啶为天津金耀氨基酸有限公司产品，批号为0909141，临用前用生理盐水溶解稀释浓度为2.5mg/mL。

4. 试剂与仪器

IL-2、IFN-γ、TNF-α ELISA检测试剂盒（深圳晶美生物工程有限公司产品）；ELX800酶标仪（美国BioTek公司产品）。

5. 荷瘤小鼠模型建立

实验用小鼠均按常规方法接种H_{22}细胞，取传代7d的H_{22}细胞悬液，经生理盐水稀释后调细胞数至1×10^7/mL，以每只0.2mL的剂量接种于小鼠右侧腋窝下。

6. 分组及给药

接种24h后随机分为5组：空白组、模型组、5-氟尿嘧啶组（5-Fu组）、参苓白术散组（SLBZS组）、参苓白术散+5-FU组（SLBZS+5-FU组）。

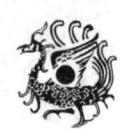

空白组与模型组均予以 0.3mL 生理盐水灌胃，5-FU 组予以 5-FU0.2mL 腹腔注射，SLBZS 组予以 0.3mL 中药灌胃，SLBZS+5-FU 组分别予以 0.2mL 腹腔注射，2h 后再予以 0.3mL 中药灌胃。5-FU 腹腔注射隔日 1 次，生理盐水及中药每日 1 次，给药 14d。

（二）观察指标

1. 肿瘤抑瘤率测定

末次给药 24h 后，处死小鼠，分离剥取肿瘤，电子天平称重量，计算各组小鼠平均瘤体重量及肿瘤生长抑制率（抑瘤率）：抑瘤率 =（模型组瘤体重量 − 治疗组瘤体重量）÷ 模型组瘤体重 × 100%。

2. 小鼠脾脏、胸腺指数测定

处死小鼠后立即剥离脾及胸腺组织，电子天平称重量并计算脾脏指数（每 10g 体重的脏器 mg 数）。

3. 血清 IL-2、IFN-γ、TNF-α 检测

给药后第 15d，小鼠眼球后静脉取血离心，分离血清。酶联免疫吸附法检测血清中 IL-2、IFN-γ、TNF-α 的含量，检测过程严格按照试剂盒操作说明进行操作。

（三）统计方法

所有结果数据用均数 ± 标准差（$\bar{x} \pm s$）表示，多个样本间均数比较采用单因素方差分析，运用 SPSS11.5 统计软件进行数据处理。

（四）结果

1. 参苓白术散对荷瘤小鼠肿瘤的抑制作用

SLBZS+5-FU 组及 5-FU 组均可减轻瘤体重量，与模型组比较具有显著

性差异（$P < 0.01$），SLBZS 组与模型组比较有差异性（$P < 0.05$），结果见表 2-2-5。

表 2-2-5 参苓白术散对荷瘤小鼠瘤重的影响

组别	n	瘤体平均重量（g）	IR（%）
空白组	12	—	—
模型组	12	2.972 ± 0.539	—
5-FU 组	12	1.613 ± 0.408**	47.73
SLBZS 组	12	2.338 ± 0.614*	20.66
SLBZS+5-FU 组	12	1.542 ± 0.387**	48.12

注：与模型组比较 *$P < 0.05$，**$P < 0.01$。

2. 参苓白术散对荷瘤小鼠免疫器官的影响

5-FU 组、SLBZS+5-FU 组的脾脏指数、胸腺指数与模型组比较均显著降低（$P < 0.01$），SLBZS+5-FU 组的脾脏指数、胸腺指数与 5-FU 组比较均显著升高（$P < 0.01$），SLBZS 组的脾脏指数、胸腺指数与模型组比较无差异性（$P > 0.05$），结果见表 2-2-6。

表 2-2-6 参苓白术散对荷瘤小鼠免疫器官的影响

组别	n	脾脏指数（mg/10g）	胸腺指数（mg/10g）
空白组	12	10.544 ± 2.362	2.308 ± 0.926
模型组	12	11.028 ± 3.283	2.821 ± 1.462
5-FU 组	12	8.716 ± 1.965 △△**	1.574 ± 0.514 △△**
SLBZS 组	12	10.655 ± 2.107 △△##	2.762 ± 1.127 △△##
SLBZS+5-FU 组	12	9.934 ± 1.678 **##	1.989 ± 0.785 **##

注：与空白组比较 △$P < 0.05$，△△$P < 0.01$；与模型组比较 *$P < 0.05$，**$P < 0.01$；与 5-FU 组比较 #$P < 0.05$，##$P < 0.01$。

3. 参苓白术散对荷瘤小鼠血清 IL-2、IFN-γ、TNF-α 含量的影响

模型组 IL-2、IFN-γ 含量与空白组比较显著降低（$P < 0.01$），TNF-α 含量显著升高（$P < 0.01$）。5-FU 组的 IL-2、TNF-α 含量与

模型组比较显著升高（$P < 0.01$），IFN-γ 含量无差异性。SLBZS 组与 SLBZS+5-FU 组均能显著升高 IL-2、IFN-γ、TNF-α 的含量（$P < 0.05$ 或 $P < 0.01$），结果见表 2-2-7。

表 2-2-7　参苓白术散对荷瘤小鼠血清 IL-2、IFN-γ、TNF-α 含量的影响

组别	n	IL-2（pg/mL）	IFN-γ（pg/mL）	TNF-α（pg/mL）
空白组	12	31.236 ± 3.498	22.288 ± 2.406	130.443 ± 2.348
模型组	12	23.545 ± 4.122 △△	13.837 ± 1.973 △△	136.592 ± 2.730 △△
5-FU 组	12	30.851 ± 2.749**	15.241 ± 1.904 △△	141.981 ± 2.948 △△ **
SLBZS 组	12	34.114 ± 2.896 △ **#	25.186 ± 2.335 △△ **##	144.370 ± 3.553 △△ **
SLBZS+5-FU 组	12	36.159 ± 3.262 △△ **##	26.382 ± 2.968 △△ **##	143.622 ± 3.649 △△ **

注：与空白组比较 △$P < 0.05$，△△$P < 0.01$；与模型组比较 *$P < 0.05$，**$P < 0.01$；与 5-FU 组比较 #$P < 0.05$，##$P < 0.01$。

（五）讨论

本实验利用小鼠 H_{22} 肝癌移植性肿瘤模型观察了参苓白术散的体内抑瘤作用，结果表明单独使用参苓白术散对小鼠 H_{22} 肝癌实体瘤的生长具有一定的抑制作用，但抑瘤率并不高（20.66%），联合化疗药物 5-FU 后抑瘤率明显上升（48.12%），表明参苓白术散直接抑制肿瘤生长能力相对较弱，与化疗药物可能具有协同的抗肿瘤作用。

免疫系统在控制肿瘤恶变中起着重要的作用，脾脏和胸腺是人体主要的免疫器官，它们的结构正常与否直接影响人体的免疫功能。脾脏指数和胸腺指数是反映人体脾脏和胸腺免疫功能的重要指征之一。在本实验中腹腔注射 5-FU 后，荷瘤小鼠的脾脏指数、胸腺指数与模型组比较均显著降低（$P < 0.01$），而联合应用参苓白术散后两者均显著升高（$P < 0.01$），提示化疗药物 5-FU 对荷瘤小鼠产生一定的免疫抑制作用，而参苓白术散对 5-FU 的免疫抑制具有一定的保护作用。

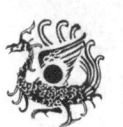

在恶性肿瘤的发病机制中，免疫功能失衡是一个重要因素，IL-2、IFN-γ、TNF-α 等细胞因子对机体免疫应答的调节起着重要的作用。IL-2 是由活化的 I 型辅助淋巴细胞（Th1 细胞）分泌的免疫调节因子，具有促进 T 细胞增殖，诱生 LAK 细胞，促进 B 细胞分泌抗体，促进 T 细胞杀伤作用及增强 NK 细胞活性等作用。同时诱导杀伤细胞产生 IFN-γ、TNF-α 等细胞因子，从而间接发挥抗肿瘤作用。IFN-γ 通过抑制肿瘤细胞的增生，改变肿瘤细胞表面的性能及诱发新的抗原而被免疫监视细胞识别并加以排斥，实现抗肿瘤效应和增强人体抗肿瘤能力。另外，IFN-γ 还可通过血管内皮生长因子（VEGF）和碱性成纤维细胞生长因子（bFGF）基因转录发挥其抑制肿瘤血管生长的作用。TNF-α 是由单核巨噬细胞产生的具有广泛生物学活性的细胞因子，不仅增强人体的免疫防御功能，选择性地杀伤肿瘤细胞，而且能介导炎症反应、组织损伤等病理生理过程。TNF-α 生物学作用与体内的水平高低密切相关，临床研究表明肿瘤患者血清 TNF-α 水平异常升高。本研究发现参苓白术散不管是否联合 5-FU 治疗，均能提高荷瘤小鼠外周血清 IL-2、IFN-γ、TNF-α 细胞因子水平，与模型组比较差异有显著性意义（$P < 0.01$），表明参苓白术散具有改善荷瘤机体细胞因子异常的作用，使 IL-2、IFN-γ、TNF-α 细胞因子维持在较高水平而发挥抗肿瘤及调节人体免疫功能的作用。

本实验中发现 5-FU 可以升高荷瘤小鼠 IFN-γ、TNF-α 含量，但 IL-2 含量无明显变化，而联合参苓白术散治疗后 IL-2 含量显著上升，提示参苓白术散可能直接刺激 Th1 细胞分泌 IL-2，从而诱导杀伤细胞分泌 IFN-γ、TNF-α 而发挥抗肿瘤作用，其具体机制有待进一步深入研究。

作者：黄争荣、王泳、王榕平、陈家俊　摘自《光明中医》2010 年第 9 期

◎蛋白指纹图谱在原发性肝癌中医辨证分型应用的初步研究

原发性肝癌（以下简称肝癌）是我国常见恶性肿瘤之一，发病人数约占全球的55%，死亡率仅次于肺癌，位居第2位。由于大多数肝癌诊断时已属中晚期，预后差，中位生存期仅为6个月，严重威胁着人们的健康及生命。目前中医辨证论治在中晚期肝癌治疗中有一定的疗效和独特的优势，故深入研究肝癌中医辨证分型的病理特点对肝癌的中医辨证论治有着重要的意义。为揭示肝癌中医证型的本质及提供证型的微观辨证标准，本研究利用表面加强激光解析电离飞行时间质谱（SELDI-TOF-MS）技术从肝癌肝郁气滞证和肝胆湿热证患者血清中筛选证型相关的蛋白标记物。

（一）临床资料

1. 诊断标准

收集2009年1月至2010年8月在福建省肿瘤医院初诊的原发性肝癌患者。这些患者均符合2001年中国抗癌协会肝癌专业委员会修订的《原发性肝癌的临床诊断与分期标准》，部分病例经组织学或细胞学确诊为肝细胞癌。中医证型辨证标准根据《原发性肝癌常见中医基本证候定性诊断规范》中辨证标准制定。肝郁气滞证：①胸胁脘腹胀满。②痛无定处。③情志抑郁或喜叹息。④嗳气或呃逆。⑤脉弦。以上5项中见任意2项可诊断肝郁气滞证。肝胆湿热证：①胁痛口苦。②胸闷纳呆。③恶心呕吐。④目赤或目黄，身黄，小便黄赤。⑤舌苔黄腻，脉弦滑数。以上5项中见任意2项可诊断肝胆湿热证。

2. 一般资料

111例肝癌患者被纳入本临床研究中。其中肝郁气滞证组56例，男49例，女7例；年龄19~82岁，平均年龄48.68±8.52岁。肝胆湿热证组55例，男44例，女11例；年龄28~80岁，平均年龄50.46±7.76岁。2组性别、年龄构成比方面比较无显著性差异均（$P > 0.05$），具有可比性。

3. 方法

1）标本采集

清晨空腹取外周血 3~5mL，置 4℃冰箱放置 2h，2000r/min 离心 5min，取血清以 50μL 分装放置 −80℃冰箱保存待用。

2）主要仪器和试剂

ProteinehipBiologySystem（PBSII-C）型质谱仪、弱阳离子交换型蛋白质芯片（CM10）、能量吸收分子 SPA、BiomarkerWizard3.2 及 BiomarkerPattern Software5.01 分析软件均为美国 Ciphergen 公司产品。乙腈、三氟乙酸、尿素、Tris-HCL 等试剂均购自美国 Sigma 公司。

3）实验方法

将 CM10 芯片装在生物芯片处理器 Bio-processor 架上，每孔加入缓冲液（50mmol/L，pH4.0 乙酸钠溶液）200L 置于水平摇床振荡 5min，弃溶液，重复上述步骤 1 次。取 5μL 血清，加 10μL U9 处理液：9mmol/L 尿素、2% 3-[（3-胆固醇氨丙基）二甲基氨基］-1-丙磺酸、1%滴滴涕、50mmol/L 三羟甲基氨基甲烷 pH9.0，充分混匀，水平振荡器上冰浴振荡 30min（400-600r/min），加 180μL 缓冲液混匀。将稀释好的血清样品 100μL 加入平衡好的芯片，摇床振荡孵育 1h，甩去样品，用 200μL 缓冲液室温振荡洗涤 2 次，每次 5min。取出芯片，晾干后，每孔加 SPA 1μL，滴加 2 次。

4）数据收集

制备好的芯片放入 PBSII-C 型蛋白芯片阅读机读取芯片信息，用 Ciphergenproteinchip3.0.2 版本的分析软件采集数据，将所读取的图谱进行归一化处理，采用 BiomarkerWizard3.2 软件分析各组间外周血清蛋白指纹图谱的差异，$P < 0.05$ 为差异有统计学意义。

5）蛋白质数据库搜索

对差异蛋白质进行蛋白质数据库 Tagldenttool 搜索，以寻找与它们分子量最为接近的蛋白质。

（二）结果

1. 两组血清差异蛋白含量

采用 BiomarkerWizard 软件对 56 例肝郁气滞型肝癌和 55 例肝胆湿热型肝癌患者的血清蛋白质谱图进行比较和统计学分析，结果显示：肝郁气滞证肝癌患者与肝胆湿热证肝癌患者对比，M/Z 为 8576Da、8780Da 的血清蛋白质峰上调，表达有显著性差异（均 $P < 0.05$）。见图 2-2-1 和表 2-2-8。

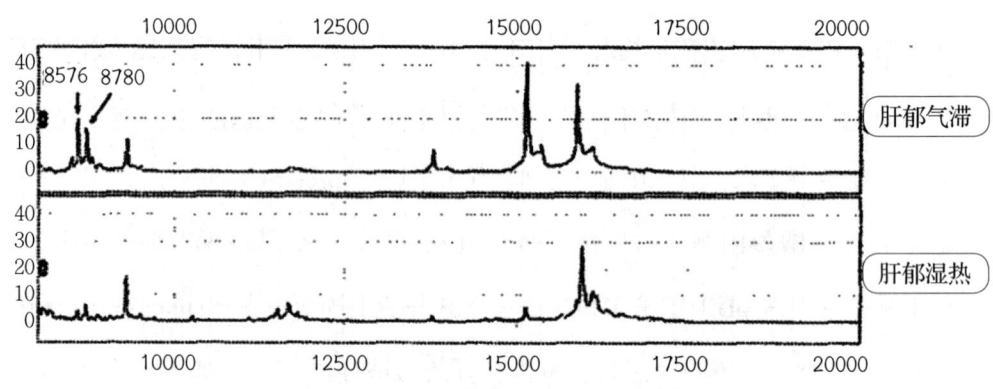

图 2-2-1　两组血清差异蛋白指纹图谱

表 2-2-8　两组差异蛋白质表达的相对含量（$\bar{x} \pm s$）

组别	n（例）	M/Z8576Da	M/Z8780Da
肝郁气滞证组	56	12.203 ± 6.682^a	5.440 ± 2.257^a
肝胆湿热证组	55	8.462 ± 5.718	4.063 ± 2.251

注：a 与肝胆湿热证组比较，$P < 0.05$。

2. 数据库搜索结果

对 M/Z8576Da、8780Da 蛋白质峰进行数据库搜索，分别得到 2 种与之分子量最为接近的蛋白质,见表2-2-9。

表2-2-9 两个差异蛋白质的数据库搜索结果

差异蛋白质	Swiss-Prot 代码	等电点	蛋白质名称
8576Da	P00117	9.02	细胞色素C6
8780Da	A1L3N6	8.53	细胞色素C氧化酶合成因子5

(三)讨论

肝癌归属于中医学的"积聚""癥瘕""黄疸""鼓胀"等范畴。中医辨证论治是我国肝癌治疗的一大特色,其确切的临床疗效日益在肝癌的治疗中显示出其重要价值,已成为原发性肝癌综合治疗中不可缺少手段之一。但由于肝癌的病因复杂,疾病发展的各阶段临床表现不同,且容易受医者主观因素影响,现阶段肝癌的中医辨证分型尚无统一标准。随着科学技术的进步,将现代医学检测技术融合到传统肝癌辨证中,从而建立一种更具可重复性、可检验性的微观辨证体系,可显著提高辨证的准确率,有利于推动中医药的临床研究。

SELDI-TOF-MS技术作为蛋白质组学研究的主要技术之一,结合了芯片与质谱技术的优势,分析过程不会破坏蛋白质,整合蛋白质样品处理、生化反应及检测分析过程于一体,实现了新型、高效、快速、高通量的检测。目前,用SELDI蛋白芯片技术研究肝癌的生物学标志物日益增多,且取得一些有意义的成果。宋森涛等人应用SELDI-TOF-MS技术对肝癌、肝硬化、慢性乙型肝炎及健康对照组血清蛋白质进行检测,发现M/Z为11492.92Da的蛋白质在正常人和慢性肝炎患者中波峰强度值很低,在肝癌组波峰强度明显升高,该蛋白的强度值与肝癌有明显相关性,与患者的肝功能无关,考虑其不是肝细胞受损时的反应,而可能为肝脏癌变后人体或癌细胞所产生的肝

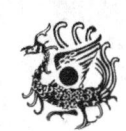

癌相关性蛋白质。此结果对肝癌的早期发现、早期治疗无疑有重要价值。刘池波等人也利用该技术分析系统筛选出 M/Z 为 4477Da 和 8943Da 的标志蛋白，建立起一个肝癌的诊断模型，对肝癌诊断的特异性为 100%，灵敏度为 90%。以上研究说明 SELDI-TOF-MS 技术应用于肝癌早期诊断的可行性，由此发现的特异的蛋白生物学标志物，灵敏度和特异性均高于传统的单一血清 AFP 指标。

本研究利用 SELDI-TOF-MS 技术检测肝癌肝郁气滞证和肝胆湿热证 2 组患者的血清蛋白质谱，将血清蛋白质谱建立数据库，利用软件分析肝癌肝郁气滞证和肝胆湿热证 2 组患者血清蛋白质谱间的差异，结果发现 M/Z 为 8576Da 和 8780Da 的蛋白质峰含量在肝郁气滞证患者中明显高于肝胆湿热证患者，说明这 2 个差异蛋白质可以作为鉴别肝郁气滞型与肝胆湿热型的血清生物学指标。分析其临床意义，可能与不同证型肝癌患者的疾病状态有关，提示不同中医证型肝癌与其血清蛋白指纹图谱的一定相关性。经蛋白质数据库搜索，与这两种差异蛋白质分子量最接近的蛋白质分别为细胞色素 C6 和细胞色素 C 氧化酶合成因子 5。但对于 SELDI-TOF-MS 技术来说，每一个波峰的质荷比值对应的可能是很多个分子量相近的多肽，因此使用这种方法并不能直接对复杂的体液中的具体蛋白质或多肽进行鉴定，需要结合二维电泳（2-DE）、Q-TOF 质谱等技术进步鉴定特定蛋白质。

总之，采用 SELDI-TOF-MS 技术寻找不同中医证型的蛋白标志物，可为肝癌中医辨证提供定量化、客观化蛋白组学依据，对肝癌中医辨证具有一定意义。利用蛋白组学和生物信息学及相关技术，将有利于建立新的肝癌的中医辨证蛋白指纹图谱诊断模式。

作者：黄争荣、张小卿、叶韵斌、陈慧菁、陈强、杨爱莲 摘自《现代中西医结合杂志》2012 年第 33 期

◎加味香砂六君汤治疗顺铂所致恶心呕吐的临床观察

化疗是恶性肿瘤的治疗主要手段之一，顺铂（DDP）是临床广泛应用的化疗药物，但其所致恶心呕吐较为剧烈，影响患者进食及日常生活，严重时甚至阻碍化疗的正常进行。因此，有效预防和治疗顺铂所致恶心呕吐是临床进行正常化疗的重要前提。笔者在对中晚期肿瘤患者常规化疗过程中，运用加味香砂六君汤治疗含顺铂化疗方案所致恶心呕吐取得较好的疗效，现总结如下。

（一）临床资料

1. 一般资料

全部 102 例均为接受含顺铂 80~100mg/m² 化疗方案的中晚期肿瘤患者，按数字随机法分为治疗组 48 例，男 27 例，女 21 例；年龄 31~71 岁，平均 48.2 岁；其中肺癌 15 例，食管癌 8 例，胃癌 16 例，大肠癌 6 例，卵巢癌 3 例。对照组 54 例中，男 32 例，女 22 例；年龄 27~73 岁，平均 50.4 岁；其中肺癌 17 例，食管癌 5 例，胃癌 20 例，大肠癌 8 例，卵巢癌 4 例。肺癌、食管癌及卵巢癌化疗方案为"顺铂+紫杉醇"，胃癌及大肠癌化疗方案为"顺铂+5-氟尿嘧啶"，每个方案化疗周期时间均为 3d，2 组病例在性别、年龄、临床表现及化疗方案、时间等方面差异无显著性（$P>0.05$），具有可比性。全部病例均经病理证实，化疗前血常规和肝、肾功能检查均正常，并排除胃肠梗阻、脑转移。

2. 统计学方法

以 X^2 检验进行分析。

（二）治疗方法

1. 方药组成

中药采用香砂六君丸加丁香，改丸剂为中药饮片。方药如下：法半夏9g，制陈皮9g，茯苓15g，党参15g，炒白术12g，麦芽30g，砂仁6g，丁香6g，炙甘草5g，生姜3片，大枣3枚。

2. 治疗组

利用2+1型电煎常压煎药包装一体机（北京东华原医疗设备有限责任公司生产）一次性水煎煮，分袋密封于4℃冷藏，化疗前1d开始温水泡服，每日2次，每次1袋，口服，至化疗结束。

3. 对照组

化疗第1天给予恩丹西酮8mg，每日2次，每天化疗前和化疗后各静脉注射1次至化疗结束。

（三）治疗结果

1. 疗效评价标准观察

化疗第1~5天的恶心、呕吐情况。按WHO常见毒性反应分级标准的规定，将恶心分为0~Ⅳ度。①0度：无恶心。②Ⅰ度：不影响进食及日常生活。③Ⅱ度：影响进食及日常生活。④Ⅲ~Ⅳ度：严重恶心，卧床。将呕吐分为0~Ⅳ度。①0度：无呕吐。②Ⅰ度：每天呕吐1~2次，不影响进食及日常生活。③Ⅱ度：每天3~5次。④Ⅲ~Ⅳ度：每天呕吐超过5次。药物预防恶心和呕吐的作用分为有效（＜Ⅰ度）和无效（＞Ⅱ度）。

2. 结果

1）两组对恶心症状的控制

见表2-2-10，在第3天有显著性差异（$P < 0.05$），其他治疗天数无

显著性差异（$P > 0.05$）。

表 2-2-10　两组药物预防恶心的疗效比较

组别	例数 n（例）	第1天	第2天	第3天	第4天	第5天
治疗组	48	45例（93.8%）	34例（70.8%）	39例（81.3%）[a]	40例（83.3%）	42例（87.5%）
对照组	54	44例（81.5%）	36例（66.7%）	32例（59.3%）	36例（66.7%）	41例（75.9%）

注：与对照组比较，[a]$P < 0.05$

2）两组对呕吐症状的控制比较

见表 2-2-11，差异无显著性（$P > 0.05$）。

表 2-2-11　两组药物预防呕吐的疗效比较

组别	例数 n（例）	第1天	第2天	第3天	第4天	第5天
治疗组	48	42例（87.5%）	31例（64.6%）	34例（70.8%）	34例（70.8%）	40例（83.3%）
对照组	54	40例（74.1%）	33例（61.1%）	35例（64.8%）	38例（70.4%）	46例（85.2%）

（四）讨论

恶心呕吐是顺铂化疗常见的胃肠道反应。其机理是化疗药物可引起肠嗜铬细胞释放 5- 羟色胺（5-HT），5-HT 可激活中枢或迷走神经的 5-HT$_3$ 受体而引起呕吐反射，而 5-HT$_3$ 受体广泛分布于脑内孤束核、中枢化学感受区及外周组织中，使 5-HT$_3$ 受体阻滞剂对肿瘤化疗药物引起的呕吐具有良好的止吐作用。故目前临床上常运用 5-HT 受体阻滞剂以达到预防作用，保证化疗过程顺利进行。本临床观察所示，化疗过程配合服用加味香砂六君汤，其有效率与 5- 羟色胺受体阻滞剂恩丹西酮给药方案无明显差异，甚至在化疗过程中对恶心的控制优于恩丹西酮。

中医学认为呕吐之因有内外之别，其病机一则感受六淫之邪，侵犯胃府，

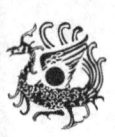

致胃气升降失常，水谷随气上逆；或饮食过多，或进食生冷油腻之物，停滞不化，伤及胃脾，胃气不能下降引起呕吐。二则忧思、恼怒以致肝失条达，肝郁气滞，横逆犯胃，胃失通降，反而上逆；或脾胃虚弱，久病不愈，损伤阳气，寒浊中阻，胃失和降等均可引起呕吐。笔者在临床中体会，脾土为万物之母，脾胃居于中焦，理顺上下，对于人体整体的功能有着重要影响。恶性肿瘤患者正气本虚，化疗药物有如外邪侵袭，易伤正气，导致脾胃运化失司，津液不化，聚而为痰，痰浊中阻，中焦气机不畅，脾胃升降失司，使胃气上逆，故见恶心呕吐。治疗当以和胃降逆为大法，健脾化痰，降逆止呕，恢复中焦脾胃的升降功能，方用加味香砂六君汤。方中取半夏为君药，功擅祛痰散结，降逆和胃；配合陈皮、砂仁调理中焦气机，开胃醒脾；党参、茯苓、白术、麦芽健脾益胃；佐以丁香、生姜温中降逆止呕；甘草与大枣缓中，调和药性。全方重在和胃降逆，舒畅气机，标本兼治，补而不滞，取得较好的止逆效果。本临床观察表明，中药可以明显减轻顺铂化疗中出现的恶心呕吐症状，保证常规化疗的有序进行，值得临床推广运用。

作者：黄争荣 摘自《福建中医药》2008 年第 6 期

◎康艾注射液改善 35 例晚期肝癌患者生活质量的临床观察

原发性肝癌是我国最常见的恶性肿瘤之一，其起病隐匿，恶性程度高，患者发病时大多已属中晚期，失去手术及介入治疗机会，且肝癌对化疗和放疗不敏感，临床疗效欠佳。因此，在晚期肝癌的姑息治疗过程中，中医药起着重要的作用。中药通过扶正祛邪的双向调节功能，可以明显改善患者生活质量。我们采用中成药康艾注射液联合最佳支持治疗与单纯最佳支持治疗对 35 例晚期肝癌患者进行生活质量的疗效比较，以探讨康艾注射液在晚期肝癌治疗中的价值和作用。

（一）资料

1. 临床资料

70例晚期肝癌患者被纳入本临床研究中，按数字随机法分为2组，纳入时间为2006年5月至2009年8月，其中康艾注射液治疗组35例，男21例，女14例，年龄31~70岁，平均年龄54.9±8.63岁。对照组35例，男26例，女9例，年龄25~68岁，平均年龄52.1±7.46岁。2组年龄、性别、临床分期等一般情况经统计学处理，无显著差异，具有可比性（$P > 0.05$）。

2. 纳入标准

（1）全部病例均符合2001年中国抗癌协会肝癌专业委员会修订的《原发性肝癌的临床诊断与分期标准》，部分病例经组织学或细胞学确诊为肝细胞癌，临床分期为Ⅲa或Ⅲb期。

（2）无手术及介入等治疗指征。

（3）KPS在60分以上，年龄18~75岁。

（4）预计在3个月以上。

（5）能够按疗程用药，依从性良好。

3. 排除标准

（1）合并严重的心、肝、肾功能损害。

（2）合并不可控制的感染。

（3）合并严重精神障碍疾病。

（4）妊娠及哺乳期妇女。

（5）治疗过程依从性差，不能坚持用药。

(二)方法

1. 治疗方案

治疗组：康艾注射液（长白山制药股份有限公司，批号为 090816）40mL 加入 5% 葡萄糖溶液或生理盐水 250mL 中静滴，每日 1 次，30d 为 1 个疗程，同时配合保肝、纠正电解质紊乱、止痛、营养等支持治疗。对照组：给予支持治疗，30d 为 1 个疗程。两组均在 1 个疗程后评价疗效。

2. 观察指标及疗效判定标准

1）Karnofsky 疗效评价标准

治疗前患者的生存质量按世界卫生组织 KPS 活动状态分级进行评定。治疗后较治疗前评分提高 20 分以上为显效，提高 10 分以上为有效，提高未超过 10 分或无变化为稳定，治疗后比治疗前降低为无效。

2）临床症状疗效评价标准

按《中药新药临床研究指导原则》将晚期肝癌常见症状按轻重分为 4 级：无症状计 0 分，轻度计 1 分，中度计 2 分，重度计 3 分，见表 2-2-12。

表 2-2-12　常见临床症状计分标准

症状	无症状（0分）	轻度（1分）	中度（2分）	重度（3分）
疼痛	无	口服非甾体类止痛药	口服弱阿片类止痛药	口服强阿片类止痛药
纳食	食量正常	较原食量减少 > 1/3	较原食量减少 1/3~1/2	较原食量减少 > 1/2
乏力	正常	自觉手脚无力	体乏，动则尤甚	乏力欲卧
腹胀	无	偶尔自觉腹胀	每日腹胀感 > 8h	每日腹胀感 > 8h
睡眠	> 8h	6~8h	4~6h	≤ 4h

根据积分法计算疗效指数，判定临床症状疗效。疗效指数 =（治疗前积分 - 治疗后积分）÷ 治疗前积分 ×100%。显效：症状消失或疗效指数 ≥ 75%。有效：疗效指数 50%。稳定：25% ≤ 疗效指数 < 50%。无效：疗效指数 < 25%。

3）肝脏功能疗效评价

根据治疗前后2组肝功能主要指标谷丙转氨酶（ALT）、谷草转氨酶（AST）、总胆红素（TBil）、白蛋白（ALB）的变化，观察2组对肝功能指标的变化。

3. 统计学处理

数据利用SPSS11.5软件包进行统计，计数分析进行X^2检验，计量分析进行t检验。

（三）结果

1. 两组KPS评分变化情况比较

两组比较，具有差异性（$P < 0.05$），见表2-2-13。

表2-2-13 两组KPS评分变化情况比较（$n=35$）

组别	显效（例）	有效（例）	稳定（例）	无效（例）	P值
治疗组	5	16	11	3	0.021
对照组	1	9	18	7	

2. 两组临床症状变化情况比较

治疗组对纳食、乏力、腹胀、睡眠症状的疗效与对照组比较有差异性（$P < 0.05$），对疼痛症状的疗效与对照组比较无差异性（$P < 0.05$），见表2-2-14。

表2-2-14 两组临床症状变化情况比较（n）

临床症状	组别	显效（例）	有效（例）	稳定（例）	无效（例）	P值
疼痛	治疗组	5	10	13	7	0.604
	对照组	2	9	15	9	

续表

临床症状	组别	显效（例）	有效（例）	稳定（例）	无效（例）	P值
纳食	治疗组	9	11	12	3	0.012
	对照组	3	7	13	12	
乏力	治疗组	7	8	14	6	0.022
	对照组	1	6	12	16	
腹胀	治疗组	5	10	11	9	0.030
	对照组	0	5	16	14	
睡眠	治疗组	6	12	10	7	0.013
	对照组	3	5	9	18	

3. 两组肝功能治疗前后变化比较

见表 2-2-15。

表 2-2-15　两组肝功能治疗前后变化比较（$\bar{x} \pm s$）

组别		ALT/(nmol·s^{-1}·L^{-1})	AST/(nmol·s^{-1}·L^{-1})	T-Bil/(μmol·L^{-1})	ALB/(g·L^{-1})
治疗组	治疗前	1186.63±5152.90	1233.71±490.34	34.77±18.20	33.53±2.91
	治疗后	589.96±205.27^a	570.18±242.65^a	20.15±10.12^a	36.15±1.40^a
对照组	治疗前	1427.33±487.55	1245.92±380.37	38.26±19.94	33.88±2.77
	治疗后	653.61±291.58^a	618.45±288.12^a	31.02±12.52^a	34.03±1.97

注：与治疗前比较，$^aP < 0.01$。

4. 药物不良反应

治疗组未发现过敏反应及心、肾、骨髓等毒性反应。

（四）讨论

原发性肝癌患者病至晚期，病情进展迅速，临床症状突出，导致生活质量（QOL）明显下降，最终均需要实施姑息治疗，因而改善生活质量就成为晚期肝癌姑息治疗的最重要方面。所谓生活质量是指患者在多大程度上存在因各种疾病引起的痛苦，在临床上表现为患者的自觉症状有多少改善。它反映了人类为提高生存水平和提高生存机会所进行的活动能力，引入到医学领域则成为对躯体、精神及社会适应能力的综合健康评价指标。因此，如何控制晚期肝癌患者的临床症状，改善其生存质量成为肝癌治疗研究的热点。

目前，中医药在肿瘤姑息治疗中占有重要地位，QOL既是肿瘤中医药治疗的主要目标之一，也是评价其治疗的重要指标之一，而晚期肝癌治疗更强调QOL治疗方面的改善程度。本研究表明，治疗组的KPS评分提高率、常见临床症状有效率均高于对照组，说明康艾注射液可改善晚期肝癌患者的生活质量，并且无明显毒副作用。

中医学理论认为晚期肝癌患者正气亏虚，邪毒炽盛，治当益气解毒，扶正祛邪。康艾注射液是从人参、黄芪、苦参素经提取有效成分制成的中药抗癌注射液，具有益气扶正，解毒散结之功效。临床研究证实其具有抗肿瘤、调节机体免疫功能等作用。本研究资料表明，康艾注射液对晚期患者主要症候群均有不同程度的缓解，主要表现为腹胀减轻、饮食增加、乏力状态及睡眠改善等方面。同时，康艾注射液对肝功能的转氨酶、胆红素、白蛋白均有改善作用，特别在蛋白合成方面与对照组比较有差异性，说明其对肝功能亦有一定保护作用。因此，康艾注射液可以通过多种途径作用于机体，从而提高患者的生活质量，值得临床进一步应用。

作者：黄争荣、杨爱莲、王榕平、叶艺东　摘自《福建中医药》2014年第2期

◎益气养阴解毒活血方对免疫性肝损伤小鼠血清IL-6、TNF-α的影响

益气养阴解毒活血方由黄芪、麦冬、半枝莲、丹参等组成，经临床观察表明对肝炎具有较好的疗效。为进一步探讨该方治疗肝炎的机理，本研究观察了其对卡介苗加脂多糖诱导小鼠免疫性肝损伤的保护作用。

（一）材料和方法

1. 动物与分组

昆明种小鼠，清洁级，体重18~23g，雌雄兼用，分笼饲养，共60只，购于复旦大学实验动物科学部，合格证书为沪2002-0002。将小鼠随机分为6组，每组10只，包括正常对照组，模型对照组，联苯双酯治疗组，益气养阴解毒活血方小、中、大剂量治疗组。

2. 实验药物

①益气养阴解毒活血方（YYJH）中药饮片均购于福建中医学院国医堂中药房。②联苯双酯：用蒸馏水溶解成浓度为0.5g/mL，浙江医药股份有限公司生产（批号020807）。③卡介苗（BCG）由上海生物制品研究所生产（批号020801）。④脂多糖（LPS）为Sigma公司产品（批号010624）。

3. 药物制备

将生药加蒸馏水浸泡2h，头煎煮20min过滤，再加蒸馏水浸泡1h，二煎煮30min，然后滤取药液，合并2次药液，加入三七细粉末，搅拌10min后过滤，在80℃恒温浴条件下浓缩成所需浓度。

益气养阴解毒活血方小、中、大剂量浓度为1mL相当于生药含复方生药量分别0.5g、1.0g、2.0g，即50%、100%、200%药液。

4. 造模与给药

采用BCG和LPS联合复制免疫性肝损伤小鼠模型制造方法。除正常对照组外，其余5组小鼠由尾静脉注射BCG5×10^{7}菌/只，于次日开始灌胃给药。正常对照组与模型对照组均给予0.4mL蒸馏水；联苯双酯治疗组给予联苯双酯水溶液20mL/kg；中药复方治疗组均予以中药复方水提液15mL/kg。第12天后每只小鼠再静脉注射LPS7.5μg，于静脉注射后16h时采血处死，取肝脏右叶同一部位组织做切片观察。

5. 观察指标及检测方法

①丙氨酸转氨酶（ALT）采用赖氏法测定，试剂盒由上海长征医学科学有限公司提供，批号0302026。② IL-6、TNF-α试剂盒由北京解放军总医院提供，批号0303016，方法按说明书要求操作。③组织病理形态学观察，肝组织炎症活动度积分标准按王泰龄等方案。

6. 统计学方法

所有结果数据采用均数 ± 标准差（$\bar{x} \pm s$）表示，组间数据比较用 t 或 t' 检验。

（二）结果

1. 各组血清 ALT、TNF-α、IL-6 的变化情况比较

各组血清 ALT、TNF-α、IL-6 的变化情况比较见表 2-2-16。

表 2-2-16　各组小鼠血清 ALT、TNF-α、IL-6 的变化情况

组别	剂量 g/kg·d	n（只）	ALT/U·L^{-1}	TNF-α/ng·ml^{-1}	IL/pg·ml^{-1}
正常对照组		10	51.41 ± 23.09	1.805 ± 0.355	114.41 ± 50.68
模型对照组		10	207.21 ± 52.30**	2.230 ± 0.399**	185.90 ± 67.85**
联苯双酯治疗组	0.2	10	112.77 ± 38.61**	2.397 ± 0.523	92.77 ± 1.08**
YYJH 小剂量组	0.1	10	125.61 ± 59.59**	2.387 ± 0.327	81.33 ± 14.35**
YYJH 中剂量组	0.2	10	112.97 ± 30.95**	1.843 ± 0.203#	100.32 ± 19.76**
YYJH 大剂量组	0.4	10	99.98 ± 28.01**	1.814 ± 0.423##	135.18 ± 40.38**

注：# 与正常对照组比较 $P < 0.05$；## 与正常对照组比较 $P < 0.01$；* 与模型对照组比较 $P < 0.05$；** 与模型对照组比较 $P < 0.01$。

2. 各组肝组织病理积分变化情况比较

各组肝组织病理积分变化情况见表 2-2-17。

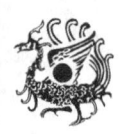

表 2-2-17　各组小鼠病理积分的变化情况（$\bar{x} \pm s$）

组别	n	剂量	病理积分
正常对照组	10	—	0
模型对照组	10	—	10.27 ± 5.641）[a]
联苯双酯治疗组	10	0.2	3.46 ± 2.222）[b]
YYJH 小剂量组	10	0.1	4.90 ± 5.342）[b]
YYJH 中剂量组	10	0.2	2.18 ± 2.522）[b]
YYJH 大剂量组	10	0.4	2.64 ± 1.822）[b]

注：与正常对照组比较 [a]$P < 0.05$；与模型对照组比较 [b]$P < 0.01$。

（三）讨论

本实验采用 BCG+LPS 造成免疫性肝损伤模型，其肝损伤动物模型接近于乙型肝炎临床实际，近来常被运用于肝炎的研究。

TNF-α 是由肝库普弗细胞释放的主要细胞因子，不仅能直接损伤肝细胞，亦是介导肝损伤的主要介质。正常情况下，IL-6 在体内合成较少，具有调节免疫应答，促进细胞生长等生理功能。当发生肝损伤时，局部炎症细胞浸润，TNF-α 可诱导 IL-6 生成，IL-6 可作为 TNF-α 的第 2 介质发挥作用，加重肝细胞坏死。

本实验结果显示模型小鼠血清中 TNF-α、IL-6 水平明显高于正常对照组，说明 TNF-α、IL-6 在肝损伤过程中起着重要作用。而 YYJH 对模型小鼠升高的 TNF-α、IL-6 水平均具有明显降低作用，提示 YYJH 对肝损伤的防治作用可能与其下调血清 TNF-α、IL-6 水平有关。

从实验结果显示，随着 YYJH 治疗剂量的增加，YYJH 对 ALT、TNF-α 的改善呈增强趋势，说明随着中药治疗剂量的加大，YYJH 的保肝和抗 TNF-α 损伤作用增强；而对 IL-6 则以 YYJH 中等剂量的改善较明显，病理学也表明中剂量较小、大剂量对肝组织炎症的改善较佳。我们认为 YYJH 以中剂量疗效最好，剂量过小可能达不到有效的治疗浓度，而大剂量使用时，由于绝大多数药物均在肝内代谢，可能会加重肝细胞的代谢负担，导致病情不易恢复，值得注意。

作者：黄争荣、陈华、江明、王尔宁、陈扬荣　摘自《福建中医药》2005年第4期

◎应用 SELDITOF-MS 技术分析不同中医证型肝癌血清标志物的研究

原发性肝细胞癌（以下简称肝癌）是临床上常见的消化系统恶性肿瘤之一，在世界范围内，其发病率呈现上升的趋势。我国是肝癌大国，全球新发肝癌病例中 50% 发生于中国，死亡率仅次于肺癌，位居第二。由于大多数肝癌患者诊断时已属中晚期，预后差，中位生存期仅为 6 个月，严重威胁着人们的健康及生命。目前，中医药在中晚期肝癌治疗中发挥重要的作用。辨证论治是中医临床诊治疾病最重要的方法，辨证正确与否直接关系到诊断准确性及治疗的效果。因此，本研究结合肝癌临床辨证分型，利用表面增强激光解吸电离飞行时间质谱（SELDI-TOF-MS）技术从蛋白质水平筛选中医证型相关的血清标记物，为肝癌证型的微观辨证标准提供依据。

（一）资料

1. 诊断标准

临床收集 2009 年 1 月至 2010 年 8 月在福建省肿瘤医院初诊的肝癌患者，全部病例均符合 2001 年中国抗癌协会肝癌专业委员会修订《原发性肝癌的临床诊断与分期标准》，部分病例经组织学或细胞学确诊为肝细胞癌。根据《中药新药临床研究指导原则》的中医辨证标准将肝癌患者确定为 5 型：气滞型、血瘀型、脾虚型、湿热型及阴虚型。

2. 临床资料

将154例肝癌患者纳入本临床研究中,其中气滞型37例、血瘀型28例、脾虚型45例、湿热型18例及阴虚型26例。同期收集福建省肿瘤医院体检中心健康志愿者46例为健康对照组。经统计学分析,6组性别、年龄分布比较差异无显著性。

(二) 方法

1. 标本采集

清晨空腹取外周血3~5mL,置4℃冰箱放置2h,2000rpm离心5min,取血清以50μL分装放置-80℃冰箱保存待用。

2. 主要仪器和试剂

Protein Chip Biology System(PBSII-C)型质谱仪、弱阳离子交换型蛋白质芯片(CM10)、能量吸收分子SPA、Biomarker Wizard3.2及Biomarker Pattern Sottware5.01分析软件均为美国Ciphergen公司产品。乙腈、三氟乙酸、尿素、Tris-HCL等试剂均购自美国Sigma公司。

3. 实验方法

将CM10芯片装在生物芯片处理器Bioprocessor架上,每孔加入缓冲液(50mM pH4.0乙酸钠溶液)200μL置于水平摇床振荡5min,弃溶液,重复上述步骤一次。取5μL血清,加10μLU9处理液(9mmol/L Urea,2% CHAPS,1% DTT,50mMTris-HCL,pH9.0),充分混匀,水平振荡器上冰浴振荡30min(400~600rpm),加180lμL缓冲液混匀。将稀释好的血清样品100μL加入平衡好的芯片,摇床振荡孵育1h,甩去样品,用200μL缓冲液室温振荡洗涤2次,每次5min。取出芯片,晾干后。每孔加SPA1μL,滴加2次。

4. 数据采集和分析

按 SELDI-TOF—MS 操作规程将蛋白芯片插入到样品槽，设定仪器参数，本试验芯片阅读的主要参数设定为：激光强度 205，检测灵敏度 10，优化分子质量范围 2000~20000。采用 Ciphergen protein chip3.0.2、Biomarker Wizard 和 BioMarker Pattern Softwar 软件对数据进行统计学处理，确定组间蛋白质峰值的差异。当 $P < 0.05$ 时，具有统计学意义。

5. 蛋白质数据库搜索

对差异蛋白质进行蛋白质数据库 TagIdent tool 搜索，以寻找与它们分子量最为接近的蛋白质。

（三）结果

（1）采用 Biomarker Wizard 软件对不同中医证型组肝癌与健康对照的血清蛋白质谱图进行比较和统计学分析：与健康对照组对比，气滞证组 M/Z 为 4182Da、6589Da 的血清蛋白质峰下调，脾虚证组 M/Z 为 5816Da 的血清蛋白质峰上调；湿热证组 M/Z 为 5710Da 的血清蛋白质峰下调；血瘀证组 M/Z 为 4297Da 的血清蛋白质峰上调；阴虚证组 M/Z 为 6992Da 的血清蛋白质峰上调。上述各差异蛋白质峰表达相对含量均具有显著性差异（$P < 0.01$），见表 2-2-18。

表 2-2-18　不同中医证型肝癌患者的差异蛋白质表达的相对含量（$\bar{x} \pm s$）

证型	质荷比（Da）	对照组	肝癌组
气滞证	4182	9.641 ± 4.830	3.277 ± 3.478**
	6589	32.500 ± 11.512	10.753 ± 6.145**
脾虚证	5816	4.766 ± 2537	9.790 ± 5.86**
湿热证	5710	5.296 ± 1.533	2.372 ± 1.524**
血瘀证	4297	2.946 ± 2.393	7.133 ± 3.178**
阴虚证	6992	3.371 ± 1.952	7.215 ± 3.012**

注：与对照组比较，*$P < 0.05$，**$P < 0.01$。

（2）对差异蛋白质峰进行数据库搜索，分别得到与之分子量最为接近的蛋白质，见表 2-2-19。

表 2-2-19　差异蛋白质的数据库搜索结果

证型	质荷比（Da）	Swiss-Prot 代码	等电点	蛋白质名称
气滞证	4182	Q9XD13	11.14	核糖体蛋白 L36 家族蛋白
	6589	Q35537	9.52	三磷酸腺苷合成酶蛋白 8
脾虚证	5816	Q8NET1	7.79	β-防御素 108B
湿热证	5710	C3K6U0	12.31	膜蛋白 PFLU-0090
血瘀证	4297	A5UDS6	10.70	核糖体蛋白 L36 家族蛋白
阴虚证	6992	A9BG00	9.77	核糖体蛋白 L30

（四）讨论

在中医学古籍文献中，尚无肝癌病名，但根据其临床表现，属于"积聚""癥瘕""黄疸""鼓胀"等病证范畴。辨证论治是中医临床诊治的核心，准确辨证分析疾病不同病机阶段的动态变化特点，才能有效提高临床疗效。中医证型是疾病发展过程中某一阶段的病机概括，是机体内因和外因综合作用的反映状态，随着病程的发展而发生相应的变化。肝癌的发病是一个复杂的过程，不同的发展阶段呈现了不同的临床特点和病机特色，同时受医者主观因素影响，目前有关肝癌中医辨证分型尚不统一，临床上多以医者的临证经验划分证型。随着科学技术的进步，将现代医学检测技术融合到传统肝癌辨证中，从而建立一种更具可重复性、可检验性的微观辨证体系，可显著提高辨证的准确率，有利于推动中医药的临床研究。

1994 年澳大利亚的 Wasinger 等人首次提出了蛋白质组的概念。蛋白质组指基因组所表达的全部蛋白质，可以是细胞、组织或人体在特定的时间和空间上基因组所表达的全部蛋白质。蛋白质组学则是研究某一层次所有蛋白质及其动态变化规律的科学，包括蛋白质的定性、定量、动态变化和整体演变规律等。由于蛋白质组学的研究思路、方法与中医基础理论的整体观有趋同性，因此，将蛋白质组学应用于中医证型的研究具有可行性。以蛋白质作为证型客观化研究的物质基础，用蛋白质组学研究手段和方法对特定的物质基础进行定量和定性，揭示其变化规律，对了解中医证型实质及临床辨证的规范化具有重要的意义。

在肝癌的发生发展过程中，由于肝细胞遭受破坏，诱发人体免疫反应，不同中医证型的肝癌细胞及人体免疫细胞表达的蛋白质谱可以发生变化。应用蛋白质组学技术分析、比较不同中医证型蛋白质谱的变化，可以发现中医证型相关的生物学蛋白质标志物，为证型的早期诊断提供依据。近年出现的表面增强激光解吸离子化飞行时间质谱（SELDI-TOF-MS）技术是一种全新的蛋白质组学研究手段，具有高通量、快速、敏感等特点，可在少量生物粗样本中同时发现多个低丰度的未知标记物，其原理是利用经过特殊处理的固相支持物或芯片的基质表面，制成蛋白芯片。根据蛋白质生化特性不同，选择性地从待测生物样品中捕获配体，将其结合在芯片的固相基质表面上，利用激光脉冲辐射使芯片表面的分析物解析成带电离子。质荷比不同的离子在电场中飞行时间不同，据此绘制出质谱图，检测结果经过软件处理后可直接显示样品中各种蛋白质的相对分子质量、含量等信息，可将正常人或某些疾病患者的蛋白质指纹图谱甚至基因库中的指纹图谱进行相互对照比较，从而发现和捕获到疾病中新的特异性相关蛋白质及标志物。

本研究利用 SELDI-TOF-MS 技术，检测肝癌不同中医证型患者的血清蛋白质谱，将血清蛋白质谱建立数据库，利用软件分析不同中医证型肝癌患者血清蛋白质谱间的差异，结果发现不同中医证型肝癌患者血清蛋白与健康

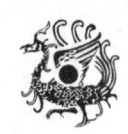

对照组比较均有不同差异的蛋白质峰,说明这些差异蛋白质可以作为鉴别不同中医证型的血清蛋白质生物学标记。但对于SELDI-TOF-MS技术来说,每个M/Z值对应的可能是很多分子量相近的多肽,因此不能对体液蛋白质进行鉴定,故该蛋白质的结构、功能及是否为已知蛋白等均不清楚,需要在下一步的实验中结合双向凝胶电泳(2-DE)等技术予以解决。

总之,运用SELDI-TOF-MS技术对不同证型肝癌的蛋白质组学进行研究,探寻不同证型的相关性蛋白质,可为肝癌中医辨证的客观化提供定量化、客观化蛋白质组学依据。利用蛋白质组学、生物信息学技术,结合统计学的比较分析,建立肝癌证型特定的蛋白质数据库,探索证型、蛋白质组学之间的关系,选取出标准参照物,从而确立一个中医辨证蛋白指纹图谱诊断模式,使得肝癌的辨证分型具有客观性、准确性及重复性,必将极大地推动肝癌中医辨证客观化的发展。

作者:黄争荣、王泳、叶韵斌、陈慧菁、陈强、林雪娟、杨爱莲

摘自《中医临床研究》2012年第12期

◎中药复方对慢性乙型肝炎的免疫调节作用研究进展

人体的细胞免疫、体液免疫及各种免疫因子间的相互促进、相互制约,构成了一个复杂的免疫网络。慢性乙型肝炎(慢乙肝)之所以缠绵难愈,有人认为免疫病理在其发病机制上起着重要的作用,宿主的免疫功能或免疫网络的异常是慢乙肝发病的根本原因。中医药在治疗慢乙肝中所起的免疫调节作用越来越受到人们的重视,许多资料表明猪苓多糖、香菇多糖、五味子、人参等,均有良好的免疫调节作用。本文就中药复方对慢乙肝的免疫调节作用做一综述。

（一）实验研究

1. 抑制 HBsAg 的作用

张氏体外实验证实，益肝片有明显抑制 HBsAg 的作用。黄氏等人的研究表明新清宁对 HBsAg 有较好的灭活作用。

2. 对非特异性免疫功能的影响

益肝片能提高腹腔巨噬细胞的吞噬百分数和吞噬指数。摄生肝泰胶囊和护肝茶都能提高小鼠腹腔巨噬细胞的百分率和吞噬指数，而护肝茶还能提高小鼠碳粒廓清指数及其外周血 T 淋巴细胞的数量，表明该药具有明显提高抗体单核–巨噬细胞系统的吞噬功能，对非特异性免疫和细胞免疫有一定的增强作用。清肝冲剂对卡介苗加脂多糖诱发小鼠免疫性肝炎，既能提高免疫功能低下小鼠腹腔巨噬细胞的吞噬功能，吞噬百分率和吞噬指数均明显升高（$P < 0.01$）。

3. 对体液免疫的影响

实验表明肝炎灵可显著抑制 CsBL 系小鼠免疫球蛋白 IgG、IgM 水平，并可增强环磷酰胺对免疫球蛋白和免疫器官的抑制作用。和解清热方乙肝 I 号冲剂能够显著地抑制致敏状态下的细胞介导溶血反应，对环磷酰胺引起的小鼠脾红细胞玫瑰花环形成细胞（ERFC）形成率的抑制有明显的恢复作用，而不影响正常小鼠的脾 ERFC 形成率，提示和解清热方乙肝 I 号冲剂具有抑制体液免疫、调节细胞免疫的功效。清肝冲剂能明显促进刀豆素（ConA）诱导的小鼠体内淋巴细胞转化，也能增加鸡红细胞（LR-BC）致敏小鼠溶血素抗体的生成。益肝片还有增加抗体形成细胞（IgM-PFC）的作用。黄氏等人研究还发现豚鼠服新清宁后，对乙肝疫苗注射后抗 HBsAg 的产生具有良好影响，抗体滴度高且持续时间长，提示该药可能通过调节体液免疫而对抗

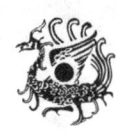

HBV 感染发挥疗效。

4. 对 T 淋巴细胞亚群的影响

一般认为慢乙肝患者外周血的 T 淋巴细胞亚群有所改变，通常 CD4+ 细胞减少，CD8+ 细胞增高，CD4+/CD8+ 比值下降。实验表明，慢肝养阴胶囊可使四氯化碳所致大鼠肝损害的 CD4+ 细胞含量升高（$P < 0.01$），CD4+ 细胞水平下降（$P < 0.001$），CD4+/CD8+ 比值升高（$P < 0.001$），从而改善细胞免疫功能。马肝汤和新肝康治疗肝损伤小鼠后，治疗组小鼠 Thy1.2、L3L4、Lyt-2 等细胞荧光阳性率均明显高于损伤组，说明马肝汤和新肝康均可提高 T 淋巴细胞总数及 T 淋巴细胞亚群数量。补肾方能促进 CD4+ 细胞的增殖，从而提高 CD4+/CD8+ 比值，同时对 CD3+、CD16+、CD19+ 均有一定的影响，但作用均较弱（$P > 0.05$）。

5. 对细胞因子的影响

新肝康和乙肝舒对淋巴细胞 IL-2 生成有显著的促进作用。降酶合剂能降低内毒素刺激大鼠肝库普弗细胞分泌 IL-6、IL-8 和 TNF-α 等细胞因子的产生，从而起到保护肝细胞的作用。

6. 其他方面的影响

益肝片能提高血清溶菌酶含量。乙肝舒对脾脏 NK 细胞活性有明显的增强作用。肝灵对 D-半乳糖盐酸所致的肝损伤中红细胞免疫黏附能力有一定作用，对肝损伤致红细胞 L_3b 受体活力下降，可使其活力升高，同时降低免疫复合物的含量。

（二）临床研究

1. 中药复方

小柴胡汤的肝保护作用已为临床所证实，但对其免疫调节作用国内则鲜有报道。陈氏等人辨证运用小柴胡汤，观察慢乙肝患者外周血肿瘤坏死因子（TNF）、T淋巴细胞亚群及临床症状的影响，结果治疗组中TNF、CD4+及临床症状改善较对照组明显提高（$P < 0.05$）。应用归脾汤、保元汤和加味一贯煎治疗慢乙肝患者，患者外周血T淋巴细胞集落（TL-CFU）形成明显增多，CD3+和CD4+细胞增多，CD8+细胞降低，CD4+/CD8+比值增高，以此推测归脾汤、保元汤和加味一贯煎三方均能使造血干细胞向T淋巴祖细胞转化，使T淋巴祖细胞分化能力增强，TL-CFU形成增加。同时发现归脾汤能使慢乙肝患者补体C3、C4明显升高，而免疫球蛋白IgA、IgM、IgG随着肝损伤程度的减轻有一定程度的下降。马氏等人通过对41例慢乙肝淡嫩舌苔患者观察，患者NK细胞水平降低（$P < 0.01$），经黄芪四君子汤治疗后，NK细胞水平明显升高（$P < 0.01$）。

2. 自拟方剂

龙氏等人自拟乙肝1号治疗慢乙肝患者，研究表明该方能使IgM下降，补体C3升高，说明该方对降低体液免疫和激活补体C3有显著意义。吕氏等人的研究证实利肝冲剂可降低慢乙肝患者血清可溶性IL-2受体水平（$P < 0.01$），但对血清IL-2水平无影响，提示该方能够在一定程度上解除机体的免疫抑制状态，使T细胞活化反应增强，促进HBV的清除。程氏等人观察20例慢乙肝患者服用补肝益肾糖浆治疗前后，结果显示补肝益肾糖浆能明显提高淋巴细胞的转化率，可使CD4+/CD8+比值有一定提高，并能提高DNA的损伤修复功能。研究表明清肝力片剂和肝舒胶囊对NK细胞活性均有不同程度的促进作用，都能提高CD3+、CD4+细胞活性，抑制CD8+细胞活性，使CD4+/CD8+比值明显升高；同时还发现肝舒胶囊具有促进T细胞的增殖和IL-2的分泌功能。谢氏等人的实验发现康尔血能明显提高慢乙肝患者淋巴细胞的增殖能力，体外诱导的LAK的活性，提高淋巴细

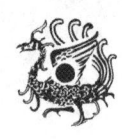

胞诱导分泌 IL-2、IFN-γ 的能力，也能增强 NK 活性。

（三）展望

中药复方对慢乙肝机体免疫功能表现出良好的调节作用，主要是提高非特异性免疫功能，抑制体液免疫，提高 B 淋巴细胞和 T 淋巴细胞的免疫功能，激活补体系统，提高 NK、LAK 细胞活性，调节 IFN、TNF、IL 等细胞因子水平，从而有效地促进 HBV 的清除。今后要从以下几方面对中药复方进行研究，有望加深其对免疫调节作用的了解：①中药复方研究多以自拟方为主，而传统方剂在临床运用中也取得较好的疗效，应该加强传统方剂的研究和挖掘。②在中医基础理论指导下，对复方的组方进行研究，寻找具有免疫调节功能的组方，从而发现治疗慢乙肝的高效药物。③根据中药复方对机体整体调节的作用特点，适当选择免疫调节网络的指标，如神经内分泌-免疫网络、细胞因子平衡网络等，探讨中药复方对慢乙肝患者免疫系统的整体调节作用机制。④细胞毒性 T 细胞（CTL）启动的炎症性因子在清除 HBV 病毒上占主导地位，Th1/Th2 因子不平衡应答是病变慢性化的重要原因。因此，探讨中药复方与 CTL 活性及 Th1/Th2 因子的平衡调节的关系是一个重要方面。⑤目前认为慢乙肝患者的免疫系统都处于超反应性的状态，在研究中药复方提高机体免疫功能的同时，也要探索抑制体液免疫，减少循环免疫复合物的作用。总之，中药复方的实验研究应提高科学性，采用多指标从细胞水平、分子水平、检测手段上，更深入地研究治疗慢乙肝的免疫调节机制。

作者：黄争荣 摘自《福建中医学院学报》2003 年第 1 期

◎紫龙金片对肺癌患者术后免疫功能的调节作用

原发性支气管癌（肺癌）是我国及世界最常见的恶性肿瘤之一，其发病率、死亡率均位居全部肿瘤第一位。手术是目前肺癌治愈的主要方法，但手术可降低机体免疫功能，术后常出现疲乏、纳少、气短等症状，临床上多属于中医学气血亏虚证，其恢复通常需要较长的时间。因此，如何预防手术所引起的免疫功能低下是预防、降低肿瘤复发与转移的关键。笔者在肺癌手术后即应用紫龙金片对患者进行综合治疗，探索其对机体免疫功能的影响。

（一）资料与方法

1. 一般资料

选取2017年1月至2018年9月福建省肿瘤医院胸外科肺癌手术患者60例，采用随机数字表法，随机分为对照组和治疗组，各30例。

1）纳入标准

（1）符合中国原发性肺癌诊疗规范（2015年版）。

（2）中医辨证分型为气血亏虚型：神疲乏力，面色无华，少气懒言，气短自汗，咳嗽，食欲不振，舌质淡红，苔薄白，脉细弱。

（3）术前未进行新辅助化疗或放疗。

（4）未合并免疫性疾病。

（5）术前未使用免疫调节剂、激素类药物。

（6）血常规、肝肾功能等检查均正常。

2）排除标准

（1）未进行手术切除。

（2）依从性差，不能坚持用药。

两组患者一般临床特征见表2-2-20。两组患者年龄、性别、病理类型、切除经统计学处理，差异无显著性，具有可比性（$P > 0.05$）。

表 2-2-20　两组肺癌患者的一般资料

组别	例数	中位年龄（范围）/岁	性别/例		病理类型/例			
			男	女	腺癌	鳞癌	小细胞癌	其他
对照	30	56（37~73）	18	12	16	11	0	3
治疗	30	58（40~75）	21	9	14	14	1	1

组别	例数	切除部位/例		术式/例		临床分期/例		
		区段	肺叶	开放	胸腔镜	Ⅰ期	Ⅱ期	ⅢA期
对照	30	7	23	8	22	7	14	9
治疗	30	5	25	6	24	6	13	11

2. 治疗方法

治疗组于术后第 3 天开始口服紫龙金片（天津中新药业集团股份有限公司隆顺榕制药厂生产，生产批号 DK35616，0.65g/片），每次 4 片，每日 3 次，连续口服 12d。对照组未服用紫龙金片。两组患者术后观察期间，进行相同的营养支持治疗，均不使用其他免疫调节剂。

3. 检测方法

所有患者于术前、术后第 2 天及术后第 14 天清晨空腹肘静脉采集抗凝血，采用西门子 BN Ⅱ全自动蛋白分析仪检测体液免疫功能指标（IgA、IgG、IgM），采用 BDFACSCalibur 流式细胞仪检测 T 淋巴细胞亚群指标（$CD3^+$、CD4+、CD8+、CD4+/CD8+）及 NK 细胞。

4. 统计学处理

采用 SPSS18.0 统计软件进行处理，计量资料采用（$\bar{x} \pm s$）表示，采用多个样本均数间的多重比较的方差分析。

（二）结果

1. 患者血浆免疫球蛋白水平的比较

两组术前比较，IgA、IgG、IgM 差异无统计学意义（$P > 0.05$）。术后第2天对照组及治疗组 IgA、IgG、IgM 与术前比较均下降，差异显著（$P<0.05$）；术后第14天对照组及治疗组 IgA、IgG、IgM 与术后第2天比较均有上升，对照组 IgM 差异显著（$P<0.05$），治疗组 IgA、IgG、IgM 差异均显著（$P<0.01$）。治疗组与对照组比较，IgA、IgM 均显著升高（$P<0.05$）。结果见表2-2-21。

表 2-2-21　两组患者血浆免疫球蛋白水平比较（$\bar{x}\pm s$，$n=30$）

组别	时间	IgA/（g·L^{-1}）	IgG/（g·L^{-1}）	IgM/（g·L^{-1}）
对照	术前	2.78 ± 0.91	13.77 ± 2.54	1.35 ± 0.42
	术后第2天	2.36 ± 1.22*	12.18 ± 3.35*	1.02 ± 0.26*
	术后第14天	2.51 ± 1.13	12.76 ± 2.29	1.19 ± 0.27#
治疗	术前	2.84 ± 1.01	14.05 ± 2.03	1.42 ± 0.45
	术后第2天	2.43 ± 1.15*	12.52 ± 2.38*	1.08 ± 0.31*
	术后第14天	2.90 ± 1.08#△	13.80 ± 1.92##	1.32 ± 0.25##△

注：与本组术前比较 *$P<0.05$，**$P<0.01$；与本组术后第2天比较 #$P<0.05$，##$P<0.01$；与对照组治疗同期比较 △$P<0.05$，下同。

2. 患者血浆 T 淋巴细胞亚群及 NK 细胞水平的比较

两组术前 CD3+、CD4+、CD8+、CD4+/CD8+、NK 比较，差异无统计学意义（$P>0.05$）。术后第2天对照组及治疗组 CD3+、CD4+、CD8+、CD4+/CD8+、NK 与术前比较均下降，CD3+、CD4+、CD4+/CD8+ 差异显著（$P<0.05$、$P<0.01$）。术后第14天对照组及治疗组 CD3+、CD4+、CD4+/CD8+、NK 与术后第2天比较均有上升，对照组 NK 差异显著（$P<0.05$），治疗组 CD3+、CD4+、CD4+/CD8+ 差异显著（$P<0.05$、$P<0.01$）。治疗组与对照组比较，CD4+、CD4+/CD8+、NK 显著升高（$P<0.05$）。结果见表2-2-22。

表 2-2-22 两组 T 淋巴细胞亚群及 NK 细胞水平比较（$\bar{x}\pm s$, $n=30$）

组别	时间	CD3+（%）	CD4+（%）	CD8+（%）	CD4+/CD8+（%）	NK（%）
对照	术前	57.23±13.52	34.75±11.04	36.13±9.31	1.12±0.38	8.43±2.57
	术后第 2 天	49.47±12.60*	28.18±9.85*	34.25±10.48	0.95±0.24*	7.15±3.14*
	术后第 14 天	52.35±13.78	30.06±10.47	35.11±10.62	1.03±0.35	7.84±3.09#
治疗	术前	58.91±14.03	35.30±12.16	35.83±11.27	1.15±0.33	8.82±2.53
	术后第 2 天	50.22±12.94*	27.93±11.54**	33.96±9.51	0.92±0.30*	7.57±2.96*
	术后第 14 天	57.71±13.67#	34.25±12.62##△	35.04±10.16	1.17±0.29#△	8.70±3.62#△

3. 不良反应

治疗组 2 例病人出现轻度恶心、腹胀感，其余未出现明显不良反应。

（三）讨论

机体的免疫功能与肿瘤的发生、发展密切相关。肿瘤患者的免疫功能状态是肿瘤综合治疗前机体抗肿瘤的主要力量，虽然不能直接反映肿瘤的侵袭能力，但与肿瘤的发展及预后有一定关系。手术可抑制机体术后的免疫功能，如果术后免疫功能持续下降，可促进肿瘤复发和转移，降低患者的生活质量和生存率。已有资料表明，运用中医药治疗可以明显改善肺癌患者的免疫功能，促进术后创伤的恢复。

祖国医学认为肺癌发生、发展的基本病机是本虚标实。由于正气亏虚，阴阳失衡，邪毒乘虚入肺，邪滞于肺，导致肺脏功能失调，肺气宣肃失职，气机不利，血行瘀阻，津液不布，津聚为痰，痰凝气滞，瘀阻脉络，瘀毒互结，日久发展成肺癌。肺癌在手术切除病灶后，表现为邪毒祛除，但正气已伤，继而出现相应的气血两虚证的临床表现。因此，肺癌的主要治则是扶正祛邪。紫龙金片是一种口服中成药制剂，该方以黄芪、当归并用，益气补血，为君药；丹参、白英、龙葵、半枝莲清热解毒，化瘀消肿，为臣药；蛇莓、郁金化瘀祛痰而为佐药；此外，黄芪具有引诸药入肺而兼具使药之意。诸药合用，共奏益气养血、清热解毒、理气化痰之功效。多项研究表明，紫龙金片能够提高肺癌化疗近期疗效，减轻化疗毒副反应，改善患者的生存质量。

机体对肺癌的免疫应答主要包括体液免疫和细胞免疫。体液免疫是通过效应B淋巴细胞产生抗体以达到保护机体的免疫机制，抗原进入机体后被吞噬细胞摄取和处理，吞噬细胞再将抗原呈递给T淋巴细胞产生淋巴因子，B淋巴细胞受淋巴因子刺激进一步增殖分化成浆细胞和记忆细胞。浆细胞可以产生免疫球蛋白，临床上检测血清免疫球蛋白（IgA、IgG、IgM）是评估机体体液免疫水平的重要方法。本研究结果显示，两组肺癌患者术前IgA、IgG、IgM水平比较无差异，术后第2天均呈下降趋势（$P < 0.05$），表明手术降低了两组患者的体液免疫功能，其原因可能与手术创伤应激消耗过多免疫球蛋白或术后营养状况差免疫球蛋白产生不足有关。术后第14天两组IgA、IgG、IgM均较术后第2天上升，且治疗组IgA、IgM水平明显高于对照组（$P < 0.05$），提示紫龙金片可以明显改善肺癌患者术后体液免疫功能。

目前细胞免疫被认为是机体抗肿瘤的重要机制，发挥免疫效应的细胞主要是T淋巴细胞、NK细胞等。T淋巴细胞亚群包括CD4+辅助性T细胞和CD8+抑制性T细胞，CD4+细胞协助细胞免疫应答和体液免疫，CD8+细胞主要抑制抗体的合成、分泌及T细胞增殖，CD4+、CD8+细胞相对分布及其比值的动态平衡反映机体的抗肿瘤免疫状态。NK细胞具有免疫监视和分泌细胞因子直接杀伤肿瘤细胞的作用。因此，检测T淋巴细胞亚群（CD3+、CD4+、CD8+、CD4+/CD8+）及NK细胞是评估机体细胞免疫水平的重要指标。本研究发现，两组肺癌患者术后第2天CD3+、CD4+、CD4+/CD8+水平均显著低于术前，说明肺癌患者术后免疫功能受到明显抑制。术后第14天两组CD3+、CD4+、CD4+/CD8+、NK水平均较术后第2天上升，提示术后免疫功能可缓慢恢复。治疗组 CD4+、CD4+/CD8+、NK 水平与对照组比较明显升高（$P < 0.05$），表明紫龙金片能够迅速纠正肺癌患者术后 T 细胞功能抑制状态，增强机体早期自身抗肿瘤能力。

本研究显示，肺癌患者手术后早期存在免疫功能抑制状态，紫龙金片能够显著提高肺癌患者术后机体体液免疫和细胞免疫功能，增强机体抗肿瘤能力，值得临床运用。但能否减少肺癌术后复发率和转移率，还需要更长时间的随访观察。

作者：黄争荣、陈元美、林浩、林锦培、陈乃杰　摘自《中草药》2019 年第 6 期

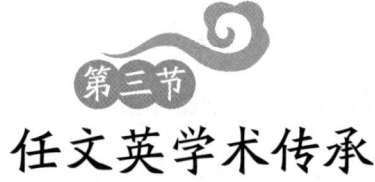

第三节 任文英学术传承

任文英，女，医学博士，主任医师，北京中医药大学硕士研究生导师。现于北京市中西医结合医院肾内科血透室工作。北京医学会血液净化学分会委员、北京市中医药管理局中医血透质控中心专家委员会委员、海淀区血液净化质量控制和改进专家组专家委员、中华中医药学会肾病分会委员、北京中西医结合学会糖尿病专业委员会委员、中国民族医药学会肾病分会常务理事、北京市医师协会中西医结合分会内分泌学组专家委员会委员、北京医学会市级"枢纽型"社会组织专家委员会专家、北京市海淀区卫生高层次人才专项培养学科骨干，第四批全国中医临床优秀人才，承担并参与国家级和省部级课题多项。近 10 年核心期刊发表学术论文 28 篇，其中作为第一作者的

有18篇。参编著作3部，主编1部。擅长中西医结合诊治急、慢性肾小球肾炎，急、慢性肾衰竭，肾病综合征，糖尿病，糖尿病肾病，甲状腺结节，系统性红斑狼疮，尿路感染等。

| 相关论文 |

◎ 补肾清热毒方对狼疮小鼠肾组织细胞Fas、FasL的作用

狼疮性肾炎（lupus nephritis，LN）是难治性自身免疫性疾病，其发病机理尚未完全明了，近来已有大量研究报道该病与细胞凋亡关系密切，并且凋亡调控基因Fas/FasL也参与了发病。慢性移植物抗宿主病（chronic graft versus host disease，cGVHD）狼疮样小鼠模型病变类似于人类狼疮性肾炎，其发病特点是淋巴样增生，产生与系统性红斑狼疮（systemic lupus erythematosus，SLE）患者相似的自身抗体及严重的免疫复合物介导的肾脏疾病。补肾清热毒方（简称补清方）是临床疗效确切的经验方，本实验在研究cGVHD狼疮样小鼠模型肾组织与细胞凋亡关系的基础上，进一步探讨补清方治疗LN的分子机制。

（一）材料

1. 动物

6~8周龄雌性DBA/2小鼠60只和雄性$C_{57}BL/6J$小鼠20只，体重15±2g，购自中国医学科学院动物实验中心，合格证号为：Sc70k11-00-0006。6~8周龄雌性（DBA/2×$C_{57}BL/6J$）F1（即B6D2F1）杂交鼠32只，体重16±3g，由解放军总医院实验动物中心繁殖。

2. 试剂

① sc-834兔抗Fas-L抗体和sc-716兔抗Fas抗体（Santa Cruz公司，

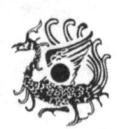

北京中山生物技术有限公司分装），封闭用兔血清、生物素标记的羊抗兔IgG与辣根过氧化物酶标记的链霉卵白素（美国ZYMED公司，北京中山生物技术有限公司分装，SP-9001），二氨基联苯胺（DAB）试剂盒（北京中山生物技术有限公司提供）。②Super Script TM RNase H- 逆转录试剂盒和Trizol试剂购自美国GIBCOBRL公司，随机引物由赛百盛公司合成。③Western blot试剂：HRP标记的羊抗兔IgG、ECL显色系统购自中山公司；PMSF、aprotinin、leupeptin、Micro BCA Protein试剂盒购自Sigma公司。

（二）方法

1.cGVHD狼疮样小鼠模型的诱导和分组

32只雌性B6D2F1代杂交鼠，诱导方法参考BergijkEC的方法并略作改良。无菌分离DBA/2小鼠脾脏、胸腺、淋巴结，其比例为3：2：1，在生理盐水中研磨，过150μm和70μm尼龙筛，在显微镜下观察细胞存活状况，并计算细胞数量。模型组每只鼠每次取50×10^6个淋巴液活细胞，于尾静脉注射到（DBA/2×C_{57}BL/6J）F1杂交鼠体内，注射时间分别为第0d、3d、7d、10d。对照组给予等体积生理盐水。于诱导后第4周随机分为4组：补清方组（10只）、泼尼松组（10只）、模型组（6只）及未造模的F1对照组（6只）。

2.含药饲料的制备

补肾清热毒方由墨旱莲15g、枸杞子20g、金银花15g、牡丹皮6g等组成，由解放军总医院中药房提供。泼尼松5mg/片，由华北制药厂生产。补肾清热毒方按10g（kg·d）计算总量，泼尼松按9mg（kg·d）计算总量，将补清方和泼尼松用机器加工成饲料块，对照组进食等量普通饲料。两组均自由饮水，喂药8周。

3. 标本留取

8周时取4组小鼠的肾脏，一部分先迅速置于液氮中，再于-80℃保存，用于提取蛋白和RNA；另一部分放入10%甲醛，以制备石蜡切片。

4. 免疫组化法检测肾组织Fas及FasL蛋白的表达

采用辣根过氧化物酶标记的链霉卵白素法（SP），具体步骤如下。

（1）3μm石蜡切片脱蜡水化后经3%过氧化氢液避光孵育10min，以去除内源性过氧化物酶，磷酸盐缓冲液（PBS）洗5min×3。

（2）0.05胰酶修复抗原，37℃，10min；PBS洗5min×3。

（3）兔血清封闭30min，勿洗。

（4）4组分别加入1∶60Fas抗体37℃ 2h或1∶200FasL抗体于37℃ 4.5h；PBS洗5min×3。

（5）加入生物素标记的羊抗兔IgG，室温20℃，PBS洗5min×3。

（6）辣根过氧化物酶标记的链霉卵白素室温下孵育20min，PBS洗5min×3。

（7）DAB显色10min。

（8）苏木素复染。

（9）梯度乙醇脱水，二甲苯透明，中性树胶封片。每次染色均设以PBS缓冲液代替一抗作空白对照。

计算机图像分析Fas及FasL阳性染色面积：每张切片随机选10个肾小球和10个不重叠200倍肾间质视野场区域，计算肾间质阳性着色面积与视野场面积比值，取其平均值作为FasL、Fas表达量的相对值。

5. Western blot检测小鼠肾组织Fas、FasL

取0.3g肾组织内加RAPA裂解液及apro-tinin、leupeptin，进行组织匀浆，再加入 PMSF 100μg/mL，于 12000rpm，4℃，20min 进行离心，后取中间清亮液体，即为组织中的总蛋白质。Micro BCA Protein Kit 测蛋白浓度，取 100μg 总蛋白加 2×SDS 于 95℃，变性 5min，经 10%SDS-PAGE 于 60V 电压 2.5h 后，采用电转印方法经 100V 电压于室温 2h，将凝胶上的蛋白转移至硝酸纤维素膜，然后用 5% 脱脂牛奶封闭 2h，TBST 洗 30min×3，加 1∶100 抗 Fas、FasL 和 actin 抗体，室温反应 3h，TB-ST 洗 30min×3，加 1∶1000HRP 标记的二抗室温作用 1h，TBST 洗 30min×3，后用电致化学发光（ECL）显色。

6.RT-PCR 检测肾组织 Fas、FasL mRNA 水平

利用 Trizol 一步提取法提取肾组织 RNA，利用 Super Script TM RNase H- 逆转录试剂盒，用随机引物法合成 cDNA 第一链。Fas、FasL 引物序列：见表 2-3-1。反应条件为：94℃ 预变性 5min，94℃ 变性 45s，退火温度、循环次数见表 2-3-1，72℃ 延伸 45s，最后于 72℃ 延伸 7min。以三磷酸甘油脱氢酶（GAPDH）作为反应外参照，反应条件除退火温度、循环次数见表 2-3-1 外，其余条件同 Fas、FasL。PCR 产物于 1% 琼脂糖凝胶电泳后用凝胶分析系统拍照，并进行半定量分析。

表 2-3-1　PCR 引物设计及反应条件

名称	引物序列	扩增片段(bp)	退火温度(℃)	循环次数
Fas	Upper: 5′>ATGATATTAGATAAAATGAT<3′	544	52	35
	Lower:5′>ATGATGATAGATAGAT<3′			
FasL	Upper: 5′>AGGGCCGGACCAAAGGAGAC<3′	294	62	35
	Lower: 5′>GAGGGTGTACTGGGGTTGGCTATT<3′			
GAPDH	Upper: 5′>AACGACCCCTTCATTGAC<3′	191	68	30
	Lower:5′>TCCACGACATACTCAGCAC<3′			

7. 统计学方法

所有计量数据均以（$\bar{x} \pm s$）表示，组间比较采用方差分析，用 SPSS 11.0 统计软件进行统计分析。

（三）结果

1. 补清方对肾组织 Fas 表达的影响（免疫组化检测）

各组 Fas 均有表达，正常对照组仅有极少量 Fas 表达；模型组肾小管表达较多而肾小球表达较少。补清方组、泼尼松组及模型组的表达部位在近端肾小管上皮细胞、肾小球系膜细胞、肾小球和肾小血管周围的炎细胞。与对照组比，补清方组、泼尼松组表达较多（$P < 0.05$）。与模型组比，补清方组和泼尼松组肾间质表达多（$P < 0.05$），肾小球表达无显著性差异（$P > 0.05$）。补清方组和泼尼松组之间 Fas 表达无显著性差异（$P > 0.05$）。见表 2-3-2。

表 2-3-2　补肾清热毒方对肾组织 Fas/FasL 表达的影响
（阳性面积 /1 个视野的总面积，$\bar{x} \pm s$）

组别	只数（只）	Fas		FasK	
		肾小球	肾间质	肾小球	肾间质
对照组	6	0.62 ± 0.40	0.55 ± 0.09	0.62 ± 0.40	7.59 ± 5.78
模型组	6	7.26 ± 2.01**	10.52 ± 1.05**	0.73 ± 0.48	7.07 ± 6.02
补清方组	10	5.18 ± 1.94**	18.23 ± 3.14***##	12.78 ± 6.87*##	23.14 ± 2.42**#
泼尼松组	10	5.02 ± 3.04**	20.20 ± 1.05***#	15.91 ± 9.18*##	27.50 ± 8.29***#

注：与正常对照组比较，**$P < 0.01$；与模型组比较，#$P < 0.05$，##$P < 0.01$。

2. 补清方对肾组织 FasL 表达的影响（免疫组化检测）

各组 FasL 均有表达，正常对照组表达部位在近端肾小管上皮细胞，模型组、补清方组和泼尼松组表达部位在肾小球系膜细胞及肾小管上皮细胞。与正常对照组比较，模型组肾小球 FasL 表达较多，而肾小管表达较少。补清方组、泼尼松组 FasL 主要于肾小管和肾小球表达增多，与模型组比较有显著性差异（$P < 0.05$）。补清方组和泼尼松组之间比较无显著性差异（$P > 0.05$）。见表 2-3-2。

3. 补清方对肾组织 Fas、FasL 蛋白的影响（West-ernblot 检测）

Fas：正常对照组几乎无 Fas 表达。模型组及补清方组和泼尼松组较对照组明显升高（$P < 0.05$）；与模型组比较，补清方组和泼尼松组表达量略增高，但无显著性差异（$P > 0.05$）。补清方组和泼尼松组之间 Fas 表达无显著性差异（$P > 0.05$）。

FasL：正常对照组表达量较低，模型组与对照组比较无显著性差异（$P > 0.05$），补清方组和泼尼松组 FasL 蛋白水平较模型组明显增高（$P < 0.05$）；补清方组和泼尼松组之间比较无显著性差异（$P > 0.05$）。见图 2-3-1、图 2-3-2。

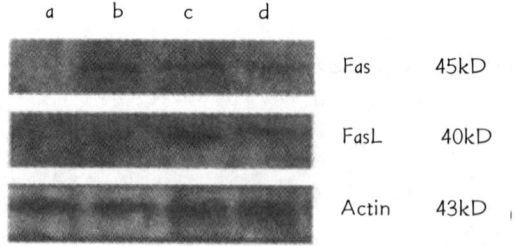

图 2-3-1　补清方对肾组织 Fas、FasL 蛋白影响的凝胶电泳图
注：a 对照组；b 模型组；c 补清方组；d 泼尼松组。

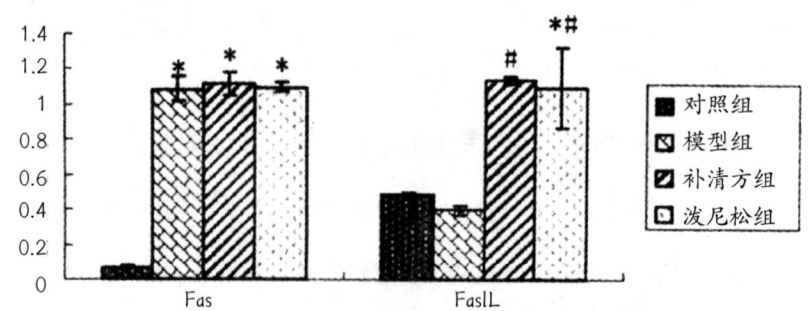

图 2-3-2　补清方对肾组织 Fas、FasL 蛋白的影响
注：与对照组比较，$^*P < 0.05$；与模型组比较，$^\#P < 0.05$。

4. 补清方对肾组织 Fas mRNA 的影响（RT-PCR）

与正常对照组比较，模型组与补清方组和泼尼松组 Fas mRNA 的转录水平均增高（$P < 0.05$）；与模型组比较，补清方组和泼尼松组 Fas mRNA 转录增加（$P < 0.05$）。补清方组和泼尼松组比较无显著性差异（$P > 0.05$）。见图 2-3-3。

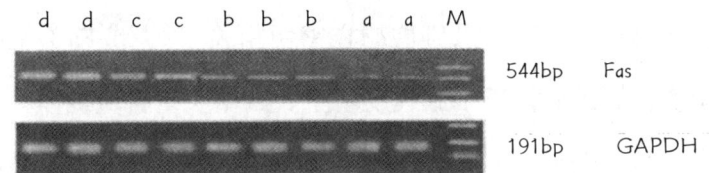

图 2-3-3　补清方对肾组织 Fas mRNA 的影响（RT-PCR）
注：a. 对照组；b. 模型组；c. 补清方治疗组；d. 泼尼松组；M 为 maker。

5. 补清方对肾组织 FasL mRNA 的影响（RT-PCR）

模型组与对照组比较，FasL mRNA 的转录水平无显著性差异（$P > 0.05$），补清方组和泼尼松组较模型组 FasL mRNA 转录增多（$P < 0.05$）；而补清方组和泼尼松组之间比较无显著性差异（$P > 0.05$）。见图 2-3-4、图 2-3-5。

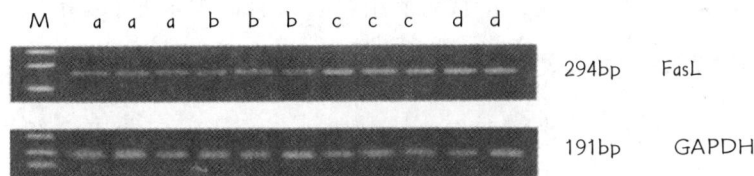

图 2-3-4　补清方对肾组织 FasL mRNA 的影响
注：a. 对照组；b. 模型组；c. 补清方组；d. 泼尼松组；M 为 maker。

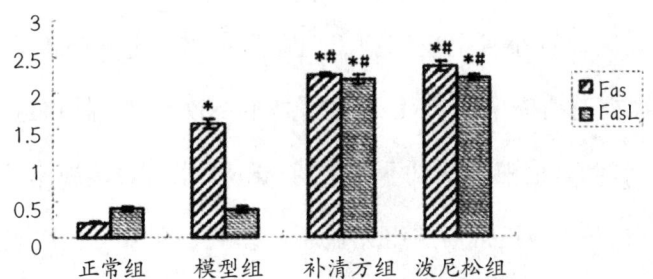

图 2-3-5　补清方对肾组织 Fas、FasL mRNA 的影响（凝胶电泳半定量结果）
注：与正常对照组比较，*$P < 0.05$；与模型组比较，#$P < 0.05$。

（四）讨论

Fas 属肿瘤坏死因子（tumor necrosis factor，TNF）和神经生长因子（nerve growth factor，NGF）受体家族，FasL 属肿瘤坏死因子家族成员，均是膜蛋白。FasL 与靶细胞的 Fas 结合，通过死亡结构域结合，能启动 Fas+ 靶细胞凋亡的信号传导，使之进入凋亡过程。

LN 的发生与 Fas、FasL 及细胞凋亡密切相关，Fas 或 FasL 缺陷导致 T 淋巴细胞激活，促进 B 淋巴细胞过度增生，产生大量自身抗体，出现 SLE 的表现。自身抗体与自身抗原结合，形成免疫复合物（immune complex，IC），并活化补体系统，释放血管活性物质和趋化因子，吸引中性粒细胞，使后者聚集于 IC 周围，进而沉积于内皮细胞之间，或穿过内皮细胞间隙而沉积于基底膜。另外，吞噬细胞可由于反向吞噬或吞噬反流而将其溶酶体释放出细胞外，从而激活中性粒细胞，释放多种蛋白酶，破坏肾小球基底膜，产生 LN。

我们的实验结果发现，正常对照组肾脏仅有极少量的 Fas 抗原表达，这与文献报道相一致；免疫组化显示 FasL 主要表达部位在近端肾小管上皮；RT-PCR 结果显示，正常对照组 Fas 与 FasL mRNA 转录水平较低，与文献报道一致。

FasL 检测结果显示，cGVHD 模型小鼠的 FasL 表达部位在肾小球系膜细胞、肾小球系膜区及肾小管上皮细胞。但在蛋白水平上，FasL 表达量较对照组低，与文献报道狼疮小鼠 FasL 表达增高不一致。但文献报道 cGVHD 模型小鼠与 LN 患者和其他狼疮小鼠不同，其 mRNA 水平表达规律不一致，其 FasL mRNA 水平表达与正常对照组无显著性差异，但未见蛋白水平的报道。我们检测 FasL 蛋白表达低，可能与其 mRNA 表达较 LN 患者和其他狼疮小鼠低有关。我们检测的模型组 FasL mRNA 与正常对照组比较无显著性差异，与文献报道一致。

FasL 诱导的凋亡是一个复杂的现象，不是所有 FasL 表达细胞均能杀死 FasL 敏感细胞。FasL 必须与 Fas 结合才能诱导凋亡，并与浓度密切相关。高浓度的 FasL（100ng/mL）诱导凋亡，低浓度的 FasL 不能诱导凋亡。正常肾小管表达的 FasL 浓度低，故不能诱导细胞凋亡。另外我们的研究结果显示正常对照组仅有极少量的 Fas 表达，FasL 不能与 Fas 结合，故不能诱导正常肾组织细胞凋亡。

模型组肾脏的 FasL 表达，肾小球系膜细胞表达较多，而肾小管上皮细胞表达较少；Fas 阳性的细胞则相反，在肾小球表达较少，在肾小管上皮表达较多，FasL 与 Fas 结合后，仅诱导少量细胞出现凋亡。

关于补清方对 Fas、FasL 的影响，从免疫组化实验结果可以看出，补清方组、泼尼松组与模型组比较，肾间质表达高，肾小球表达无显著性差异。补清方组和泼尼松组之间 Fas 表达无显著性差异。补清方组和泼尼松组的肾小管间质细胞 Fas 阳性细胞表达多，而肾小球表达少，可以导致模型鼠治疗后肾小球细胞凋亡较少而肾小管间质凋亡较多。可见，补清方和泼尼松可以通过上调凋亡调控基因 Fas 蛋白的表达而促进增生的固有细胞和浸润的炎细胞凋亡。Western blot 检测结果表明，补清方组、泼尼松组与模型组比较，Fas 表达与模型组表达无显著性差异，与免疫组化结果不完全一致，可能是由于 Western blot 检测的是肾组织的总蛋白，而免疫组化分别对肾小球和肾小管间质进行半定量分析，且表达阳性的细胞并不是所有肾组织细胞。至于 FasL 蛋白的表达，补清方组和泼尼松组均较模型组表达高，Western blot 结果与免疫组化结果一致，表明在蛋白水平，补清方和泼尼松有上调 FasL 的功效。

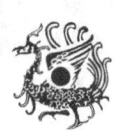

RT-PCR 结果显示，补清方组和泼尼松组较模型组 Fas mRNA、FasL mRNA 水平增高，补清方组和泼尼松组之间无显著性差异，提示补清方和泼尼松均可通过促进 Fas、FasL 的基因转录从而上调其蛋白表达水平。LN 肾组织病理学研究证实肾小球系膜细胞增生及炎细胞浸润均参与了 LN 的发生发展。系膜细胞持续增生，细胞外基质增多、积聚，最终导致肾小球硬化。故在疾病发展过程中，若通过凋亡的方式使肾组织中增殖的系膜细胞及浸入的炎细胞及时清除，则肾组织的结构和功能得以恢复；反之，肾小球及肾小管间质结构严重破坏。以上结果提示，补清方与泼尼松作用相似，均可通过上调 Fas、FasL 的表达，使 Fas 和 FasL 结合，从而促进表达部位的凋亡不足的细胞凋亡，对肾组织的结构和功能起到保护作用。

补清方是根据滋补肾阴、清热解毒化瘀的理论而组方。墨旱莲和枸杞子为君药，墨旱莲滋补肾阴，因"邪热不燥胃津必耗肾液""枸杞子，润而滋补，兼能退热，专于补肾，为肝肾真阴不足、劳乏内热之补益要药"。金银花清热解毒，为臣药。牡丹皮等凉血活血，清除余热，凉散瘀血，使邪去正复，为使药。益母草活血化瘀为使药。文献报道补肾药具有影响凋亡调控基因和诱导细胞凋亡的作用，如淫羊藿、地黄多糖、墨旱莲的有效成分槲皮素均有诱导细胞凋亡的功效。钟嘉熙等人提出：阴虚是一种体质遗传因素；化热是免疫系统与自身成分反应的过程，与淋巴细胞凋亡等改变有关。已有研究表明，清热解毒凉血中药牡丹皮、丹参、牛膝、白芍、莪术、雷公藤、大黄等均可诱导细胞凋亡。由此可见，补清方因具有滋补肾阴、清热解毒的功效，可上调 FasL、Fas 的 mRNA 和蛋白水平，促使两者结合，从而诱导过度增生细胞凋亡，这可能是其取得疗效的分子机制之一。

作者：任文英、王新高、陈香美、陈扬荣、邱全瑛　摘自《北京中医》2006 年第 11 期

◎固肾方对糖尿病大鼠足细胞及其裂隙膜蛋白的作用

糖尿病肾病是糖尿病的微血管并发症，蛋白尿是其主要表现，是进展性肾衰竭的主要原因。近年来研究发现蛋白尿的产生与足细胞的损伤有关，足细胞裂隙膜蛋白肾小球细胞黏附分子受体抗体（nephrin）、podocin、CD2-associatedprotein（CD2AP）的表达异常，对蛋白尿的产生起重要作用。固肾方是临床疗效确切的经验方，本实验研究固肾方对糖尿病大鼠模型足细胞及其裂隙膜蛋白的作用，研究中药治疗糖尿病肾病的分子机制。

（一）材料

1. 动物

清洁级雄性SD大鼠50只，体质量200~250g，购自北京维通利华实验动物技术有限公司，许可证号：SCXK（京）2012-0001。由北京市中西医结合医院实验动物中心饲养。

2. 试剂

链脲佐菌素（STZ）（美国Sigma公司），临用前溶解在1%枸橼酸缓冲液中，pH值为4.5。兔抗鼠nephrin抗体，兔抗鼠podocin，兔抗鼠CD2AP抗体（购自Santa Cruz公司，北京博奥森生物技术有限公司分装），封闭用兔血清、生物素标记的羊抗兔IgG与辣根过氧化物酶标记的链霉卵白素（美国ZYMED公司，北京博奥森生物技术有限公司分装），二氨基联苯胺（DAB）试剂盒由北京博奥森生物技术有限公司提供。

3. 仪器

石蜡切片机（Sakurams400，日本），微波炉（抗原修复，WP7501上海生物医学厂），透射电镜（JEM.1230，日本），计算机图像分析系统（IP900，中国计算机中心），光学显微镜（OLMPUS BX51，日本），血糖仪（ACCU-CHEK performa，罗氏），全自动生化仪（HITACHI7180，日立）。

4. 药物

固肾方由黄芪 30g，桔梗 15g，柴胡 12g，山药 20g，牛膝 15g 等组成，由北京市中西医结合医院中药房提供。盐酸贝那普利片，10mg/ 片，由北京诺华制药有限公司生产，批号：X0300。阿魏酸哌嗪片，50mg/ 片，由天津同仁堂股份有限公司生产，批号：130701。

（二）方法

1. 模型的建立及分组

大鼠适应性喂养 2 周后，将大鼠随机分成 5 组：固肾方组、西药对照组、中药对照组、模型组及正常组，每组 10 只。除正常组外，各组大鼠单次腹腔注射 STZ 50mg/kg，48h 后尾静脉采血，血糖仪测定全血血糖，以随机血糖＞16.7mmol/L 者入选糖尿病大鼠模型。正常对照组仅予等量枸橼酸缓冲液。

2. 给药方法

造模成功 72h 后开始喂药。固肾方组给予固肾方中药汤剂、西药对照组给予盐酸贝那普利片、中药对照组给予阿魏酸哌嗪片，所有药物按成人临床用量的 6.7 倍折算大鼠的用量，按 1mL/100g 灌胃，正常组、模型组给予 0.9% 氯化钠溶液，按 1mL/100g 灌胃。所有大鼠在整个实验期间均按标准喂食，自由饮水，观察 12 周。

3. 标本留取

大鼠于造模后第 24h，第 8、28d 分别收集尿液，用全自动生化仪做 24h 尿蛋白定量。于给药 12 周后处死，取腹主动脉血液用全自动生化仪做肾功能检测，取肾脏组织用甲醛固定做光镜、免疫组化检测。迅速取鼠肾组织放入 2.5% 戊二醛固定，送北京大学第一医院电镜室，用透射电镜观察肾小球足细胞形态改变。

4. 免疫组化法检测肾组织 nephrin、podocin、CD2AP 蛋白的表达

采用间接免疫酶组织化学法，具体步骤如下。

（1）3μm 厚的石蜡切片常规脱蜡，自来水洗，蒸馏水洗；加入 3% 过氧化氢避光孵育 10min，以去除内源性过氧化物酶，0.1mmol/L PBS（pH 值 7.2~7.4）漂洗 5min×3 次。

（2）0.05% 胰酶修复抗原，微波炉中 37℃，10min；PBS 洗 5min×3 次。

（3）兔血清封闭 30min，勿洗；再用 10% 小牛血清白蛋白（blood serum albumin，BSA）室温 60min，充分封闭非特性抗原。

（4）分别加入 1:60，nephrin 抗体，或 1:100，podocin 抗体，或 1:100，CD2AP 抗体，于 37℃，（2h、3h、3h）；PBS 洗 5min×3 次。

（5）加入生物素标记的羊抗兔 IgG，室温 30min，PBS 洗 5min×3 次。

（6）辣根过氧化物酶标记的链霉卵白素室温下孵育 20min；PBS 洗 5min×3 次。

（7）DAB 显色 10min。

（8）苏木素复染。

（9）梯度酒精脱水，二甲苯透明，中性树胶封片。每次染色均设以 PBS 缓冲液代替一抗作空白对照。阳性物质呈棕色。

5. 计算机图像分析 nephrin、podocin、CD2AP 阳性染色面积

应用北京航空航天大学 Med6.0 医学数码图像分析系统，通过光学显微镜，放大 200 倍，每张切片随机选 10 个肾小球，计算免疫组化阳性面积占所在肾小球面积的百分比。选定 10 个不重叠 200 倍肾间质视野场区域，计算肾间质阳性着色面积与视野场面积比值，取其平均值作为 nephrin、podosin、CD2AP 表达量的相对值。

6. 统计学方法

数据资料用 SPSS 16.0 for Window 软件处理。计量资料以（$\bar{x} \pm s$）表示，组间比较采用方差分析和 t 检验。以 $P < 0.05$ 为显著性差异，具有统计学意义。

（三）结果

1. 尿量与尿蛋白定量结果

与正常组比较，8d 后模型组尿量明显增多（$P < 0.05$，$P < 0.01$）。28d 尿量比正常组增多，并较 24h 尿量增多，但比 8d 时尿量明显减少。尿蛋白定量明显增多（$P < 0.05$，$P < 0.01$）。见表 2-3-3~表 2-3-4。

表 2-3-3　各组大鼠各时期尿量比较（$\bar{x} \pm s$）

组别	n（只）	第 24h（mL）	第 8 天（mL）	第 28 天（mL）
正常组	10	19.31 ± 3.67	23.38 ± 8.69	21.38 ± 7.69
模型组	10	20.12 ± 1.32	155.35 ± 20.32**	45.12 ± 10.69**
西药对照组	6	20.12 ± 2.54	94.23 ± 19.58*	32.32 ± 8.25△
中药对照组	6	19.52 ± 1.87	95.08 ± 21.06*	40.32 ± 9.18
固肾方组	6	20.06 ± 2.85	94.40 ± 20.15*	29.32 ± 9.56△

注：与正常组比较，*$P < 0.05$，**$P < 0.01$；与模型组比较，△$P < 0.05$，△△$P < 0.01$；与本组第 28 天时比较，△$P < 0.05$。下表同。

表 2-3-4　各组大鼠各时期 24h 尿蛋白定量比较（$\bar{x} \pm s$）

组别	n（只）	第 24h（g/24h）	第 8 天（g/24h）	第 28 天（g/24h）
正常组	10	0.0140 ± 0.0002	0.0180 ± 0.0004	0.0200 ± 0.0004
模型组	10	0.0230 ± 0.0003	0.0390 ± 0.0021	0.1370 ± 0.0023**
西药对照组	6	0.0250 ± 0.0003	0.0280 ± 0.0011	0.0490 ± 0.0005△△
中药对照组	6	0.0210 ± 0.0002	0.0300 ± 0.0019	0.0590 ± 0.0006△△
固肾方组	6	0.0220 ± 0.0002	0.0290 ± 0.0022	0.0500 ± 0.0005△△

2. 肾功能结果

与正常组比较，模型组血糖、血肌酐和尿素氮明显升高，白蛋白明显降低（$P<0.05$，$P<0.01$）。各给药组与模型组比较均有显著性差异（$P<0.05$，$P<0.01$）。见表2-3-5。

表2-3-5 各组大鼠肾功能结果（$\bar{x}\pm s$, $n=10$）

组别	血糖（mmol/L）	尿素氮（mmol/L）	血肌酐（mmol/L）	白蛋白（g/L）
正常组	11.48 ± 1.92	7.70 ± 1.10	29.96 ± 6.98	24.86 ± 0.38
模型组	51.03 ± 6.36**	18.19 ± 5.93**	70.46 ± 6.98**	19.43 ± 1.51**
西药对照组	19.65 ± 3.06**△	8.18 ± 0.96△△	34.76 ± 5.00△△	23.87 ± 0.80△△
中药对照组	17.21 ± 3.39*△△	8.59 ± 0.98△△	36.73 ± 6.46△	23.17 ± 0.49*△△
固肾方组	11.85 ± 3.93△△	7.98 ± 0.61△△	30.33 ± 3.66△△	25.90 ± 1.81△△

3. 光镜及电镜观察各组大鼠肾脏足细胞形态

12周时光镜观察模型组病变较其他4组有明显不同，系膜细胞增生，有大量蛋白管型。在电镜下观察足细胞形态，正常组系膜无明显增生，基底膜未见明显异常，足细胞正常。模型组系膜区轻到中度增生，基底膜未见明显异常，足突大部分融合，内皮细胞系统及足细胞弥漫肿胀，细胞内线粒体明显肿胀。西药对照组系膜无明显增生，基底膜未见明显异常，上皮足突小节段融合，部分足细胞内线粒体明显肿胀。中药对照组系膜轻度增生，基底膜未见明显异常，上皮足突节段融合，足细胞内线粒体肿胀。固肾方组系膜无明显增生，基底膜未见明显异常，部分上皮足突小节段融合，部分足细胞内线粒体明显肿胀。见图2-3-6。

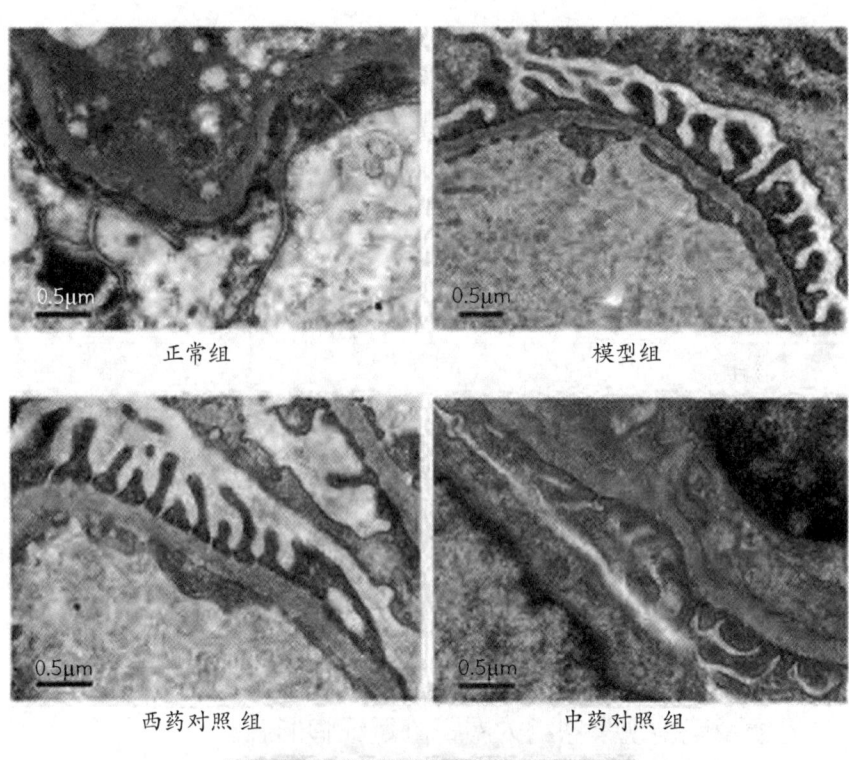

图 2-3-6　电镜观察各组大鼠肾脏足细胞形态

4. 各组大鼠 nephrin、podoin、CD2AP 的免疫组化图像分析结果

与正常组比较，模型组 nephrin、podocin、CD2AP 表达明显降低（$P<0.01$）。与模型组比较，各组 nephrin 均有显著增高（$P<0.05$，$P<0.01$），西药对照组和固肾方组 podocin、CD2AP 蛋白表达显著增高（$P<0.05$，$P<0.01$）。见表 2-3-6。

表 2-3-6　肾组织裂隙膜蛋白的免疫组化图像分析结果（$\bar{x}\pm s$, $n=10$）

组别	nephrin	podocin	CD2AP
正常组	0.42 ± 0.07	0.37 ± 0.07	0.49 ± 0.03
模型组	0.13 ± 0.07**	0.11 ± 0.04**	0.17 ± 0.04**
西药对照组	0.34 ± 0.08 △△	0.28 ± 0.07 △	0.47 ± 0.06 △△
中药对照组	0.29 ± 0.02 △	0.19 ± 0.08	0.24 ± 0.07
固肾方组	0.34 ± 0.01 △△	0.30 ± 0.03 △△	0.36 ± 0.02 △△

注：与正常组比较，*$P < 0.05$，**$P < 0.01$；与模型组比较，△$P < 0.05$，△△$P < 0.01$。

（四）讨论

糖尿病肾病是难治性疾病，年发病率高，患病人数呈每年增多的趋势，该病在导致终末期肾功能衰竭的原发病中占第二位。蛋白尿是糖尿病肾病的一个重要标志，是进展性肾衰竭的一种持久独立的恶化因素。近年发现足细胞及其裂隙膜在蛋白尿形成中起重要作用。足细胞裂隙膜为拉链状结构，横跨于相邻足突间，宽约 40nm，并可随肾小球灌注压力的增高而增宽。其分子组成包括了① nephrin：分子量 135kD 的跨膜蛋白，特异表达于肾脏，与足突的成熟及裂隙膜的形成有关，其表达下调是引起蛋白尿的原因。② podocin：分子量 42kD 的膜蛋白，是裂隙膜形态结构的组织者并调节其生理功能，其表达下降或缺如引起蛋白尿。③ CD2AP：是分子量 80kD 的连接蛋白，对肾功能起重要作用，小鼠缺少 CD2AP 在出生后不久因肾衰竭而死亡。CD2AP 对稳定裂隙隔膜的形态和功能十分必要，CD2AP 异位与足突消失及肾病综合征的发病相关。

本研究结果显示糖尿病大鼠模型蛋白尿增加，肾功能异常，足细胞损伤，足细胞裂隙膜蛋白 nephrin、podocin、CD2AP 的表达较正常组明显降低，表明模型制作成功。用中药固肾方治疗后，尿量减少，尿蛋白定量降低。血

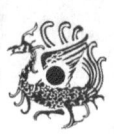

糖明显降低，尿素氮和血肌酐下降，而白蛋白升高，表明中药固肾方能够降低血糖，减少蛋白尿，从而改善多尿的症状，保护肾功能，使血浆白蛋白丢失减少。结合病理结果表明中药固肾方对糖尿病肾病大鼠有明显疗效。选用西药盐酸贝那普利片为对照组，因为该药有减少蛋白尿作用，该药对足细胞的作用与文献报道坎地沙坦的作用一致。阿魏酸哌嗪片为中药川芎提取的成分，通过改善微循环达到保护肾功能的目的。本研究结果显示，固肾方在降低血糖、保护肾功能、升高裂隙膜蛋白的表达等方面优于阿魏酸哌嗪，考虑可能与固肾方的作用机制有关。

中医学认为蛋白尿属中医"精微物质"外泄。蛋白质要靠肾来封藏，肾虚则不能藏精，封藏失职，精气外泄，则水谷精微物质随尿液排出而形成蛋白尿。肾脏与五脏相关，脾不摄精，或脾不升清，可致精气下泄而出现蛋白尿；肝失疏泄，木逆侮土，脾不升清，精微下泄；肺气郁，宣降不利，脾气散精不得归于肺而布散全身，形成蛋白尿。肾络瘀阻，精气不能流畅，壅而外溢，精微下泄。此外，湿热兼夹于肾亦可致肾虚，正如《黄帝内经》云："邪之所凑，其气必虚"，又说："邪气盛则实，精气夺则虚"，蛋白尿的形成，既是因为肾虚、脾虚、肝郁、肺阻，又有瘀血、湿邪、热毒等原因，治疗以"盛者泻之，虚者补之"为原则。因此，补肾、健脾、疏肝、宣肺、活血化瘀、清热利湿均是治疗蛋白尿的原则。固肾方由黄芪、桔梗、柴胡、山药、牛膝等组成，具有补肾、疏肝、健脾利湿的功效，临床观察能有效减少蛋白尿，保护肾功能。

本研究结果显示应用固肾方治疗后糖尿病大鼠模型蛋白尿减少，肾功能改善，足细胞损伤减轻，足细胞裂隙膜蛋白 nephrin、podocin、CD2AP 的表达较模型组明显升高。考虑该药减少蛋白尿可能与保护足细胞、调节足细胞裂隙膜蛋白有关。

作者：任文英、王新、高韩雪、陈艳　摘自《中华中医药杂志》2014年第11期

◎固肾方对糖尿病肾病模型大鼠的影响

糖尿病肾病是糖尿病的并发症，发病率高、预后差。糖尿病肾病存在血常规和血生化异常。固肾方是临床治疗糖尿病的经验方。本文通过以固肾方干预糖尿病肾病模型大鼠，观察固肾方对糖尿病肾病模型大鼠病理、血常规和血生化指标的影响。

（一）材料

1. 动物

雄性SD大鼠50只，体质量200~250g，购自北京维通利华实验动物技术有限公司，许可证号：SCXK（京）2012-0001。由北京市中西医结合医院实验动物中心饲养。

2. 药物

固肾方由生黄芪30g、桔梗15g、柴胡12g、山药20g、牛膝15g等组成，由北京市中西医结合医院中药房提供。盐酸贝那普利片，每片10mg，由北京诺华制药有限公司生产。阿魏酸哌嗪片，每片50mg，由天津同仁堂股份有限公司生产。

3. 仪器

2120血常规分析仪（美国拜耳公司生产）。全自动生化仪（HITACHI7180，日立），石蜡切片机（Sakurams400，日本），微波炉（抗原修复，WP7501上海生物医学厂），光学显微镜（OLMPUS BX51，日本），血糖仪（ACCU-CHEK performa，罗氏）。

(二)方法

1. 糖尿病模型大鼠的建立及分组

大鼠适应性喂养 2 周后,将大鼠随机分为 5 组:固肾方组(10 只)、西药对照组(10 只)、中药对照组(10 只)、模型组(10 只)及正常对照组(10 只)。大鼠单次腹腔注射链脲佐菌素(STZ)50mg/kg,48h 后尾静脉采血,血糖仪测定全血血糖,以随机血糖 > 16.7mmol/L 者入选糖尿病大鼠模型。正常对照组仅予等量枸橼酸缓冲液。

2. 给药方法

造模成功 72h 后开始喂药。固肾方组给予固肾方汤剂、西药对照组给予盐酸贝那普利、中药对照组给予阿魏酸哌嗪片,所有药物按成人临床用量的 6.7 倍折算大鼠的用量,按 1mL/100g 灌胃,正常组、模型组给予生理盐水,按 1mL/100g 灌胃。所有大鼠在整个实验期间均按标准喂食,自由饮水,观察 12 周。

3. 标本留取

大鼠给药 12 周后处死,取腹主动脉血液用全自动生化仪进行肝、肾功能等检测,用血常规分析仪进行血常规检测。取肾脏组织用甲醛固定进行光镜检测。

4. 统计学处理

数据资料用 SPSS16.0 for Window 软件处理。计量资料以 $\bar{x} \pm s$ 表示,组间比较采用方差分析和 t 检验。以 $P < 0.05$ 为有统计学意义。

(三)结果

1. 各组治疗后对血常规的影响

与模型组比较,正常对照组、中药组、固肾方组白细胞明显降低($P < 0.01$

或 $P < 0.05$），各组血红蛋白明显降低（$P < 0.01$），各组血小板明显降低（$P < 0.01$ 或 $P < 0.05$），各组体质量明显升高（$P < 0.01$）；与正常对照组比较，西药对照组和模型组白细胞数增高，具有显著性差异（$P < 0.01$ 或 $P < 0.05$），模型组血红蛋白、血小板增高，体重降低，具有显著性差异（$P < 0.01$ 或 $P < 0.05$）。见表 2-3-7。

表 2-3-7 各组治疗后对血常规及体质量的影响（$\bar{x} \pm s$，$n=10$）

组别	白细胞（$\times 10^9$/L）	血红蛋白（ρ /g·L^{-1}）	血小板（$\times 10^9$/L）	体质量（m/g）
模型组	7.86 ± 2.08*	163.00 ± 8.04**	1055.30 ± 70.86*	0.31 ± 0.02**
正常对照组	6.9 ± 0.73#	140.60 ± 2.3##	911.60 ± 37.30#	0.49 ± 0.03##*
西药对照组	10.5 ± 3.82**	147.67 ± 8.14##*	938.67 ± 163.54**	0.46 ± 0.04##
中药对照组	6.67 ± 0.75#	144.00 ± 1.73##	843.00 ± 115.49#	0.44 ± 0.01##
固肾方组	5.83 ± 0.56#*	149.00 ± 1.001##*	618.67 ± 9.01###	0.45 ± 0.05##

注：与模型组比较 #$P < 0.05$，##$P < 0.01$；与正常对照组比较 *$P < 0.05$，**$P < 0.01$。

2. 各组治疗后对肝功能的影响

与模型组比较，各组谷草转氨酶（AST）、丙氨酸转氨酶（ALT）、总胆红素（TBil）、直接胆红素（DBil）均无显著性差异（$P > 0.05$）。见表 2-3-8。

表 2-3-8 各组治疗后对肝功能的影响（$\bar{x} \pm s$，$n=10$）

组别	AST（ρ/U·L^{-1}）	ALT（ρ/U·L^{-1}）	TBil（c/μmol·L^{-1}）	DBil（c/μmol·L^{-1}）
模型组	435.00 ± 82.02	173.33 ± 54.55	1.73 ± 1.27	2.06 ± 0.91
正常对照组	212.60 ± 51.81	63.40 ± 13.83	0.94 ± 0.32	1.04 ± 1.05
西药对照组	194.00 ± 51.29	51.67 ± 25.42	0.90 ± 0.69	0.83 ± 0.15
中药对照组	239.33 ± 41.42	55.00 ± 8.71	0.86 ± 0.75	1.67 ± 0.37
固肾方组	217.33 ± 47.81	115.60 ± 48.34	1.43 ± 0.50	2.50 ± 0.60

3. 各组治疗后对肾功能的影响

与模型组比较，其他各组血糖、尿素氮和血肌酐降低，具有显著性差异（$P < 0.01$），清蛋白明显升高，具有显著性差异（$P < 0.01$）。尿酸无明

显变化（$P > 0.05$）；与正常组比较，模型组、西药对照组、中药对照组血糖升高，具有显著性差异（$P < 0.01$ 或 $P < 0.05$）。尿素氮模型组升高，血肌酐模型组和中药对照组升高，清蛋白模型组、西药对照组、中药对照组降低，均有显著性差异（$P < 0.01$ 或 $P < 0.05$）。见表2-3-9。

表 2-3-9　各组治疗后对肾功能的影响（$\bar{x} \pm s$, $n=10$）

组别	血糖 （c/mmol·L^{-1}）	尿素氮 （c/mmol·L^{-1}）	血肌酐 （c/mmol·L^{-1}）	清蛋白 （ρ/g·L^{-1}）	尿酸 （c/mmol·L^{-1}）
模型组	51.03 ± 6.36**	18.19 ± 5.93**	70.46 ± 6.98**	19.43 ± 1.51**	145.50 ± 61.98
正常对照组	11.48 ± 1.92##	7.70 ± 1.10##	29.96 ± 6.98##	24.86 ± 0.38##	147.00 ± 76.07
西药对照组	19.65 ± 3.06##**	8.18 ± 0.96##	34.76 ± 5.00##	23.87 ± 0.80##*	111.00 ± 22.53
中药对照组	17.21 ± 3.39##*	8.59 ± 0.98##	36.73 ± 6.46##*	23.17 ± 0.49##*	114.33 ± 42.09
固肾方组	11.85 ± 3.93##	7.98 ± 0.61##	30.33 ± 3.66##	25.90 ± 1.81##	191.67 ± 67.82

注：与模型组比较 #$P < 0.05$, ##$P < 0.01$；与正常对照组比较 *$P < 0.05$, **$P < 0.01$。

4. 各组治疗后对血脂的影响

与模型组比较，正常组、中药对照组、固肾方组三酰甘油（TG）明显降低，有显著性差异（$P < 0.05$）。各组总胆固醇（CHDL）、高密度脂蛋白胆固醇（HDL-C）、低密度脂蛋白胆固醇（LDL-C）均无显著性差异（$P > 0.05$）。与正常组比较，模型组TG明显升高，有显著性差异（$P < 0.01$）。见表2-3-10。

表 2-3-10　各组治疗后对血脂的影响（$\bar{x} \pm s$, $n=10$）

组别	CHOL	TG	HDL-C	LDL-C
模型组	1.77 ± 0.57	2.03 ± 1.35	0.96 ± 0.44	0.54 ± 0.29
正常对照组	1.63 ± 0.31	0.79 ± 0.21#	0.86 ± 0.12	0.33 ± 0.10
西药对照组	1.65 ± 0.43	1.02 ± 0.35	0.85 ± 0.15	0.34 ± 0.08
中药对照组	1.45 ± 0.35	0.66 ± 0.11#	0.82 ± 0.14	0.32 ± 0.11
固肾方组	1.65 ± 0.45	0.78 ± 0.62#	0.79 ± 0.13	0.63 ± 0.53

注：与模型组比较 #$P < 0.05$。

5. 各组治疗后对电解质的影响

与模型组比较，各组血钾明显降低，有显著性差异（$P < 0.01$）；与正常组比较，模型组血钾明显升高，有显著性差异（$P < 0.01$）。见表 2-3-11。

表 2-3-11　各组治疗后对电解质的影响（$\bar{x} \pm s$）　　　单位：c/mmol·L^{-1}

组别	血钠	血氯	血钾	二氧化碳
模型组	145.42 ± 16.54	102.87 ± 12.75	13.94 ± 1.25**	21.83 ± 3.86
正常对照组	140.92 ± 3.67	101.44 ± 1.18	5.75 ± 0.28##	19.20 ± 2.48
西药对照组	139.40 ± 2.17	100.47 ± 1.20	7.37 ± 0.20##	18.33 ± 3.05
中药对照组	138.83 ± 1.40	100.90 ± 0.90	6.78 ± 1.94##	21.67 ± 1.57
固肾方组	148.03 ± 8.52	105.40 ± 4.25	7.00 ± 0.56##	19.67 ± 1.72

注：与模型组比较 ##$P < 0.01$；与正常对照组比较 **$P < 0.01$。

6. 各组治疗后对血钙磷的影响

与模型组比较，正常组血磷降低，有显著性差异（$P < 0.05$）。见表 2-3-12。

表 2-3-12　各组治疗后对血钙磷的影响（$\bar{x} \pm s$, $n=10$）

组别	血钙	血磷
模型组	2.55 ± 0.18	2.11 ± 0.82*
正常对照组	2.3 ± 0.01	1.78 ± 0.18#
西药对照组	2.4 ± 0.07	1.86 ± 0.35
中药对照组	2.3 ± 0.06	1.83 ± 0.34
固肾方组	2.4 ± 0.07	1.63 ± 0.13

注：与模型组比较 #$P < 0.05$；与正常对照组比较 *$P < 0.05$。

7. 各组治疗后对血管紧张素转换酶（ACE）、$β_2$ 微球蛋白（$β_2$MG）、超敏 C 反应蛋白（hsCRP）的影响

与模型组比较，正常组、西药对照组、固肾方组 ACE 明显降低，有显著性差异（$P < 0.01$ 或 $P < 0.05$），$β_2$MG 各组无显著性差异（$P > 0.05$）。西药组和固肾方组 hsCRP 降低，有显著性差异（$P < 0.01$ 或 $P < 0.05$）。与正常组比较，模型组 ACE 明显增高，有显著性差异。见表 2-3-13。

表 2-3-13　各组治疗后对 ACE、β_2MG、hsCRP 的影响（$\bar{x} \pm s$，$n=10$）

组别	ACE（ρ/U·L^{-1}）	β_2MG（ρ/mg·L^{-1}）	hsCRP（ρ/mg·L^{-1}）
模型组	167.67 ± 26.56*	0.09 ± 0.04	0.08 ± 0.05
正常对照组	130.81 ± 10.35#	0.09 ± 0.04	0.05 ± 0.03
西药对照组	124.01 ± 4.59#	0.09 ± 0.06	0.01 ± 0.001##
中药对照组	140.00 ± 35.38	0.08 ± 0.05	0.09 ± 0.03
固肾方组	112.33 ± 16.04##	0.10 ± 0.04	0.04 ± 0.02#

注：与模型组比较 #$P < 0.05$，##$P < 0.01$；与正常对照组比较 *$P < 0.05$。

8. 各组肾组织病理结果

12 周时光镜观察模型组病变较其他四组有明显不同，系膜细胞增生，有大量蛋白管型。中药固肾方组病理未见蛋白管型，系膜细胞增生明显减轻（见图 2-3-7）。

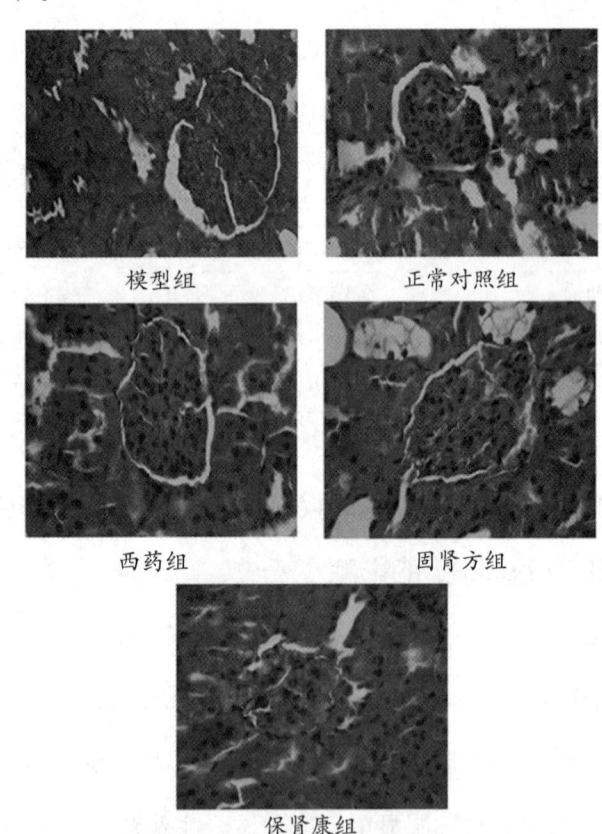

图 2-3-7　各组治疗后肾组织病理结果

（四）讨论

糖尿病肾病是糖尿病常见的微血管并发症，以蛋白尿和肾功能损伤为主要临床表现。关于血常规动物实验，以往文献只研究了正常SD大鼠的血常规正常值，而且报道结果相差很大。例如，有两篇报道SD糖尿病大鼠的血常规正常值，其中大鼠白细胞95%可信限范围分别为 $2.08 \sim 11.78 \times 10^9/L$ 和 $14.26 \sim 15.16 \times 10^9/L$，两者相差甚远。大鼠的血常规数值可能与饲养环境、饮食等很多因素相关。也有报道血常规可受标本放置时间的影响，SD大鼠静脉血在常温条件下放置，血常规最好在30min以后、24h以内进行测定。本实验静脉血在常温下放置1h以后测定血常规，与文献符合。本研究结果显示，中药固肾方组治疗后血红蛋白、白细胞和血小板均比模型组降低，表明模型组存在白细胞、血红蛋白、血小板增高的表现。糖尿病凝血异常易导致血栓形成：糖尿病患者血小板凝聚力增高，也会导致高凝状态，加剧内皮细胞损伤（粥样斑块形成）并促进血栓形成。血红蛋白增高能增加血液的黏滞度，进而促进糖尿病患者的血栓形成。牛膝等活血化瘀药物，对高凝状态有改善作用；生黄芪煎剂对血液流变学有改善作用。此外，由于糖尿病因吞噬细胞功能异常和细胞免疫功能缺陷而导致机体抵抗力降低，患者容易发生严重的细菌及真菌感染。因此，模型大鼠白细胞数值可能因感染而增高。本研究观察西药组白细胞数也高，说明西药没有抗感染作用，而中药黄芪、山药、桔梗、柴胡等可能通过增强免疫功能而发挥抗感染作用。关于糖尿病血常规的报道不多，有报道发现早期糖尿病肾病患者，肾功能正常而出现贫血。考虑可能是糖尿病患者饮食控制严格，蛋白质的摄入减少或由于清蛋白的丢失过多，或由于铁摄入不足，导致营养不良性贫血。而大鼠并未控制饮食，因此不但无贫血，还表现为血红蛋白增高。此外，模型大鼠12周血糖均高于 16.7mmol/L（未治疗），而临床糖尿病患者这种情况少见，因此实验检测结果可能与临床不同。本实验得到的结果可为糖尿病大鼠模型的研究提供参考。

本实验结果显示各组肝功能无异常变化，肾功能检测中固肾方组血糖、尿素氮和血肌酐降低，清蛋白升高，表明固肾方可降低血糖并对肾有保护作用。固肾方组血钾明显降低，肾功能损伤时血钾升高，固肾方通过保护肾功能而纠正血钾。固肾方组三酰甘油降低，表明该方有降血脂作用。该方对钙磷代谢无明显作用。药理研究显示：方中生黄芪具有保肝、改善肾功能等作用，山药、桔梗具有降血糖作用，牛膝促进蛋白合成，桔梗、柴胡具有降血脂作用。

固肾方组血管紧张素转换酶（angiotensin converting enzyme，ACE）明显降低。ACE 主要分布于肾内皮细胞上。Mizuiri 等人发现，糖尿病患者肾小管间质及肾小球 ACE 的表达上调，与平均血压、血糖、血肌酐、尿清蛋白、糖化血红蛋白水平呈正相关，而与肾小球滤过率呈负相关。推测 ACE 的改变导致血管紧张素Ⅱ（angiotensinⅡ，AngⅡ）的积聚，是导致肾损害的原因之一。ACE 主要功能有：①催化血管紧张素Ⅰ转化为血管紧张素Ⅱ。②使缓激肽失活。ACE 因这两种功能而成为治疗高血压、心力衰竭、2 型糖尿病和糖尿病肾病等疾病的理想靶点。盐酸贝那普利是血管紧张素转换酶抑制剂（angiotensin coverting enzyme inhibitor，ACEI），ACEI 抑制血管紧张素Ⅰ转换为血管紧张素Ⅱ，不灭活缓激肽，产生降压效应，从而治疗高血压、心力衰竭、2 型糖尿病和糖尿病肾病等。本实验结果显示固肾方与盐酸贝那普利有相似疗效。固肾方组超敏 C 反应蛋白（hsCRP）降低，hsCRP 对于冠心病患者再发心血管事件具有预测价值，同时也是炎症反应的标志。以此推测固肾方可以减轻炎症反应，并可能具有心脏保护作用。固肾方中生黄芪、柴胡和牛膝均有抗炎作用，而生黄芪还有扩张血管、抗心肌缺血等作用。

从肾组织病理结果看，固肾方能减轻糖尿病肾病模型大鼠的病理反应，未见蛋白管型。蛋白尿的产生，中医认为是精微物质外泄，其发病机制以肾虚为本，与五脏相关。脾不摄精，或脾不升清，可致精气下泄而出现蛋白尿；肝失疏泄，木逆侮土，脾不升清，精微下泄；肺气膹郁，宣降不利，脾气散精不得归于肺而布散全身，形成蛋白尿。肾络瘀阻，精气不能流畅，壅而外溢，精微下泄。因此，补肾、健脾、疏肝、宣肺等均是治疗蛋白尿的原则，可用于治疗以蛋白尿为主的糖尿病肾病。固肾方以黄芪、山药益气健脾为主，佐以疏肝的柴胡、清肺的桔梗，牛膝补肝肾、活血祛瘀为使，从肺脾肾上中下三焦通调水道、气血，从肝调畅气机，使水不滞留，气血通畅，达到治疗的目的。

综上可见，固肾方能降低血糖、血脂，降低升高的血红蛋白、白细胞和血小板，增加体质量，降低血管紧张素转换酶活性，并能减轻炎症反应，保护肾功能，减轻肾脏病理改变。说明固肾方对糖尿病肾病大鼠有明显的治疗作用。

作者：任文英、王新高、韩雪 摘自《山东中医药大学学报》2014年第3期

◎狼疮性肾炎血液透析患者突发腹痛、认知障碍1例并文献复习

系统性红斑狼疮（systemic lupus erythematosus，SLE）发展至肾功能衰竭需要血液透析治疗，在透析过程中患者可出现透析相关并发症，腹痛为主要表现的狼疮活动较罕见，极易误诊。回顾性分析2008年4月医院收治的1例SLE血液透析患者并发腹痛、认知障碍的临床资料，报告如下。

（一）临床资料

患者，女，46岁，因SLE22年，狼疮性肾炎致肾衰竭15年，维持性血液透析8年余，腹胀腹痛1个月，加重5d，认知障碍1d，于2008年5月14日入院。1986年患者双手指尖出现出血点，全身出现片状紫色皮疹，伴发热，血常规示贫血及血小板减少，尿常规示尿蛋白阳性，给予相应治疗无缓解。此后在北京友谊医院就诊，查抗核抗体（antinuclear antibody，ANA）、抗dsDNA抗体、抗Sm抗体、抗组蛋白抗体均阳性，皮肤活检病理示符合红斑狼疮皮肤病变，诊断SLE。给予泼尼松+环磷酰胺治疗，病情明显改善。随后泼尼松逐渐减量，1988年停药，之后未复诊及治疗。1993年患者因尿少再次住院，诊断急性肾功能衰竭，给予泼尼松、环磷酰胺及血液透析治疗1个月后，病情好转，停止透析及环磷酰胺，继续口服泼尼松治疗，1993年底停用泼尼松。此后间断服用中药，病情时轻时重。2000年肾功能衰竭加重，予维持性血液透析，并口服泼尼松。2008年4月7日，患者无明显诱因突然出现腹痛，以左上腹疼痛明显，伴有腹胀，无呕吐。当日到北京友谊医院就诊，查体：左上腹压痛，无反跳痛，无肌紧张，叩诊呈鼓音，肠鸣音无亢进。腹平片示腹部较多肠气，下腹可见小肠气影，2个气液平。血淀粉酶192IU/L。血常规：白细胞3.87×10^9/L，血红蛋白90g/L，血小板58×10^9/L。初步诊断：腹痛待查（肠梗阻？胰腺炎？）给予抗感染、解痉、肛管排气、胃肠减压等治疗，腹痛减轻。4月8日、9日、11日复查血淀粉酶分别为142U/L、126U/L、150U/L。患者因腹痛减轻出院，出院后腹痛时轻时重。5月9日，透析过程中患者腹痛加重，全腹胀痛。查体：腹部压痛（+），反跳痛（+），无肌紧张，肠鸣音减弱。透析后急查血常规：白细胞2.39×10^9/L，血红蛋白65g/L，血小板39×10^9/L。给予盐酸哌替啶（杜冷丁）肌肉注射止痛，腹痛仍反复发作。5月14日患者腹痛明显，伴神志模糊、认知障碍、喘憋，收入院。

（二）体格检查

体温37.7℃，脉搏100次/min，呼吸20次/min，血压105/55mmHg。神志模糊，认知障碍，精神差。高枕卧位，贫血貌，颜面及眼睑轻度水肿，结膜苍白，口腔黏膜无溃疡。颈软，无抵抗，颈静脉无怒张。两肺底可闻及少量湿啰音。心界略向左侧扩大，心律齐，心率100次/min，各瓣膜听诊区未闻及杂音。腹部软，全腹压痛、反跳痛明显，无肌紧张，肝脾触诊不满意，叩诊腹部呈鼓音，肠鸣音减弱。双肾区无叩痛。双下肢无水肿。生理反射存在，病理反射未引出。

（三）实验室及其他检查

血常规：白细胞$2.04×10^9$/L，中性粒细胞82.1%，淋巴细胞10.5%，血红蛋白48g/L，血小板$23×10^9$/L。血沉＞140mm/h。血生化：肌酐314μmol/L，尿素氮5.53mmol/L，白蛋白19g/L，血钠151.4mmol/L，血钾3.9mmol/L，血氯104mmol/L，渗透压301mosm/L，血钙2.17mmol/L，血糖、总胆红素、直接胆红素、间接胆红素均正常，丙氨酸氨基转移酶8U/L，淀粉酶62U/L。铁蛋白＞1500μg/L。乙肝病毒学检查及梅毒血清学检查均阴性。血气分析：pH7.507，$PCO_2$38.2mmHg，$PO_2$64.6mmHg，HCO_3^-29.6mmol/L，BE6.5mmol/L。免疫学检查：IgG1380mg/L，IgA170mg/L，IgM70.5mg/L，补体C30.50g/L，补体C40.08g/L。抗核抗体1：640，胞浆，均质。抗dsDNA抗体1：160（间接免疫荧光法），1：80（金标法）。抗链球菌溶血素＜25IU/mL，类风湿因子＜20kU/L，C反应蛋白65.6mg/L。抗中性粒细胞胞浆抗体：胞浆

型（C-ANCA）阴性，核周型（P-ANCA）阳性。

胸片示双肺下叶炎症可能性大。心电图示窦性心律，T波低平倒置。腹部B超：①右肾7.7cm×3.2cm，左肾7.8cm×2.8cm，双肾萎缩，双肾囊肿。②脾大伴钙化灶。③肝回声弥漫不均匀，门脉正常上限。④腹水。⑤胆囊壁小结石，胆壁增厚。⑥双侧胸腔积液。腹部及盆腔螺旋CT：①脾大。②双肾较小，多发低密度灶，囊肿可能性大。③盆腔积液。④左下肺实变病灶，炎症可能性大。⑤左侧少量胸腔积液。

（四）初步诊断

系统性红斑狼疮（活动期），狼疮性肾炎；慢性肾功能不全（5期），维持性血液透析治疗中。

（五）治疗过程

入院后给予甲泼尼龙每天40mg静脉滴注，输注红细胞，抗生素预防感染，扩血管、利尿、平喘等治疗。6d后患者神志转清，腹痛、喘憋缓解。复查血常规，血红蛋白升至72g/L，血小板下降至10×10^9/L；血清C3、C4明显下降。遂改为用甲泼尼龙500mg静脉冲击治疗，3d后减为甲泼尼龙每天40mg。此后，患者症状消失，血常规及免疫指标好转。

（六）讨论

通常情况下，维持性血液透析患者出现腹痛，首先考虑透析相关并发症，血透患者可并发肠梗阻和胰腺炎。肠梗阻多由于慢性便秘、使用铝制剂引起。高龄、电解质紊乱和自主神经病变也可致梗阻。本例患者为中年女性，既往无慢性便秘病史，无铝制剂应用史，但患者腹痛症状及影像检查结果提示肠梗阻可能，是本例延误诊断的原因之一。文献报道，10年透析患者胰腺炎的发生率为2.3%，而对照组为0.5%。淀粉酶通过肾脏排泄，透析患者由于肾功能减退或丧失，可出现持续性淀粉酶升高，但一般不超过正常高限值的2~3倍。故通常透析患者只有在淀粉酶、脂肪酶水平超过正常值2~3倍，并有典型临床症状时才能诊断胰腺炎。本例腹痛以左上腹明显，伴有腹胀，但血淀粉酶轻度增高，且多次复查无明显变化，因此血透并发胰腺炎的诊断不成立。

复习病史，本例患者的临床过程最终考虑到原发病——SLE活动。SLE活动期可同时出现肠梗阻和胰腺炎。SLE引起的肠梗阻通常为假性肠梗阻，即有肠梗阻症状和体征，但无机械性梗阻证据，极易误诊，甚至有的患者因此进行了不必要的外科手术。发病始动因素是缺乏肠道动力，根本致病原因在于肠道平滑肌、支配肌肉的内脏神经和营养神经肌肉的血管产生了免疫炎症性损伤。主要表现为恶心、呕吐、腹胀、腹痛、腹泻、便秘、体重下降和肠鸣音减弱或消失。盆腔增强CT示肠道结构排列紊乱、肠壁增厚、盆腔积液。X线片可见气液平。治疗多采用甲泼尼龙冲击，随后应用常规剂量的糖皮质激素。90%患者对激素治疗反应良好；若治疗效果差，则采用甲泼尼龙冲击加用免疫抑制剂治疗，如环磷酰胺。维持治疗方案包括小剂量激素、环磷酰胺、硫唑嘌呤、羟氯喹、环孢素A和吗替麦考酚酯。经过治疗，病情稳定者占46%，反复发作者占18%，15个月内的死亡率达18%，但与肠梗阻直接相关的病死率仅为4%。本例患者在确诊SLE活动、应用甲泼尼龙治疗后，病情获得明显控制。

本例患者的血淀粉酶增高考虑为狼疮活动引起的假性胰腺炎，系胰腺的小血管炎所致。SLE是一种以免疫复合物沉积于全身各系统的小动脉、毛细血管和小静脉壁内，经过免疫介导的非特异性炎症反应，产生坏死性血管炎为其特征的疾病。这种坏死性血管炎在病变活动期以纤维素样坏死为主要特点，常累及血管内膜下层。腹痛是 SLE 最常见和最严重的消化道并发症。血白细胞数及补体 C3 含量明显降低也支持活动性小血管炎的存在。本例经甲泼尼龙冲击治疗后腹痛消失，血淀粉酶下降至正常，表明患者胰腺炎是由胰腺的小血管炎所致。

总之，SLE 的消化道表现多种多样，如腹痛（10%~20%），胰腺炎（罕见），肠系膜血管炎（罕见），无菌性腹膜炎（罕见），肝肿大（25%），脾肿大（10%）。此外，SLE 还可并发缺血性肠病、肠出血、肠麻痹、肠穿孔等，其致病机制均与狼疮活动性胃肠血管炎有关。认识 SLE 活动期的胃肠道表现，可提高诊断正确率，有助于及时治疗，避免误诊误治。

作者：任文英、张东亮、刘文虎 摘自《北京医学》2011 年第 7 期

◎慢性移植物抗宿主病狼疮小鼠模型肾组织细胞凋亡及 Th1/Th2 细胞因子的研究

慢性移植物抗宿主病（chronic graft versus host disease，cGVHD）狼疮样小鼠模型病变类似于人类狼疮肾炎（lupus nephritis，LN），其发病特点是淋巴样增生，产生与系统性红斑狼疮（SLE）患者相似的自身抗体及严重的免疫复合物介导的肾脏疾病。近来已有大量研究报道 LN 与细胞凋亡关系密切，并且凋亡调控基因 Fas/FasL 也参与了发病。辅助 T 细胞（Th）亚群功能失衡在 SLE 的发病过程中具有重要作用。Th 亚群按其分泌的细胞因子不同分为 Th1 和 Th2。调整 Th1/Th2 细胞因子平衡在自身免疫病的治疗中有很大的临床应用潜力。本实验选用 cGVHD 狼疮样小鼠模型，观察肾组织细胞凋亡及 Th1/Th2 细胞因子在 LN 发病中的作用。

（一）材料

1. 实验动物

6~8 周龄雌性 DBA/2 小鼠和雄性 $C_{57}BL/6J$ 小鼠，体重为 $15.1±2.3g$，购自中国医学科学院动物实验中心。合格证号为：Sc70k11-00-0006。6~8 周龄雌性（$DBA/2×C_{57}BL/6J$）F1（即 B6D2F1）杂交鼠 20 只，体重为 $16±3g$，由解放军总医院实验动物中心繁殖。

2. 试剂

（1）ZK-8005 原位细胞凋亡检测原位末端标记法（TUNEL）试剂盒购自北京中山生物技术有限公司。sc-834 兔抗 FAS-L（N-20）抗体和 sc-716 兔抗 FAS（M-20）抗体购自美国 Santa Cruz 公司。

（2）Super Script^{TM}RNase H- 反转录试剂盒和 Trizol 试剂购自美国 Gibcobrl 公司，随机引物由赛百盛公司合成。

（3）Western blot 试剂：辣根过氧化物酶（HRP）标记的羊抗兔 IgG、ECL 显色系统购自中山公司，PMSF, aprotinin, leupeptin, Micro BCA Protein 试剂盒购自 Sigma 公司。

（4）白细胞介素 -2（IL-2）、白细胞介素 -6（IL-6）肿瘤坏死因子 -α（TNF-α）放射免疫分析测定盒由解放军总医院科技开发中心放射免疫研究所提供。大鼠抗小鼠干扰素 -γ（IFN-γ）和 IL-4 单克隆抗体购自美国 Pharmogen 公司。

（二）方法

1. 动物模型制备及实验分组

20 只 B6D2F1 代杂交鼠，随机分成两组，正常对照组 10 只，模型组 10 只。

诱导方法参考文献并略作改良。无菌分离 DBA/2 小鼠脾脏、胸腺、淋巴结，其比例为 3 : 2 : 1，在生理盐水中研磨，过孔径 150μm 和 70μm 尼龙筛，在显微镜下观察细胞存活状况，细胞存活数高于 95%，并计算细胞数量。模型组每只鼠每次取 50×10^6 个淋巴液活细胞，约 0.3mL，于尾静脉注射到（DBA/2×C_{57}BL/6J）F1 杂交鼠体内，注射时间分别为 0d、3d、7d、10d。对照组给予等体积生理盐水。

2. 标本留取

12 周处死小鼠，取出双侧肾脏，一部分肾组织离体后立即置于液氮中，然后保存于 –70℃冰箱中，用于提取蛋白和 RNA；另一部分肾组织置于 10% 甲醛中固定，用于制备石蜡切片。

3. TUNEL 法检测肾组织细胞凋亡

严格按说明书操作，计算平均每个肾小球及肾小管横切面阳性染色核数目，作为其肾小球 TUNEL 阳性积分。

4. 免疫组织化学检测肾组织 Fas 及 FasL 蛋白的表达

采用间接免疫酶组织化学法 [过氧化物酶标记的链霉卵白素法（SP）]。按说明书操作，每次染色均设以磷酸盐缓冲液（PBS）代替一抗作空白对照。

5. Western blot 检测小鼠肾组织 Fas、FasL

取肾组织加裂解液、aprotinin、leupeptin，进行组织匀浆，再加入 PMSF 后离心，取总蛋白质。Micro BCA Protein Kit 测蛋白浓度，变性后经十二烷基硫酸钠–多丙烯酰胺凝胶电泳（SDS-PAGE），采用电转印方法将凝胶上的蛋白转移至硝酸纤维素膜，然后用牛奶封闭，TBST 洗，加 1 : 100 抗 Fas、FasL 和 actin 抗体室温反应，加 1 : 1000HRP 标记的二抗室温作用后用 ECL 显色。

6. 反转录-聚合酶链反应（RT-PCR）检测肾组织 Fas、FasL mRNA 水平

利用 Trizol 一步提取法提取肾组织 RNA。利用 Super Scrip^{TM} Rnase H-反转录试剂盒，用随机引物法合成 cDNA 第一链。Fas 引物序列，Upper：5'-ATGATATTAGATAAAATGAT-3'。Lower：5'-ATGATGATAGATAGAT-3'。FasL 引物序列，Upper：5'-AGGGCCGGACCAAAGGAGAC-3'。Lower：5'-GAGGGTGTACTGGGGTTGGCTATT-3'。三磷酸甘油脱氢酶（GAPDH）引物序列，Upper：5'-A-ACGACCCCTTCATTGAC-3'。Lower：5'-TCCACGACATACTCAGCAC-3。扩增片段分别为：544、294、191bp。反应体系 30μL，主要成分：cDNA、引物（primer）、H20、dNTP、Mg^{2+}、10×buffer 和 Tag 酶。反应条件为：94℃预变性 5min，94℃变性 45s。退火温度：Fas52℃，FasL62℃。循环次数：Fas35 次，FasL30 次，72℃延伸 45s。最后于 72℃延伸 7min。以 GAPDH 作为外参照，反应条件除退火温度 68℃、循环次数 30 次外，其余条件同 Fas、FasL。聚合酶链反应（polymerase chain reaction，PCR）产物于 1% 琼脂糖凝胶电泳后用凝胶分析系统拍照，并进行半定量分析。

7. 采用放射免疫法测定血清细胞因子

IL-2、IL-6 采用平衡法，TNF-α 采用非平衡法。

8. 免疫组织化学方法检测肾组织 IFN-γ 和 IL-4

具体操作按说明书。观察切片上所有的肾间质区域，计算其中所浸润的 Th1/Th2 细胞的百分比，然后取所有小鼠所得出的结果计算平均百分比。

9. RT-PCR 检测肾组织 IFN-γ mRNA 和 IL-4 mRNA。

检测方法同上。

引物序列为 IFN-γ，Upper：5'-ATAGCTGTTTCTGGCTGTTACTG-3'.

Lower：5'-GCTGATGGCCTGATTGTCTTTC-3'。产物长度为222bp。IL-4，Upper：5'-AACACCACAGAGAGTAGCTC-GTCT-3'。Lower：5'-TGGACTCATTCATGGTGCAG-CTTAT-3'。产物长度为178bp。

10. 统计学处理

所有计量数据均以（$\bar{x} \pm s$）表示，组间比较采用方差分析，用SPSS 11.0统计软件进行统计分析。

（三）结果

1. TUNEL染色检测小鼠肾组织细胞凋亡

正常对照组肾小球、肾间质均无TUNEL染色阳性细胞，模型组肾小球、肾间质TUNEL阳性积分分别为0.13 ± 0.05，0.22 ± 0.16。模型组较正常对照组凋亡细胞明显增多，两组差异有显著性（$P < 0.05$），凋亡细胞主要为肾小管上皮细胞、浸润的炎细胞，以及少量系膜细胞。

2. 免疫组织化学检测模型小鼠肾组织Fas表达

正常对照组仅有极少量Fas表达；模型组肾小管表达较多而肾小球表达较少。表达部位在近端肾小管上皮细胞，肾小球系膜细胞，肾小球和肾小血管周围的炎细胞（见表2-3-14）。

表2-3-14 模型小鼠肾组织Fas/FasL表达
（阳性面积/一个视野的总面积）的影响（$\bar{x} \pm s$）

组别	只数	Fas		FasL	
（只）		肾小球	肾间质	肾小球	肾间质
对照组	10	0.6 ± 0.4	0.55 ± 0.09	0.6 ± 0.4	8 ± 6
模型组	10	$7.3 \pm 2.0^*$	$10.52 \pm 1.05^*$	0.7 ± 0.5	7 ± 6

注：与正常对照组比较 $^*P < 0.05$。

3.免疫组织化学检测肾组织 FasL 表达

正常对照组表达部位在近端肾小管上皮细胞，模型组表达部位在肾小球系膜细胞及肾小管上皮细胞。与正常对照组比较，模型组肾小球 FasL 表达较多，而肾小管表达相对较少，但与正常对照组比较差异无显著性（见表2-3-14）。

4.Western blot 检测模型小鼠肾组织 Fas、FasL 蛋白

Fas：正常对照组几乎无 Fas 表达，模型组较对照组明显升高（$P < 0.05$）。FasL：正常对照组表达量较低，模型组与对照组比较差异无显著性（$P > 0.05$）。见图2-3-8。

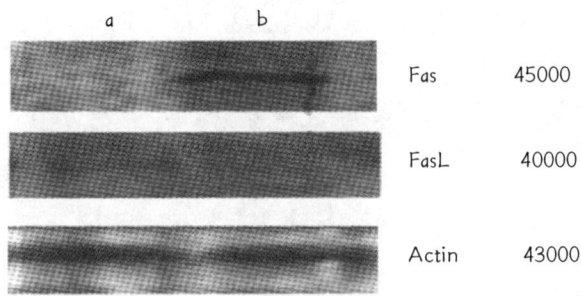

图2-3-8 模型小鼠肾组织 Fas、FasL 蛋白

注：a 为正常对照组；b 为模型组。

5.RT-PCR 检测模型小鼠肾组织 Fas mRNA

与正常对照组比较，模型组 Fas mRNA 的转录水平均增高（$P < 0.05$）（图2-3-9）。

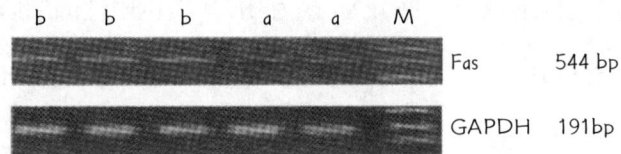

图2-3-9 模型小鼠肾组织 Fas mRNA

注：a 为正常对照组；b 为模型组；M 为 marker。

6. RT-PCR 检测模型小鼠肾组织 FasL mRNA

模型组与对照组比较，FasL mRNA 的转录水平差异无显著性（$P > 0.05$）（图 2-3-10）。

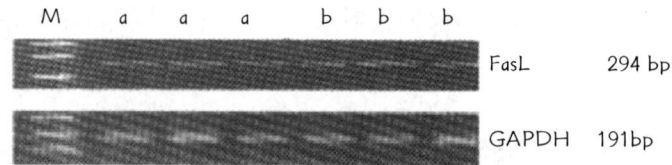

图 2-3-10　模型小鼠肾组织 FasL mRNA

注：a 为正常对照组；b 为模型组；M 为 marker。

7. 放射免疫法检测模型小鼠血清 IL-2、IL-6 和 TNF-α 含量

与对照组比较，模型组血清 IL-2 含量明显降低，TNF-α、IL-6 含量明显升高（$P < 0.05$ 或 $P < 0.01$），见表 2-3-15。

表 2-3-15　模型小鼠血清 IL-2、IL-6 和 TNF-α 含量的影响（$\bar{x} \pm s$）

组别	只数（只）	IL-2 ng/mL	IL-6 pg/mL	TNF-α ng/mL
对照组	10	3.6 ± 0.3	70 ± 15	0.362 ± 0.013
模型组	10	$3.1 \pm 0.4^*$	$117 \pm 21^{**}$	$2.581 \pm 0.121^{**}$

注：与对照组比较 $^*P < 0.01$，$^{**}P < 0.05$。

8. 免疫组织化学检测肾组织 IFN-γ 和 IL-4 表达

在正常对照组小鼠肾组织中，未见炎性细胞浸润，几乎检测不到 IFN-γ 和 IL-4 阳性染色的细胞；在 12 周模型小鼠肾组织切片中，于血管周围区域浸润的炎性细胞中可见 IFN-γ 和 IL-4 染色阳性的细胞，图像分析 IFN-γ 阳性细胞和 IL-4 阳性细胞的含量，结果显示模型组较对照组明显升高，且 IFN-γ/IL-4 比值明显低于对照组，提示 Th2 细胞表达占优势（见表 2-3-16）。

表 2-3-16　模型小鼠肾组织 IFN-γ 和 IL-4 表达的影响（$\bar{x}\pm s$）

组别	只数（只）	IFN-γ	IL-4	IFN-γ/IL-4
对照组	10	1.3 ± 0.7	1.9 ± 0.5	0.68 ± 0.05
模型组	10	21.2 ± 7.2**	44.1 ± 9.8**	0.48 ± 0.07*

注：与对照组比较 *$P < 0.01$，**$P < 0.05$。

9. RT-PCR 法检测模型小鼠肾组织 IFN-γ mRNA 和 IL-4 mRNA

模型组 IFN-γ mRNA 转录水平较正常对照组差异无显著性（$P > 0.05$）；模型组 IL-4mRNA 较正常对照组增加，差异有显著性（$P < 0.05$）（图 2-3-11）。

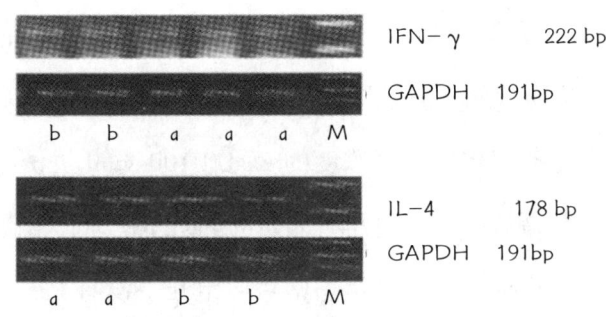

图 2-3-11　模型小鼠肾组织 IFN-γ mRNA 和 IL-4 mRNA
a 为正常对照组；b 为模型组；M 为 marker。

（四）讨论

研究证实肾小球系膜细胞增生及炎细胞浸润均参与了 LN 的发生发展。炎细胞刺激系膜细胞增生，系膜细胞持续增生，细胞外基质增多、积聚，最终导致肾小球硬化。故在疾病发展过程中，若通过凋亡的方式使肾组织中增生的系膜细胞及侵入的炎细胞及时清除，则肾组织的结构和功能得以恢复，反之，肾小球及肾小管间质结构严重破坏。

本实验结果显示 cGVHD 狼疮小鼠模型与细胞凋亡关系密切。在 cGVHD 模型组肾组织细胞凋亡较正常对照组明显增高，且凋亡细胞主要在肾小管上皮细胞及浸润的炎细胞。文献报道在 LN 患者肾小球系膜区、肾间质及肾组织浸润细胞，均可见散在的凋亡小体，本实验结果与其报道一致，表明肾组织细胞凋亡异常参与了 cGVHD 狼疮小鼠的发病。

Fas 属 TNF 和神经生长因子（NGF）受体家族。在正常情况下，人表皮基底细胞、皮脂腺、肾脏的近曲小管和集合管、肾上腺皮质、小肠和结肠的上皮细胞、肝脏及肺均可表达 Fas 受体。FasL 属 TNF 家族成员，主要表达于某些活化淋巴细胞表面，尤其在激活的 T 细胞表面表达明显增多。FasL 与靶细胞的 Fas 结合，能启动靶细胞凋亡的信号转导，使之进入凋亡过程。

实验结果发现正常对照组肾脏仅有极少量的 Fas 抗原表达，免疫组织化学显示 FasL 主要表达部位在近端肾小管上皮。FasL 诱导的凋亡不是所有 FasL 表达细胞均能杀死 FasL 敏感细胞，而是 FasL 必须与 Fas 结合才能诱导凋亡，并与浓度密切相关。高浓度的 FasL（100ng/mL）诱导凋亡，低浓度的 FasL 不能诱导凋亡。正常肾小管表达的 FasL 浓度低，故不能诱导细胞凋亡。另外，我们的研究结果显示正常对照组几乎没有 Fas 表达，FasL 不能与 Fas 结合，故不能诱导正常肾组织细胞凋亡。RT-PCR 结果显示，正常对照组 Fas 与 FasL mRNA 转录水平较低，与文献报道一致。

本实验结果显示模型组 Fas 抗原表达部位在近端肾小管上皮细胞、肾小球系膜细胞、肾小球和肾小管及肾小血管周围的炎细胞。肾小球的 Fas 表达较少，而肾间质的 Fas 表达较多，且 Western blot 结果显示 cGVHD 小鼠 Fas 抗原表达较正常对照组高，模型组 Fas mRNA 水平较正常对照组表达也增高。研究表明肾缺血再灌注后 Fas、FasL 在肾小管上皮细胞表达明显增加，在肾间质纤维化模型，肾间质 Fas 表达阳性率递增，肾间质凋亡细胞亦逐渐增加，与本实验模型组肾间质的 Fas 表达较多相一致。FasL 检测结果显示，cGVHD 模型小鼠的 FasL 表达部位在肾小球系膜细胞，肾小球系膜区及肾小管上皮细胞。但在蛋白水平上，FasL 表达量较对照组低，与文献报道狼疮小鼠 FasL 表达增高不一致。文献报道，cGVHD 模型小鼠与 LN 病人和其他狼疮小鼠不同，其 mRNA 水平表达规律不一致，其 FasL mRNA 水平表达与正常对照组差异无显著性，但未见蛋白水平的报道。我们检测 FasL 蛋白表达低，可能与其 mRNA 表达较 LN 病人和其他狼疮小鼠低有关。

模型组肾脏的 FasL 表达，肾小球系膜细胞表达较多，而肾小管上皮细胞表达较少；Fas 阳性的细胞则相反，在肾小球表达较少，在肾小管上皮表达较多，FasL 与 Fas 结合后，仅诱导少量细胞出现凋亡。

LN Th1、Th2 占优势尚无定论。Takahashi 等人认为 SLE 免疫紊乱与细胞因子有关：疾病早期，是 Th1 细胞因子发挥作用，一旦 T 细胞被自身抗原激活，就产生自身抗体并累及终末器官，同时，IFN-γ 诱导单核细胞活化，产生前炎症因子 IL-1、TNF-α，而且单核细胞也分泌 IL-6、IL-10，促进 B 细胞分化，产生大量自身抗体，病情进一步发展。也许不同刺激物作用于不同的抗原呈递细胞，可使不同的细胞因子释放，而影响 Th 细胞亚群平衡。例如，单核巨噬细胞持续释放 IL-12 可能导致 Th0 细胞向 Th1 分化，抑制向 Th2 分化；而单核巨噬细胞持续释放 IL-10 可能导致 Th0 细胞向 Th2 分化。由此，这提示我们更多地关注单核细胞来源的细胞因子，将有助于阐释细胞因子在 SLE 或 LN 发病机制中的诱导性与效应性角色。

关于 cGVHD 狼疮小鼠细胞因子的研究有大量报道，目前已在蛋白水平上证明 Th2 细胞因子占优势。有人研究 $C_{57}BL/6$ 诱导 Th2 型反应，DBA/2 诱导 Th1 型反应，这与 $C_{57}BL/6$ 诱导急性移植物抗宿主病，而 DBA/2 诱导慢性移植物抗宿主病有关。因为 Th2 型反应，引起 IL-4 分泌过多，导致 IgE 产生失控，出现 I 型超敏反应。Th1 型反应，引起 IFN-γ 分泌过多，可抑制淋

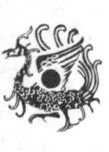

巴细胞，尤其 Th2 细胞，抑制其 IgE 的转换和 FcsR 表达，从而抑制 I 型超敏反应的发生。

本实验应用放射免疫法检测了外周血 IL-2、IL-6 和 TNF-α 的含量。IL-2 主要由 CD4+ 及少量 CD8+T 细胞产生，参与免疫应答和免疫调节。IL-6 主要由单核巨噬细胞、血管内皮细胞等产生，参与 T 细胞活化，促进 B 细胞增生、分化和成熟，诱导抗体产生 IL-6 是前炎症因子。IL-6 和 TNF-α 可增加 IL-6 mRNA 的表达。本实验结果显示细胞因子 IL-6，TNF-α 均增高与 Robak 等人在 SLE 患者血清 IL-6、IFN-γ、TNF-α 上升的报道一致。在 LN 患者中，外周血 IL-2 降低，IL-6、TNF-α 升高，与本实验结果一致。表明在 cGVHD 狼疮小鼠 T 细胞分泌的细胞因子及炎症因子参与了发病。

IL-4 主要由 Th2 分泌，IFN-γ 主要由 Thl 分泌。实验结果显示，在对照组小鼠肾组织中，几乎检测不到 IFN-γ 和 IL-4 阳性染色的细胞，我们的结果与 Hirokazu 等人报道 IL-4 阳性细胞在正常对照肾组织没有表达一致。在 12 周模型小鼠肾组织切片中，于血管周围区域和肾小管周围浸润的炎性细胞和肾小球毛细血管袢中可见 IFN-γ 和 IL-4 阳性染色的细胞，模型组比正常对照组阳性细胞明显升高，且 IFN-γ 与 IL-4 比值明显降低，提示 Th2 细胞表达占优势。

关于 Thl/Th2 基因水平的研究，大部分文献报道 cGVHD 狼疮小鼠以 Th2 占优势为主 ORT-PCR 研究结果显示：模型组 IFN-γ 较正常对照组差异无显著性；模型组 IL-4 较正常对照组是升高的，差异有显著性；也是 Th2 细胞因子占优势的表现。检测结果 IFN-γ 较正常对照组差异无显著性，与文献一致。

由此可见，细胞凋亡及 Thl/Th2 分泌的细胞因子的异常参与了 cGVHD

狼疮小鼠的发病。

作者：任文英、陈香美、王新高、邱全瑛、陈扬荣、师锁柱、王兆霞、尹忠 摘自《中华风湿病杂志》2004年第11期

◎慢性移植物抗宿主病狼疮样小鼠模型的诱导

系统性红斑狼疮（SLE）是严重危害人类健康的自身免疫性疾病。其发病机制尚不明确，为深入探讨其发病机理及防治方法，选择合适的动物模型至关重要。既往常用的自发狼疮小鼠模型，如 NZBNZW、MRL、BXSB 等，这些小鼠可自发发展为 SLE，但存在耗时长（20周）、不易受实验条件控制等缺点。而慢性移植物抗宿主病（cGVHD）狼疮样小鼠模型是国际公认的狼疮小鼠模型，可通过实验诱导，实验条件易控制；并且发病早，诱导后12周就可出现典型的肾脏病理改变，其病变类似人类狼疮性肾炎的典型表现，特别适合狼疮性肾炎的研究。实验室参照 Bergjk 报道的方法成功诱导了此模型，现将结果报道如下。

（一）材料

1. 实验动物

6~8 周龄雌性 DBA/2 小鼠 60 只和雄性 $C_{57}BL/6J$ 小鼠 20 只，体重 15±2g，购自中国医学科学院动物实验中心。合格证号为：Sc70k11-00-0006。6~8 周龄雌性（DBA/2×$C_{57}BL/6J$）F1（即 B6D2F1）杂交鼠 92 只，体重 16±3g，由解放军总医院实验动物中心繁殖，其中雄性、雌性小鼠各 46 只。

2. 试剂

自身抗体 dsDNA 试剂盒由德国欧蒙医学实验诊断有限公司提供。兔抗小鼠 FITC-IgG，FITC-IgM 和 FITC-C3 购自美国 Sigma 公司。

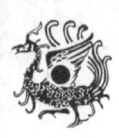

（二）方法

1. cGVHD 狼疮样小鼠诱导方法

92 只 F1 代杂交鼠，随机分成 2 组，正常对照组 36 只，模型组 48 只，雌雄各半。诱导方法参考文献并略作改良，无菌分离 DBA/2 小鼠脾脏、胸腺、淋巴结，其比例为 3∶2∶1，在生理盐水中研磨，过 150μm 和 70μm 尼龙筛，在显微镜下观察细胞存活状况，并计算细胞数量。模型组每只鼠每次取 50×10^6 个淋巴液活细胞，从尾静脉注射到（DBA/2×C_{57}BL/6J）F1 杂交鼠体内，注射时间分别为 0、3、7 和 10d。对照组给予等体积生理盐水。

2. 标本采集及检测

1）尿标本

分别于第 1 次注射前（0 周）和注射后 2、4、8、10 和 12 周采用反射排尿法收集小鼠尿标本。用考马斯亮蓝法检测尿蛋白浓度，简述为：尿蛋白浓度用 722 分光光度仪（上海第三分析仪器厂）检测，在 595nm 波长下分别读取吸光度值并绘制标准曲线，然后根据标准曲线计算出尿蛋白的含量。参照中山医科大学的方法，尿蛋白浓度 0.1~1g/L 为（+）~（++），定义为阳性。

2）血标本

于各时间点在正常组和模型组中随机各取 6 只鼠，断颈处死采集血，一部分用 7150 自动生化分析仪测定血肌酐、尿素氮、胆固醇、甘油三酯、白蛋白等指标。另一部分用间接免疫荧光法检测自身抗体 dsDNA，用荧光显微镜观察，基质是绿蝇短膜虫，采用滴度平板技术，阳性结果动基体可见清晰的均质型、部分环状的荧光，结果判定为 1∶10 稀释无反应为阴性，大于 1∶10 或更高滴度为阳性。

3）肾脏组织标本留取

取出双侧肾脏，分为三部分，一部分肾组织离体后立即置于液氮中，然后保存于-70℃冰箱中留作制备冰冻切片用；第二部分肾组织置于10%甲醛中固定/48h，用于制备石蜡切片。另切取1mm³肾皮质置于2.5%戊二醛中固定，用于制备电镜切片。

3. 肾组织病理观察

1）光镜

大鼠肾组织经10%甲醛固定后行石蜡包埋，3μm石蜡组织切片经PAS、Masson、PAM染色光镜下观察肾小球病变、肾小管间质病变。根据小鼠的肾小球病变，肾小管间质病变及小血管病变的轻、中、重度改变进行半定量分级0~（+++），具体标准如下。

（1）肾小球病变：按照病变的严重程度与病变范围进行0~（+++）的半定量分级。0：没有肾小球的病变。（+）：系膜细胞轻度增殖，系膜区增宽。（++）：肾小球细胞数中度增多，有球囊粘连与节段硬化。（+++）：肾小球细胞数明显增多、出现新月体或者接近全球硬化。

（2）肾小管间质病变。0：基本正常。（+）：轻度小管变性、扩张，未见间质纤维化及炎细胞浸润。（++）：小管萎缩，间质散在炎细胞浸润或者纤维化<50%。（+++）：弥漫的炎细胞浸润、小管萎缩或间质纤维化的面积≥50%。

（3）小血管病变。0：无病变。（+）：血管壁基本正常或轻度增厚，散在炎细胞浸润。（++）：血管壁中度增厚，可见纤维蛋白沉积，管腔明显狭窄，大量的炎细胞浸润。（+++）：血管壁明显增厚，大量纤维蛋白沉积，管腔明显狭窄，大量的炎细胞浸润。

计数连续不重叠的 20 个 200 倍视野中的数值，取其平均值来比较每例切片中肾小球、肾小管间质区域病变的程度。

2）免疫荧光

冰冻切片 5μm 厚，观察 IgG、IgM、C3 免疫荧光。

3）电镜

2.5% 戊二醛中固定，用电镜观察肾小球沉积物及基底膜改变。

4. 统计学处理

数据资料用（$\bar{x} \pm s$）表示，用 SPSS 11.0 for Windows 软件处理，成组资料采用方差分析和 t 检验，计数资料采用精确概率 F 检验。

（三）结果

1. 一般情况

模型组小鼠从第 4 周开始，活动度减少，第 8 周体重开始增加，毛发略暗，大部分鼠出现皮下水肿，部分鼠出现大量腹水，有的鼠出现抽搐样表现。第 10 周，腹部明显增大，行动较迟缓，毛发无光泽。处死观察：打开腹腔流出大量澄清腹水，脾脏、肾脏明显增大，肾脏苍白，分离血清呈乳糜样，对照小鼠无上述表现。10 周时，有 1 只小鼠死亡，12 周病情加重，有 2 只小鼠分别于 12 周死亡。模型小鼠与对照小鼠的存活率分别为 94.75%、100.00%。小鼠成模率为 96.00%，未成模小鼠均为雄性。

2. 尿蛋白浓度

模型组尿蛋白浓度从第 2 周开始上升，各时间点较对照组明显升高（$P < 0.05$，$P < 0.01$），对照组和模型组 0、2、4、8、10、12 周的尿蛋白浓度(g/L)分别为 0.04±0.01，0.06±0.01，0.07±0.01，0.1±0.03，0.20±0.04，0.30±0.05 和 0.05±0.04，0.13±0.12，0.54±0.09，0.79±0.10，0.83±0.39，1.56±0.09。见图 2-3-12。

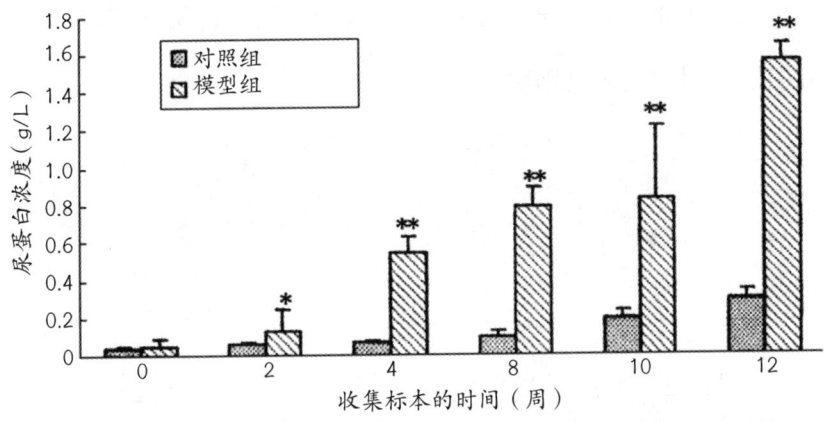

图 2-3-12　cGVHD 小鼠各时间点对照组和模型组尿蛋白浓度（g/L）比较（$\bar{x}\pm s$, $n=6$）
注：与对照组比较 $^*P<0.05$，$^{**}P<0.01$。

3. 血生化指标

第 4 周血生化指标出现改变，血肌酐、尿素氮、胆固醇明显升高（$P<0.05$），白蛋白降低，甘油三酯升高，但差异无显著性（$P>0.05$），到第 8 周血生化指标白蛋白减少（$P<0.05$）其余均明显升高（$P<0.05$，$P<0.01$）；第 12 周白蛋白减少（$P<0.01$），血肌酐、尿素氮、胆固醇、甘油三酯升高（$P<0.05$，$P<0.01$）。见表 2-3-17。

表 2-3-17　模型小鼠 4、8、12 周血生化指标测试值（$\bar{x}\pm s$, $n=6$）

时间（周）	组别	尿素氮（mmol/L）	血肌酐（μmol/L）	白蛋白（g/L）	胆固醇（mmol/L）	甘油三酯（mmol/L）
4	对照组	9.09 ± 0.24	36.30 ± 0.83	32.20 ± 0.65	1.87 ± 0.20	0.46 ± 0.01
	模型组	11.58 ± 2.00*	45.64 ± 7.38*	31.50 ± 3.68	2.19 ± 0.20*	0.58 ± 0.12
8	对照组	9.83 ± 0.98	37.95 ± 1.34	31.25 ± 0.99	1.16 ± 0.24	0.72 ± 0.17
	模型组	14.67 ± 7.77**	51.4 ± 7.30**	28.50 ± 0.13**	2.21 ± 0.28**	0.97 ± 0.34**
12	对照组	12.54 ± 0.65	43.53 ± 0.53	34.25 ± 1.03	1.21 ± 0.53	0.79 ± 0.23
	模型组	35.96 ± 13.92**	125.87 ± 70.38**	21.90 ± 5.07**	7.61 ± 1.74**	3.60 ± 1.89**

注：与对照组比较，$^*P<0.05$，$^{**}P<0.01$。

4. 抗 dsDNA 抗体

诱导后 2 周抗 dsDNA 抗体开始出现阳性，第 4 周与第 2 周相比差异无显著性（$P > 0.05$），第8、10和12周与第2周相比抗体滴度明显升高（$P < 0.01$），对照组未见阳性。见表2-3-18。

表2-3-18　模型鼠各时间点抗dsDNA抗体的阳性数（$n=6$）

组别	时间（周）	滴度 1∶10	滴度 1∶20	滴度 1∶30	滴度 1∶40
对照组	12	0	0	0	0
模型组	2	4	0	0	0
	4	4	2	0	0
	8	6	4	2	0**
	10	6	6	4	2**
	12	6	6	2	4**

注：与第2周比较，**$P < 0.01$。

5. 肾脏病理

（1）光镜：PAS结果示4周时出现轻度系膜增生，肾间质无明显改变。8周时出现大量蛋白管型，系膜细胞中度增生。10周时，肾小球系膜细胞重度增生，内皮下大量嗜复红物质沉积，部分肾小球有白金耳样改变，球囊粘连，肾间质大量炎细胞浸润和肾小管大量蛋白管型。12周较10周病理改变重，系膜细胞中至重度增殖，伴节段或球性肾小球硬化。小血管病变较轻，正常对照组无上述改变。PAM结果示肾小球局灶或弥漫硬化，肾小球内可见纤维素样坏死，有的肾小球基底膜有钉突表现。见表2-3-19。

表2-3-19　模型鼠诱导后第12周肾脏病理改变数

分组	只数	肾小球病变				肾小管间质病变				肾小血管病变			
		0	+	++	+++	0	+	++	+++	0	+	++	+++
对照组	6	6	0	0	0	6	0	0	0	6	0	0	0
模型组	6	0	1	2	3**	1	3	1	1*	4	1	1	0

注：与对照组比较，*$P < 0.05$，**$P < 0.01$。

（2）免疫荧光：8周时，IgG、IgM、C3沿肾小球毛细血管壁有少量沉积（+）；12周时，IgG沿肾小球毛细血管壁有大量沉积（+++），IgM、C3沿包曼囊和系膜区大量沉积（+++）；正常对照组无沉积。

模型组可见肾小球内皮下大量免疫复合物沉积，系膜细胞增生，基底膜增厚，肾小管大量蛋白管型，间质炎细胞浸润。

（四）讨论

慢性移植物抗宿主病（cGVHD）小鼠模型自1968年问世，其发病特点是淋巴样增生，产生与SLE患者相似的自身抗体，以及严重的免疫复合物介导的肾脏疾病。该模型具有性别相关性，雌性小鼠更适合做模型。

cGVHD是将亲代淋巴细胞移植给F1杂交鼠而诱导，发病机理为MHC类部分不相容，本模型母鼠（DBA/2）的基因型为H-2^d，父鼠（$C_{57}BL/6$或$C_{57}BL/10$等）的基因型为H-2^b，杂交后F1小鼠的基因型是H$2^{d/b}$，其MHC类部分相同。供体DBA/2鼠缺少抗F1T细胞的同种异体的细胞毒性CD8+T细胞，MHC-Ⅰ类CD8+T细胞没有活性，伴随INF-γ含量下降，及CTL细胞减少；供体抗同种异体MHC-Ⅱ类CD4+T细胞激活受体B细胞，导致F1小鼠B细胞大量增殖，产生自身抗体，出现SLE样表现。然而当$C_{57}BL/6$或$C_{57}BL/10$鼠的淋巴细胞输入F1鼠体内时，CD8+T细胞有活性，CD4+T细胞无活性，发生急性致命性移植抗宿主病反应（aGVHD）。Ⅵa等人研究DBA/2鼠与$C_{57}BL/6$脾细胞相比，CD8+T细胞少2倍，具有抗B6D2F1特异的CTL细胞少9倍。因此，DBA/2鼠缺少适当数量的Lyt2+T（CD8+T）细胞和细胞毒性T（CTL）细胞是引起cGVHD的决定因素。

此外，Sutmuller等人研究非MHC基因也参与了发病：①非MHC基因通过影响自身抗体的产生而导致免疫复合物肾小球肾炎的发病。②疾病早期阶段出现的抗基底膜抗体是发展为球性肾小球肾炎和肾小球硬化的决定因素。

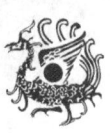

国外多采用 $C_{57}BL/10$ 与 DBA/2 的 F1 小鼠制作模型，用无菌的 RPMI1640 液制成单细胞悬液注射，经微孔筛过滤后，将过滤后的混合液注射到小鼠体内。目前国内尚无 $C_{57}BL/10$ 小鼠，我们选用其同一家系的 $C_{57}BL/6$ 与 DBA/2 的 F1 小鼠制作模型，鼠源丰富；用无菌的生理盐水制成单细胞悬液注射，生理盐水较 RPMI1640 液配制简单，又可降低实验成本。

我们的实验结果显示，模型小鼠在诱导后 2 周开始出现蛋白尿，同时有自身抗体产生，4 周血生化指标出现改变，尿素氮、血肌酐、血脂轻度升高。8 周血生化指标变化明显，白蛋白和总蛋白升高，到 12 周后白蛋白和总蛋白减少。肾脏病理 4 周开始出现轻度系膜增殖，8 周加重，系膜中度增殖，肾间质炎细胞浸润，肾小管大量蛋白管型。12 周肾小球系膜中到重度增殖，内皮下大量免疫复合物，局灶或弥漫肾小球硬化，出现类似人类Ⅵ型狼疮肾炎表现。免疫荧光 IgG、C3、IgM 在 8 周时为（+），12 周免疫荧光为（+++），电镜表现为内皮下大量沉积物，与国外报道的模型发病规律一致，表明用我们略加改良后的方法诱导的模型是成功的。另外本实验发现雌性小鼠更易发病，提示雌性小鼠更适合该模型的制作，与文献报道一致。

结果显示模型小鼠蛋白尿随诱导时间的增加而逐渐增高，小鼠早期出现蛋白尿与死亡率高有关，随蛋白尿增加死亡率增加。模型鼠出现抗 dsDNA 抗体，2 周与 4 周无差异，第 8 周开始，各组差异显著，但滴度较低，最高 1∶40。Van 等人报道这种模型鼠产生抗 dsDNA 抗体及其他尚不知道的抗核抗体（ANA），但不出现抗 Sm 或抗 P 抗体，并且这些抗体的滴度较 MRL/lpr 或 NZB/W 鼠低，因此推测高亲和力的抗 dsDNA 抗体及抗 Sm 或抗 P 抗体可在循环中出现，但可能并不引起肾炎的发展。

模型小鼠第 4 周，白蛋白降低不明显，8 周白蛋白明显减少，这与大量蛋白尿丢失有关。血肌酐、尿素氮从第4周升高，提示第4周已有肾功能损伤。

Bruun等人报道，小鼠诱导后12~14周，肾脏出现肾小球系膜节段、弥漫增生及膜性肾小球肾炎，严重者出现球性肾小球硬化。多数小鼠显示增生型的肾小球病变，还表现为慢性间质性肾炎，浸润细胞主要由T细胞和巨噬细胞组成。我们诱导的模型12周时上述这些病变均可见到，但主要为弥漫增生性肾小球肾炎，类似人类狼疮性肾炎Ⅳ型及Ⅳ型伴节段肾小球基底膜钉突形成。

其中肾小球基底膜钉突的产生是由于抗体直接抗二肽肽酶Ⅳ和层粘连蛋白起了重要作用。二肽肽酶Ⅳ是肾小球上皮细胞的黏附分子，抗肾小球基底膜抗体结合直接抗上皮细胞抗原的抗体，如二肽肽酶Ⅳ，使上皮下电子致密物增厚，激惹肾小球基底膜不规则增厚，钉突形成，最终肾小球硬化。另外，肾小球基底膜钉突的产生与其自身免疫病的发病机理有关，Rose-Marie等人比较cGVHD狼疮小鼠与MRL/lpr小鼠时发现，表现为弥漫增生性肾小球肾炎的MRL/lpr小鼠洗脱液中的抗DNA抗体，比表现为Ⅳ型伴节段肾小球基底膜钉突形成的cGVHD狼疮小鼠洗脱液中的抗DNA抗体具有高亲和力。

cGVHD狼疮小鼠的诱导，除了应用雌性DBA/2与雌性（$C_{57}BL/10$或$C_{57}BL/6 \times DBA/2$）F1小鼠外，也有应用雌性BALB/c与雌性（$C_{57}BL/6 \times BALB/c$）F1小鼠、雌性BALB.D2小鼠与雌性（$C_{57}BL \times BALB.D2$）F1小鼠，但后两者不能发展为肾小球硬化。进一步研究发现，诱导后的（$C_{57}BL/10$或$C_{57}BL/6 \times DBA/2$）F1小鼠有CD11α阳性细胞，CD11α阳性细胞是CD45阳性细胞（白细胞）和MHC-2阳性细胞，而其他两种鼠无此现象，考虑CD11α阳性细胞可能与肾小球硬化有关，并有用抗CD11α和抗CD45单克隆抗体治疗cGVHD小鼠的报道。

用我们略加改良的方法诱导的狼疮小鼠模型具有复制简便、经济、快速、病变典型等优点,值得推广。

作者:任文英、陈香美、邱全瑛、陈扬荣、王新高、师锁柱、王兆霞

摘自《中国比较医学杂志》2004年第4期

◎蔗糖铁联合维生素 B_{12} 治疗血透患者贫血的疗效观察

慢性肾功能衰竭血液透析患者贫血的原因是多方面的,缺铁是血液透析患者贫血的重要原因。此外,维持性血透患者多存在营养不良,导致叶酸、维生素 B_{12} 等造血原料缺乏。我们在使用促红素的基础上,在透析后静脉给予蔗糖铁注射液和维生素 B_{12} 注射液,与单纯给予蔗糖铁的患者比较,观察其疗效,现将结果报道如下。

(一) 资料与方法

1. 临床资料

43例慢性肾功能衰竭持续血液透析患者,病情稳定至少1个月,男性13例,女性30例,年龄24~81岁,分为治疗组(蔗糖铁加维生素 B_{12} 组)22例,对照组(蔗糖铁组)21例。全部病例血红蛋白(Hb)≤100 g/L,红细胞比容(HCT)≤30%,血清铁蛋白(SF)≤300μg/L 或转铁蛋白饱和度(TSAT)≤25%。C反应蛋白<20mg/L,血清白蛋白>25g/L。病例排除标准:严重心、肝功能不全,铁剂过敏者,有输血者。

2. 治疗方法

(1)治疗组:用蔗糖铁注射液(森铁能,南京恒生制药厂),批号为H20046043,规格为5mL,100mg(铁)。根据血红蛋白计算补充的铁量,每次100mg,分别为2次/周、1次/周或1次/2周等。于血透结束前,

直接注射到透析器的静脉端。维生素 B_{12} 注射液（天津药业焦作有限公司），批号为 H41020633，规格为 1mL，0.5mg。根据血常规平均红细胞体积（MCV）≥ 95fL、平均红细胞血红蛋白含量（MCH）≥ 31pg，选择维生素 B 注射液的剂量，每次 0.5 mg，分别为 2 次 / 周、1 次 / 周或 1 次 /2 周等。于血透结束前，在注射蔗糖铁后，直接注射到透析器的静脉端。重组人促红细胞生成素，剂量为 120~150 U/（kg·周），静脉应用，于血透结束前直接注射到透析器的静脉端。经 3~4 周治疗，如注射后 Hb ≥ 110 g/L，将药量减少 25%；如 Hb 不升高，将药量增加 25%。

（2）对照组：不用维生素 B 注射液，蔗糖铁注射液和促红素的用法同治疗组。

3. 观察指标

所有患者分别于治疗前及治疗后 3 个月取血，检测血常规，血生化包括：血肌酐（Scr）、尿素氮（BUN）、血清白蛋白（ALB）及血清铁（Fe）、TSAT、SF、C 反应蛋白（CRP）、甲状旁腺激素（PTH），并进行前后对比和临床症状的观察。

4. 疗效评定标准

（1）显效：治疗后 HCT 上升 ≥ 10% 或达 35% 以上；Hb 上升 ≥ 30g/L 或达到 100 g/L 以上，贫血临床症状缓解。

（2）有效：HCT 上升 ≥ 5% 或达 30% 以上；Hb 上升 ≥ 15 g/L，贫血临床症状改善。

（3）无效：治疗后未达有效标准。

5. 统计学方法

计量资料用（$\bar{x} \pm s$）表示，采用 t 检验，计数资料用百分比表示，采用 x^2 检验。采用 SPSS 12.0 完成。

（二）结果

1. 血常规指标变化

用药3个月后，治疗组和对照组患者的Hb、HCT较治疗前明显增高。治疗组MCV和MCH较治疗前明显降低，而对照组MCV和MCH较治疗前明显升高，见表2-3-20。

表2-3-20　两组血透患者治疗前后血常规变化

组别		n(例)	Hb（g/L）	HCT（%）	MCV（fL）	MCH（pg）
治疗组	治疗前	22	90.36 ± 9.51	0.25 ± 0.04	95.96 ± 5.39	31.68 ± 2.33
	治疗后	22	119.70 ± 19.87*	0.32 ± 0.06*	93.85 ± 5.85#	29.30 ± 2.36#
对照组	治疗前	21	90.02 ± 9.95	0.26 ± 0.05	95.01 ± 4.98	30.21 ± 2.45
	治疗后	21	118.02 ± 12.45*	0.33 ± 0.04*	97.65 ± 4.86#	32.46 ± 2.35#

注：与治疗前比较，#$P < 0.05$；*$P < 0.01$。

2. 肾功能指标的变化

两组均可降低血清BUN，两组对Scr有一定程度的降低，但差异无统计学意义。治疗组能升高ALB，而对照组也能升高ALB，但差异无统计学意义，见表2-3-21。

表2-3-21　两组血透患者治疗前后血生化指标变化

组别	Ser（μmol/L）		BUN(mmol/L)		ALB（g/L）	
	治疗前	治疗后	治疗前	治疗后	治疗前	治疗后
治疗组	1109.86 ± 326.58	920.5 ± 335.24	28.26 ± 6.02	25.62 ± 6.51*	37.89 ± 3.12	40.80 ± 2.64#
对照组	955.66 ± 377.51	875.01 ± 328.01	29.84 ± 6.59	28.13 ± 6.50#	37.99 ± 3.24	38.06 ± 2.55

注：与治疗前比较，#$P < 0.05$；*$P < 0.01$。

3. 铁代谢指标的变化

治疗后，两组血清铁、转铁蛋白饱和度、血清铁蛋白、C反应蛋白较治疗前明显上升，治疗组甲状旁腺激素明显降低，而对照组甲状旁腺激素降低差异无统计学意义，见表2-3-22。

表 2-3-22 两组血透患者治疗前后铁代谢指标变化

组别	血清铁（μmol/L）		转铁蛋白饱和度（%）		血清铁蛋白（ng/mL）		C反应蛋白（mg/L）		PTH（pg/mL）	
	治疗前	治疗后	治疗前	治疗后	治疗前	治疗后	治疗前	治疗后	治疗前	治疗后
治疗组	21.13±11.89	23.99±12.04#	20.67±14.85	34.33±16.32#	193.23±98.65	229.56±103.68#	12.67±5.27	14.22±4.78#	319.84±210.23	117.55±89.65#
对照组	19.34±12.22	21.44±12.29#	21.00±16.12	38.98±17.75#	198.05±101.37	359.63±192.74#	13.01±4.96	15.89±3.89#	174.64±177.13	127.60±138.78

注：与治疗前比较，#$P < 0.05$。

（三）讨论

铁缺乏是导致肾性贫血的原因之一。文献报道，静脉用蔗糖铁可明显提高血红蛋白、红细胞压积、血清铁、转铁蛋白饱和度及血清铁蛋白，且不良反应少，是治疗伴有缺铁的血液透析患者肾性贫血的一种安全有效的药物。本文用蔗糖铁后疗效与文献报道一致。蔗糖铁进入血液后，因其含有氢氧化铁蔗糖复合物，静脉注射 100mg，10min 后即能达到最高浓度，半衰期约 6h，药物动力学显示铁能迅速动员和释放入网状内皮系统，被网状内皮系统的巨噬细胞摄取，被摄取的铁分子在细胞内分解出元素铁，一部分直接供给骨髓造血，数分钟即可在骨髓中监测出，并立即为红细胞的生成所利用，一部分以铁蛋白形式储存，给药 1~2d 后血清铁蛋白即上升，在短期内可使铁蛋白达一个高峰。蔗糖铁治疗血液透析患者肾性贫血的疗效与安全性明显优于口服琥珀酸亚铁。很重要的一个原因就是尿毒症时单核巨噬细胞释放铁障碍，输注静脉铁能迅速增加可利用铁，或将铁贮存增加至非生理水平，并立即为红细胞的生成所用；而口服铁剂经常引起胃肠道反应使患者难以坚持服药，尿毒症患者肠道吸收功能下降及与某些药物（如磷结合剂、抗生素等）发生相互反应，影响肠道铁吸收，生物利用度差，常难以满足血液透析患者

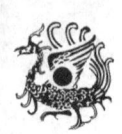

对铁的需求。然而有多项研究亦证实，血透患者接受静脉补铁治疗可加剧其体内微炎症及氧化应激反应状态。有学者研究静脉补铁治疗后，患者体内抗氧化物进一步降低，显著低于治疗前，同时C反应蛋白和脂质过氧化的主要终产物进一步升高，显著高于治疗前，提示血液透析患者在接受静脉补铁治疗后，体内氧化应激状态进一步增强。虽然蔗糖铁在一定程度上增加了血透患者体内的微炎症及氧化应激反应状态，但短期疗效并不产生明显的毒副反应。蔗糖铁注射液既安全、高效，又经济、方便的给药方案是500 mg×2次。

营养不良是肾性贫血的又一原因。营养不良可致患者免疫力下降，感染加重，出现心脑血管疾病、动脉粥样硬化综合征等并发症。营养不良及维生素不足可加重血透患者的贫血，血液透析患者可发生多种维生素和矿物质的缺乏，特别是水溶性维生素，可导致叶酸、维生素B缺乏的大细胞贫血。目前营养问题及支持疗法在慢性肾衰的治疗上及生活质量上占有非常重要的地位。本文的结果显示患者单纯用铁剂治疗后，虽然血红蛋白和红细胞比容增加，但平均红细胞体积和平均红细胞血红蛋白含量不但未下降反而升高，临床观察平均红细胞体积和平均红细胞血红蛋白含量升高的患者食欲差，易出现恶心呕吐，并且血液透析通路为颈内静脉插管的患者容易出现血液透析管堵塞现象。而联合维生素B_{12}的患者，平均红细胞体积和平均红细胞血红蛋白含量降低，临床表现恶心呕吐症状好转。这可能是由于血液透析患者存在缺铁性贫血的同时，也存在由于营养不良造成的大细胞贫血，补充维生素B_{12}后，营养不良状况得到改善，临床症状好转。

血液透析患者常存在低白蛋白血症，营养不良为部分血清白蛋白降低的重要原因。本研究结果显示，蔗糖铁联合维生素B_{12}可降低BUN和升高ALB，BUN升高为蛋白质代谢紊乱的表现，文献报道在血液透析患者透析日其负氮平衡较不透析日更明显，尿素生成率增加30%。两药联合可改善透析患者的营养状况，改善负氮平衡。因此，改善营养状况，影响患者预后。

另外，尿毒症毒素也是导致肾性贫血的重要原因。慢性肾衰竭维持性血透患者普遍存在血清PTH水平升高，PTH为中分子毒素，PTH升高可以导致肾性骨营养不良、无菌性骨坏死、软组织钙化、钙化防御、皮肤瘙痒、贫血、尿毒症肌病、周围神经病变、代谢障碍等。PTH对贫血的影响主要通过：①作为尿毒症毒素之一，可直接抑制骨髓造血，并使红细胞寿命缩短。②导致高转运骨病，骨髓纤维化，抑制造血。③降低对重组人红细胞生成素的反应性。治疗组可明显降低PTH，从而纠正贫血状态。文献报道在严重营养不良的血透患者组中PTH升高更为显著，提示血清PTH与慢性肾衰竭维持性血透患者的营养状况呈负相关。

虽然两组总有效率无明显差异，但在改善营养状况，改善尿毒症毒素方面，联合维生素B_{12}组有疗效。联合维生素B_{12}疗效的取得的原因可能与：①维生素B_{12}与红细胞生成素有关。红细胞生成素的生成受多种因素影响与调控。铁剂或维生素B_{12}等也对红细胞生成素生成有着重要影响。红细胞生成素抵抗的原因，主要因素有铁的绝对缺乏和相对缺乏等，次要因素有维生素B_{12}和叶酸的缺乏等。②维生素B在治疗慢性肾衰竭中能降低高同型半胱氨酸血症。在终末期肾衰竭中，80%~95%的患者有轻到中度的高同型半胱氨酸血症，在血透患者，高同型半胱氨酸血症是病死率增加的独立预测指标。超生理剂量的叶酸和维生素B治疗肾衰竭中的高同型半胱氨酸血症，可以降低25%的水平。因此，血液透析患者应用维生素B可降低病死率。这可能是其发挥疗效的机理之一。也有报道血液透析前叶酸与同型半胱氨酸存在明显负相关，血浆维生素B_{12}与同型半胱氨酸无显著相关性。所有血液透析患者均存在高同型半胱氨酸血症，可能是血液透析患者内瘘栓塞的危险因素之一。高同型半胱氨酸血症的形成可能与叶酸相对缺乏有关。

总之，对于平均红细胞体积和平均红细胞血红蛋白含量升高的贫血患者，在静脉应用蔗糖铁的同时加用维生素 B_{12}，可改善患者的营养状况，降低 PTH，更好地改善血透患者的贫血状况。

作者：任文英　摘自《中华全科医学》2010 年第 6 期

第四节　吴竞学术传承

吴竞，男，福建中医药大学附属人民医院肾内科主任、主任医师、硕士生导师；全国第三批名老中医药专家学术继承人，现担任中国民族医药学会肾病分会副会长、中华中医药学会肾病分会常委、中华中医药学会内科专业委员会委员、福建省中西医结合学会肾病分会主任委员、福建省中医药学会内科专业委员会副主任委员、福建省医学会肾脏病分会常委、福建省血液透析质控中心委员等职。从事临床、"科""教""研"工作30余年，能熟练应用中西医手段诊治各种常见原发及继发的肾脏疾病、疑难杂症，尿毒症血液透析。主编专著一部，发表文章30余篇，获中华中医药学会、中国中西医结合学会科技成果三等奖两项、福建省医学会科技成果奖二等奖一项，主研省厅级课题10余项，参研课题20余项。

| 相关论文 |

◎ 保肾口服液对 IgA 肾病小鼠肾小球转化生长因子 β1 蛋白及 mRNA 的影响

近年来研究发现许多细胞因子在 IgA 肾病及其他系膜增生性肾小球疾病发病过程中起重要作用，其中转化生长因子 β（transforming growth factor-β，TGF-β）是最重要的细胞因子之一。本研究旨在通过观察 TGF-β1 蛋白及 mRNA 基因在 IgA 肾病小鼠肾小球中的表达及保肾口服液对该表达的影响，探讨保肾口服液治疗 IgA 肾病的可能作用机理。

（一）材料

1. 实验动物

昆明雌性小鼠 81 只，SPF 级条件下饲养，体重 16~18g，中国科学院上海实验动物中心提供。随机分为正常对照组、模型组、保肾口服液大剂量组、中剂量组、小剂量组、潘生丁组、肾炎康复片组。正常组小鼠 9 只，其余各组分别为 12 只。

2. 药物

保肾口服液是福建省人民医院肾内科多年研制出来治疗 IgA 肾病的有效方药，主要药物的组成有太子参、黄芩、桑椹子、石莲子、益母草、茯苓、车前子、茜草、玉竹、土已菜各 15g，当归 9g，甘草 3g。院内制剂，每 1 mL 保肾口服液含生药 1.86g。潘生丁购自上海九福药业有限公司。肾炎康复片购自天津同仁堂制药厂。

（二）方法

1. 模型制备

参照刘志红等人报道的方法，隔日口服含牛血清白蛋白酸化水（BSA，用1%盐酸酸化水稀释）200 mg/kg体重，在口服BSA的同时于第6周开始尾静脉注射BSA 20mg/kg体重，每日1次，连续3次，8周时附加尾静脉注射葡萄球菌肠毒素（SEB）0.6mg/kg体重，每周1次，连续3周，然后观察至第12周末。

2. 分组与用药

正常对照组正常饲养观察。其他组按上述方法造模后，模型组于第6周给予0.2mL自来水灌胃；保肾口服液小剂量组给予保肾口服液生药4.6 g/kg·d体重（相当于成人每公斤体重用量的5倍）灌胃给药；保肾口服液中剂量组给予9.3 g/kg·d体重灌胃给药；保肾口服液大剂量组给予18.6 g/kg·d体重灌胃给药；潘生丁组给予15 mg/kg·d体重潘生丁（相当于成人每公斤体重用量的10倍）灌胃给药；肾炎康复片组给予1.2g/kg·d体重肾炎康复片（相当于成人每公斤体重用量的10倍）灌胃给药，至第12周末。

3. 观察指标

1）肾小球TGF-β1免疫组化染色

采用En Ⅵ-sion两步法，并以PBS（pH 7.4）作空白对照染色。肾小球内棕褐色颗粒为阳性。采用CMIAS-2001B型医学图像分析系统，每组随机选取6只小鼠肾组织，每只一张切片，每张切片随机取1~2个肾小球视野，共10个肾小球视野输入计算机，采用CMIAS-2001B型医学图像分析系统，分别测每个肾小球阳性物的吸光度，最后以每组的均值进行比较。

2）肾小球 TGF-β1 mRNA 原位杂交

先用二甲苯、乙醇、多聚甲醛、无水醋酸进行预处理，然后以杂交缓冲液进行杂交，最后进行洗脱和免疫检测。以肾小球内深蓝色颗粒为阳性。采用 CMIAS-2001B 型医学图像分析系统，每组选取 6 只小鼠肾组织，每只 1 张切片，每张切片随机取 1~2 个肾小球视野，共 10 个肾小球视野输入计算机，分别测每个肾小球阳性物的吸光度，最后以每组的均值进行比较。

4. 统计学处理

用 SPSS 10.0 统计软件进行统计学分析。根据实验设计和资料采用秩和检验。

（三）结果

各组小鼠模型肾小球内 TGF-β1 蛋白表达、TGF-β1 mRNA 表达结果见表 2-4-1。

表 2-4-1　肾小球内 TGF-β1 mRNA 及其蛋白表达的光密度值比较（$\bar{x} \pm s$）

组别	n（只）	药品剂量	免疫组化	原位杂交
正常组	9	—	0.1950 ± 0.2877	0.1699 ± 0.01312
模型组	12	—	0.3694 ± 0.0808[a]	0.2404 ± 0.04734[a]
大剂量组	12	18.6g/kg·d	0.1550 ± 0.4275[b]	0.1562 ± 0.01680[b]
中剂量组	12	9.3g/kg·d	0.2240 ± 0.2011[b]	0.1951 ± 0.2302
小剂量组	12	4.6g/kg·d	0.1920 ± 0.4894[b]	0.1979 ± 0.05206
潘生丁组	12	15mg/kg·d	0.1940 ± 0.3026[b]	0.2686 ± 0.04828
肾炎康复片组	12	1.2g/kg·d	0.2820 ± 0.8159[b]	0.3112 ± 0.06822[b]

注：与正常组比较，[a]$P < 0.01$；与模型组比较，[b]$P < 0.01$。

由表可见，正常组与模型组小鼠肾小球内 TGF-β1 蛋白表达比较有显著性差异（$P < 0.01$），表明 IgA 肾病小鼠模型肾小球内 TGF-β1 蛋白表达明显升高。保肾口服液大剂量组、保肾口服液中剂量组、保肾口服液小剂

量组、潘生丁组、肾炎康复片组与模型组肾小球内 TGF-β1 蛋白表达比较有显著性差异（$P < 0.01$），而且在 5 个治疗组中保肾口服液大剂量组肾小球内 TGF-β1 蛋白表达最弱。提示 5 个治疗组均可减少 IgA 肾病小鼠模型肾小球内 TGF-β1 蛋白表达，但以保肾口服液大剂量组最显著。

同时可见正常组和模型组小鼠肾小球内 TGF-β1 mRNA 表达比较有显著差异（$P < 0.01$）。表明 IgA 肾病小鼠模型肾小球内 TGF-β1 mRNA 表达明显升高。保肾口服液大剂量组与模型组 TGF-β1 mRNA 表达比较有显著性差异（$P < 0.01$），而保肾口服液中剂量组、保肾口服液小剂量组、潘生丁组、肾炎康复片组与模型组肾小球内 TGF-β1 mRNA 表达比较没有变化或增强。

（四）讨论

TGF-β 是一个 25kd 的二聚体多肽，具有调节细胞生长、分化，以及免疫抑制、免疫趋化等多种生物学功能，参与了机体许多生理和病理过程。大量证据表明，TGF-β 可促进肾脏疾病的发展，导致肾组织纤维化，TGF-β 可抑制肾小管及肾小球上皮、支气管上皮及内皮细胞生长，对于间充质来源的细胞，如肾小球系膜细胞、成纤维细胞，TGF-β 具有双重作用，高浓度时抑制细胞增殖，低浓度时促进细胞增殖，当肾小球损伤后局部立即释放激活的 TGF-β，一旦损伤持续存在，TGF-β 将持续表达，使细胞外基质过度沉积，导致慢性肾脏纤维化和肾小球硬化。

原位杂交与免疫组化相结合的双标记技术，分别从基因水平和蛋白质水平两方面来分析同一细胞。在 5 个治疗组中保肾口服液大剂量组肾小球内 TGF-β1 蛋白表达最弱，TGF-β1 mRNA 阳性信号与蛋白阳性表达位点基本相一致。TGF-β 是肾小球疾病进展的重要介导因子，对肾小球细胞外基质（extracellular matrix，ECM）合成起重要的促进作用。在免疫炎症介导及非免疫炎症介导肾小球损伤的模型中，TGF-β蛋白表达均提高，并与ECM成分的增加平行，提示TGF-β是促使ECM沉积的重要因子。TGF-β在系膜增殖的过程中具有重要作用，通过抑制TGF-β的表达，可能作为减轻系膜增殖，从而达到延缓肾小球硬化发生的手段之一。

无论什么原因，以进行性纤维化为特征的肾脏病，TGF-β常是导致纤维化最后的共同的中介物，因此对抗TGF-β的作用以阻止肾脏纤维化的进展具有重要意义。保肾口服液大剂量治疗组TGF-β1蛋白和mRNA表达均明显低于其他组，提示大剂量保肾口服液可以抑制肾脏局部TGF-β1基因表达而达到下调肾脏局部TGF-β1蛋白质的表达水平，从而减轻肾损伤，起到保护肾脏的作用。提示在临床上如果加大保肾口服液剂量，可能比正常剂量治疗效果更显著，但尚需进一步临床观察。

作者：吴竞、杨爱国、王智、陈扬荣、洪江淮、丘余良　摘自《福建中医学院学报》2006年第4期

◎肾苏饮对慢性肾衰竭临床疗效及血清瘦素的影响

慢性肾衰竭（CRF）是由各种原因导致肾脏损害和恶化的一种临床综合征。我国近年的统计资料显示，慢性肾脏疾病的年发病率约为2‰~3‰，尿毒症的年发病率约为100~130/百万人口，且有逐年增多的趋势，严重影响了广大人民群众的身体健康。目前，现代医学对慢性肾衰竭的治疗多停留在对症治疗为主，效果不甚理想。多年来的临床实践证明，中医药对慢性肾衰竭的早期（代偿期、失代偿期）治疗有着明显的疗效。瘦素（leptin）是OB基因编码合成的一种多肽类激素，主要是由白色脂肪组织产生并释放入血，具有调节脂肪代谢、促进血管新生的作用，其81%是在肾脏排泄，所以慢

性肾衰竭患者血清 leptin 水平是升高的，这是导致患者食欲明显减退、营养不良的主要原因，并且与慢性肾衰竭患者的发病率、死亡率有关。

（一）临床资料

1. 诊断标准

依据 2002 年《中药新药治疗慢性肾功能衰竭的临床研究指导原则》慢性肾衰竭诊断标准：内生肌酐清除率（Ccr）< 80mL/min，血肌酐（Scr）> 133μmol/L，有慢性肾脏疾病或累及肾脏的系统性疾病病史。中医血瘀证辨证：主症为面色晦暗、腰痛；次症为肌肤甲错、肢体麻木、舌质紫暗或有瘀点瘀斑、脉涩或细涩。

2. 纳入标准

符合慢性肾衰竭诊断标准；辨证符合中医血瘀证诊断标准的自愿患者；年龄在 18~70 岁之间。

3. 排除标准

（1）急性肾衰竭患者。

（2）已经行血透、腹透及肾移植患者。

（3）用了其他影响血脂、血清瘦素西药的患者。

（4）患有严重的心、肝、脾、肺疾病，精神病的患者及妊娠或哺乳期妇女，过敏体质者及对本研究所用药物过敏的患者。

4. 一般资料

病例均来源于福建省人民医院的门诊及住院患者，分为治疗组和对照组。其中治疗组男 14 例，女 15 例，年龄在 21~70 岁之间，平均年龄 55.51 ± 14.84 岁，平均病程 5.950 ± 4.945 年；对照组男 17 例，女 14 例，年龄在 29~70 岁之间，平均年龄 57.29 ± 12.80 岁，平均病程 6.114 ± 4.911 年。

(二)方法

1. 治疗方法

两组均接受严格的饮食治疗,同时采用西医控制血压、降糖、纠正水、电解质、酸碱平衡失调等对症治疗。治疗组在使用上述西药治疗的基础上在治疗开始时即加用肾苏饮方(主要成分为:酒大黄6g,桃仁4.5g,红花4.5g,赤芍10g,葛根10g,全当归6g,枳实9g,厚朴6g,紫苏梗10g,怀牛膝10g,菟丝子15g等),每日1剂,水煎,分早晚2次服。2组患者均以2个月为1个观察周期。

2. 检测项目

(1)采用Uni Cel DxC600/800全自动生化分析仪(美国BECKMAN公司)测定2组CRF患者治疗前后的肾功能、血脂、肝功能等指标;采用CELL-DYN3700全自动血细胞分析仪(美国Abbott公司)测定2组CRF患者治疗前后的血红蛋白(HGB)。

(2)内生肌酐清除率(Ccr):按Cockcroft公式计算,Ccr(mL/min) = (140- 年龄)× 体重/72 × 血肌酐(mg/dL)(男性),Ccr(mL/min) = (140- 年龄)× 体重/85 × 血肌酐(mg/dL)(女性)。

(3)血清瘦素(Leptin)含量测定:清晨空腹取静脉血3 mL分离血清,置 -20℃冰箱低温保存待测,测定前置室温下复溶混匀,3000 r/min离心5 min,取上清,采用放射免疫分析法测定,放免药盒采用北京普尔伟业生物科技有限公司研发的消脂素放射免疫分析试剂盒,操作程序严格按说明书进行,药盒灵敏度 < 0.4 ng/mL。

3. 统计学处理

采用SPSS 13.0软件。计量数据比较符合正态分布,采用 t 检验,数据

均以 $\bar{x} \pm s$ 表示；非正态分布的采用非参数检验，数据均以中位数（四分位数间距）表示。计数数据的比较采用卡方检验，等级资料的计数数据采用秩和检验。给出检验对应 P 值，以 $P < 0.05$ 作为有显著性统计学意义。

（三）结果

1. 疗效判定

标准临床疾病疗效、中医证候总疗效判定标准均参考 2002 年《中药新药治疗慢性肾功能衰竭的临床研究指导原则》。临床痊愈：中医临床症状、体征消失或基本消失，症状积分系数（N）减少 $\geq 95\%$。显效：中医临床症状、体征明显改善，症状积分系数（N）减少 $\geq 70\%$。有效：中医临床症状、体征均有好转，症状积分系数（N）减少 $\geq 30\%$。无效：中医临床症状、体征均无明显改善，甚或加重，症状积分系数（N）减少不足 30%。（N = 治疗前症状积分 – 治疗后症状积分 / 治疗前症状积分）。

2. 结果

两组治疗结果见表 2-4-2~2-4-6。

表 2-4-2　两组治疗前后血清 leptin 水平及组间变化情况（$\bar{x} \pm s$）μg/L

组别	n（例）	治疗前	治疗后
治疗组	29	9.945 ± 3.537	8.101 ± 3.214[ab]
对照组	31	10.354 ± 3.837	10.273 ± 3.667

注：与治疗前比较，[a]$P < 0.01$；与对照组比较，[b]$P < 0.01$。

表 2-4-3　两组治疗前后肾功能、BMI 比较（$\bar{x} \pm s$）

组别	n（例）		Scr/（μmol/L）	BUN/（mmol/L）	Ccr/（mL/min）	BMI/（kg/m）
治疗组	29	治疗前	338.60 ± 167.741	15.250（13.37）	22.590（21.85）	24.194 ± 3.798
		治疗后	312.255 ± 163.357[a]	13.856 ± 5.832[a]	26.70（20.63）[a]	24.4514 ± 3.330
对照组	31	治疗前	334.185 ± 181.968	16.169 ± 8.326	31.030（27.91）	24.199 ± 3.583
		治疗后	341.00 ± 184.968	17.392 ± 8.342[b]	30.030（27.22）	23.770 ± 3.166

注：与治疗前比较，[a]$P < 0.01$，[b]$P < 0.05$。

表 2-4-4 两组治疗前后血脂等实验指标比较（$\bar{x}\pm s$）

组别	n（例）		TG/（mmol/L）	TC/（mmol/L）	ALB/（g/L）	HGB/（g/L）
治疗组	29	治疗前	1.560（1.39）	5.197 ± 1.070	36.866 ± 6.004	107.779 ± 23.448
		治疗后	1.360（0.80）[a]	3.883 ± 0.976[a]	37.000 ± 5.410	110.903 ± 17.530
对照组	31	治疗前	1.520（0.77）	5.347 ± 1.695	34.531 ± 6.353	103.039 ± 22.041
		治疗后	1.840（0.95）[b]	5.280 ± 1.507	34.390 ± 6.497	99.41 ± 17.963

注：与治疗前比较，[a]$P < 0.01$，[b]$P < 0.05$。

表 2-4-5 两组中医证候总疗效比较（N，%）

组别	临床痊愈	显效	有效	无效	总有效
治疗组	1（3.00）	4（14.00）	9（31.00）	15（52.00）	14（48.00）[a]
对照组	0（0.00）	1（3.00）	2（7.00）	28（90.00）	3（10.00）

注：与对照组比较，[a]$P < 0.01$。

表 2-4-6 两组治疗前后中医证候积分比较（$\bar{x}\pm s$）

组别	n（例）	治疗前	治疗后
治疗组	29	12.103 ± 4.109	9.345 ± 3.985[ab]
对照组	31	11.871 ± 3.914	10.807 ± 3.390

注：与治疗前比较，[a]$P < 0.05$；与对照组比较，[b]$P < 0.01$。

（四）讨论

瘦素（leptin），又称消脂素，是一种多肽类激素，主要是由脂肪组织分泌的，参与肾小球硬化的发生和发展，肾脏的髓质集合管细胞及血管内皮细胞内均有 leptin 受体表达，是 leptin 作用的主要外周组织之一。leptin 和这些受体结合后能刺激肾小球内皮细胞与系膜细胞增殖，促进 I 型胶原和 IV 型胶原的表达，增加细胞外基质的沉积。同时，因为 leptin 可增高交感神经的兴奋性，并可能由此参与慢性肾衰竭病人的血压异常升高，而且肾功能衰竭患者因为无法有效清除血中 leptin 而加重血压的难控制性。对于糖尿病引起的慢性肾衰竭病人，高 leptin 血症还可通过促进血管病变而进一步加重肾功能损害。leptin 还可激活一系列炎症因子而参与炎症反应。综上所述，瘦素既是慢性肾脏病发展过程中的重要产物，也是重要致病因素，两者相互影响。leptin 参与了慢性肾衰竭的整个进程，并充当了非常重要的角色。

慢性肾衰竭属中医学"水肿、虚劳、关格、癃闭"等范畴，而血瘀证是慢性肾衰竭发病过程中的常见证型，故我们以活血化瘀立法，兼与补肾化浊，制定了肾苏饮方。方中以酒大黄为君，大黄酒制后泻下作用缓和，并增加了活血祛瘀的功效，具有缓泻而不伤气，祛瘀而不败正之功；桃仁、红花、赤芍、全当归均有活血化瘀之功，葛根舒经解肌、生津开胃，菟丝子补肾固精，共为臣药；枳实、厚朴、紫苏梗，三者皆有行气破气之功，气行则血行，故可增强前者活血之功效，共为佐药；怀牛膝引血下行，为使药，因肾属三焦中之下焦，故肾病中用此药，主要取其引药下行之特别功效。全方针对慢性肾衰竭早中期邪气盛为主，正气虚为辅，故以攻为主，以补为辅，攻补兼施，共奏活血化瘀兼以补肾化浊之功。

本研究发现，应用活血补肾法立方的肾苏饮能明显降低慢性肾衰竭患者血肌酐和尿素氮，提高内生肌酐清除率，显著改善患者临床症状和体征。此外，本研究还发现肾苏饮方具有降低慢性肾衰竭患者血清 leptin 水平的作用，推测其作用机制可能是该方通过改善肾功能，增加肾小球滤过率，促进血清 leptin 从肾脏排泄，从而达到降低血清 leptin 水平的效果，但其具体作用机理有待进一步探讨。

作者：吴竞、许阿亮、吴艺、丘余良、林清、郑建洵　摘自《福建中医药大学学报》2010 年第 6 期

◎益肾降浊冲剂对慢性肾衰竭血清内皮素的影响

慢性肾功能衰竭（CRF）是由许多原发性或继发性疾病引起的慢性肾实质损伤，导致肾小球滤过率（GFR）下降及与此相关的代谢紊乱和临床症状

组成的综合征。CRF 是临床上的难治性、复杂性疾病，目前已是威胁全球健康的一个较为严峻的公共卫生问题。现阶段对 CRF 的治疗虽取得了可喜的进展，在很大程度上提高了患者的生活质量、延长了患者的生存时间，但目前仍存在许多难以克服的问题。科室采用益肾降浊冲剂联合西药治疗慢性肾衰竭，取得较好的疗效，并探讨了肾功能与内皮素（endothelin，ET）的相关性，进一步研究益肾降浊冲剂治疗慢性肾衰竭的可能路径。

（一）资料与方法

1. 一般资料

选择医院符合入选标准的患者 90 例。随机分为单纯西药组（A 组）、尿毒清组（B 组）、益肾降浊冲剂组（C 组）。经齐同性检验显示三组的年龄、性别、病程均无统计学差异，具有可比性。病例观察时间为 2 个月。另选 20 例健康组作对照研究。

2. 诊断标准

西医诊断标准：按照全国高等学校教材《内科学》第七版第十一章慢性肾衰竭中我国 CRF 的分期方法拟定标准，肾衰竭失代偿期：肌酐清除率（Ccr）为 20~50mL/min、血肌酐（Scr）为 186~442μmol/L。中医证候的诊断标准：根据郑筱萸主编的《中药新药临床研究指导原则》（2002 年试行版）中慢性肾衰竭的脾肾气虚证和湿浊证的诊断标准制定。

3. 纳入标准

（1）17~65 岁之间，符合慢性肾衰竭失代偿期且脾肾气虚兼湿浊证证候诊断标准及症状积分标准的自愿患者。

（2）继发性肾病患者其原发病应当控制在稳定状态。

（3）近期内有服用血管紧张素转换酶抑制剂、血管紧张素受体拮抗剂

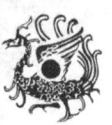

等药物的患者,给予停用相关药物 2 周后亦可纳入本课题。

4. 排除标准

(1)年龄在 17 岁以下或 65 岁以上。

(2)妊娠或者哺乳期妇女。

(3)对试验药物过敏者。

(4)伴有心血管(高血压病除外)、肝脏和造血系统等严重原发性疾病及精神病患者。

(5)肾功能短暂性下降,存在一定可逆性因素的患者。

(6)肾脏占位性病变。

(7)已行肾脏替代治疗者。

5. 治疗方法

1)非药物治疗

根据陈香美主编的《临床诊疗指南肾脏病学分册》(2011 年版)中慢性肾衰竭的治疗方案。饮食治疗的原则为①优质低蛋白。②低磷。③低脂饮食。

2)药物治疗

(1)西药组:①合并高血压者予以氨氯地平(络活喜)5mg qd-bid,可加用 β 或 α 受体阻滞剂,控制血压在 135/85mmHg 以下。②合并糖尿病者予胰岛素来控制血糖,使空腹血糖、餐后 2h 血糖分别控制在 7mmol/L、10mmol/L 以下。③纠正水电解质及钙磷代谢紊乱,调节酸碱平衡。

(2)尿毒清组:西药对症治疗(同西药组)+尿毒清颗粒(康臣药业有限责任公司,国药准字 Z20073256)每次 5g,每天 4 次。

(3)益肾降浊冲剂组:西药对症治疗(同西药组)+益肾降浊冲剂(福

建中医药大学附属人民医院药剂科配制，闽药制字 Z06106052，每包 10g，相当于生药 45g）每次 10g，每天 3 次。

6. 实验室观察指标

主要检查指标：治疗前及治疗后第一个月、第二个月检测 Scr、BUN、Ccr，记录治疗前及治疗后 2 个月的检测值，治疗后第一个月的值为评估病情变化用；测定治疗前后血清 ET-1。

7. 临床疾病疗效评定标准

参照郑筱萸主编的《中药新药临床研究指导原则》（2002 年试行版）中慢性肾衰竭的相关内容制定。

8. 统计学方法

应用 SPSS 18.0 统计软件进行统计学分析。测定数据均以均数 ± 标准差（$\bar{x}\pm s$）来表示。组间比较用单因素方差分析方法进行统计学检验。组内比较，用配对 t 检验或秩和检验。计数资料比较用卡方检验；相关性检验，选用秩相关检验。均以 $P < 0.05$ 作为有统计学意义。

（二）结果

1. 健康组与试验的 CRF 患者治疗前的血清 ET 分析

治疗前试验的 CRF 患者的血清 ET 水平与健康组相比有显著统计学差异（$P < 0.01$），CRF 患者的血清 ET 水平明显高于健康者。见表 2-4-7。

表 2-4-7　健康组与试验的 CRF 患者治疗前的血清 ET 分析（$\bar{x}\pm s$）

组别	例数	血清 ET
健康组	20	56.64 ± 14.12
试验的 CRF 患者	90	114.32 ± 13.49[a]

注：两组治疗前血清 ET 比较，$^{a}P < 0.01$。

2. 各组内、组间治疗前后肾功能指标的比较

治疗前后组内比较，在 Ccr、Scr、BUN、ET 方面，A 组、B 组、C 组均有显著差异（均 $P<0.01$）；在 Ccr、Scr、ET 方面 B 组、C 组与 A 组组间比较有明显差异（$P<0.01$），B 组与 C 组比较无统计学差异（$P>0.05$）；在 BUN 方面 B 组、C 组与 A 组组间比较有统计学差异（$P<0.05$），B 组与 C 组比较无统计学差异（$P>0.05$），见表 2-4-8。

表 2-4-8 各组内、组间治疗前后肾功能指标的比较（$\bar{x}\pm s$）

指标	A 组		B 组		C 组	
	治疗前	治疗后	治疗前	治疗后	治疗前	治疗后
Ccr	31.05±6.3	34.71±6.7^{ab}	33.34±7.0	39.05±8.3^{ad}	32.09±7.2	38.2±8.0^{ad}
Scr	243.63±51.8	218.98±53.6^{ab}	242.18±47.9	203.06±48.6^{ad}	248.27±42.9	207.01±46.9^{ad}
BUN	12.41±3.91	10.45±3.7^{ac}	12.47±4.0	9.41±2.6^{ad}	12.85±4.0	9.82±2.4^{ad}
ET	113.26±15.1	106.44±14.8^{ab}	115.41±12.8	103.53±12.7^{ad}	114.29±12.9	102.21±13.7^{ad}

注：各组内治疗前后各临床指标比较，$^{a}P<0.01$；三组间在临床观察指标的比较方面，A 组、B 组与 C 组间比较 $^{b}P<0.01$、$^{c}P<0.05$，B 组与 C 组组间比较 $^{d}P>0.05$。

3. ET 与其他观察指标的相关性分析

ET 与 Scr 有高度相关性，ET 与 Ccr 有中度相关性，ET 与 BUN 有低度相关性。见表 2-4-9。

表 2-4-9 ET 与其他观察指标的相关性分析

	Ccr	Scr	BUN
r	−0.728	0.820	0.481
P	0	0	0

4. A 组、B 组、C 组的临床总疗效比较

在临床总疗效方面，A 组、B 组与 C 组组间比较均有统计学差异（$P<0.05$），B 组与 C 组之间无统计学差异。见表 2-4-10。

表 2-4-10 A 组、B 组、C 组的临床总疗效比较（例，%）

组别	例数	显效	有效	稳定	无效	有效率 %
A 组	30	2	15	4	9	70.0^{ab}
B 组	30	10	14	1	5	83.3^{ac}
C 组	30	9	14	3	4	86.7^{bc}

注：A 组与 B 组，$^aP<0.05$；A 组与 C 组，$^bP<0.05$；B 组与 C 组组间比较，$^cP>0.05$。

（三）讨论

CRF 是慢性肾脏疾病持续发展的共同终点，具有不可逆性，是临床上较为复杂的疾病，其预后不甚理想。目前的研究证实，各种慢性肾脏病，不论其原发病是否一致，其病变进展过程中，患者体内血管活性物质的代谢紊乱及与此相关的血流动力异常，是促进肾衰竭慢性进行性发展的重要途径之一。内皮素（ET）是一种小分子的生物活性肽，它在调节全身或局部的血流分布方面、在细胞增殖的调控方面都有着不可替代的作用。肾脏是内皮素合成、分泌、排泄及产生反应的场所，已被证实病理状态下 ET-1 能使肾脏血管收缩，从而导致肾血流量下降，肾脏缺血、缺氧，最终导致 GFR 下降；另有研究表明 ET-1 不仅具有强烈的缩血管的作用，还能通过内皮素 A 受体（ETA-R）介导而促进系膜细胞增殖、细胞外基质合成及炎症反应的作用，通过血流动力学、非血流动力学途径，参与肾脏的病理损害。流行病学调查显示内皮素 -1 的水平与肾功能情况之间有一定的关系。本临床研究显示，CRF 患者血浆 ET-1 水平显著高于健康者，并且随着肾功能的逐步下降而呈现逐渐增长的趋势，这与其他文献所报道的一致。因此，监测 CRF 患者的血 ET-1 水平对于观察慢性肾脏病的进展情况及对药物疗效的评估有一定的意义，减少血 ET-1 的含量有助于延缓慢性肾衰竭的进展。

据有关资料统计，我国成人慢性肾脏疾病的患病率为 10.8%，现阶段患

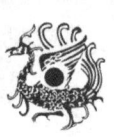

有此病的人数在 1.2 亿人左右。目前除肾脏移植技术、血液净化、腹膜透析等治疗外，仍无理想的治疗方法。近年来中医药以"整体观念，辨证论治"的思想为指导，通过药物间的配伍达到多靶点、多途径的治疗目标，在改善肾脏血流、减少慢性肾衰竭患者血清 ET 水平方面有较为突出的优势。

慢性肾衰竭的根本病机在于"本虚标实"，其中本虚多以脾肾亏虚为主，同时累及心、肝、肺诸脏；标实多表现为湿浊、瘀血、痰凝等症。阮诗玮教授结合 CRF 的中医理论和临床实践，指出脾肾气虚、湿浊夹瘀当为其主要病机，故以健脾益肾、泻浊祛瘀为治则，拟创益肾降浊冲剂治疗慢性肾衰竭。本方以黄芪、太子参、茯苓、白术燥湿健脾益气为君药，取其补后天以养先天之意，契合益肾之方名。其中黄芪，可健脾补中、利尿消肿、托毒生肌等。CRF 患者以脾肾气虚、湿浊夹瘀为病机，其中更以脾肾气虚为其根本，脾肾气虚，则血行不畅，久则化为血滞成瘀血，然瘀血又影响到津液的输布，故形成了气虚湿浊夹瘀的病理变化，方中黄芪可健脾补中、益气生血，使湿邪尽去而正气不伤。同时现在药理研究表明黄芪有抗炎、抗氧化、增强免疫力、抗血小板聚集、改善内皮功能等作用，能有效改善肾脏的微循环状态。太子参，可补气健脾、生津润肺，目前的药理研究显示它具有抗氧化应激、增强免疫等作用。白术，可益气健脾、燥湿利水，正中 CRF 脾肾气虚、湿浊夹瘀之病机。茯苓，可利水渗湿、健脾、宁心。以上四味君药可共奏益气健脾之功，使湿去而不伤津液，补正而不留邪，并且起到健脾补后天以资先天的效果，切合本方益肾降浊之名。在 CRF 的发展过程中，不断地有水湿、瘀浊等病理产物产生，但他们又常常是疾病的加重因素，湿热致病又具有重浊黏腻、缠绵难愈的特点，久之阻碍气血运行，导致瘀血形成，使疾病病程迁延。故方中以桑寄生补肾、祛风湿，以桑椹滋阴补血生津，玉竹养阴生津，三者共为臣药；以六月雪利湿通淋，大黄通便泻浊，益母草、怀牛膝活血化瘀，当归补血活血，共为佐药；陈皮理气助运为使，全方具有健脾益肾、泻浊祛瘀之功效，除扶助正气外，更有针对标实排泄湿浊毒邪、活血化瘀之功。前期的研究表明其有较为肯定的疗效，可减轻 CRF 患者的血清瘦素、血清超敏 C- 反应蛋白、同型半胱氨酸、β2- 微球蛋白、视黄醇结合蛋白水平等，可改善其食少纳差、疲倦乏力等症状，减少其微炎症反应，从而改善肾功能。本研究证实西药联合益肾降浊冲剂在延缓肾功能进展方面较单纯西药组有明显优势，且相关性分析中显示 ET 的水平与其 Scr 呈高度相关关系、与其 Ccr 呈中度负相关关系，故推测益肾降浊冲剂改善肾功能可能与减少血清 ET 水平、改善内皮功能、促进血管活性物质的代谢平衡等有关；另本研究结果表明西药联合益肾降浊冲剂可降低血 BUN、Scr，可使 Ccr 有所回升，可明显改善慢性肾衰竭脾肾气虚湿浊型患者的临床症状，临床疗效确切，无明显的毒副作用，可长期服用。

作者：吴竞、林雪琴 摘自《光明中医》2016 年第 21 期

◎补肾解毒方配合西药治疗活动期狼疮性肾炎疗效评价

狼疮性肾炎（LN）是以肾脏损害为主要表现的系统性红斑狼疮（SLE），是一种累及多系统、多器官的具有多种自身抗体并有明显的免疫紊乱的自身免疫性疾病。肾脏是该病最常受累的器官和主要死亡原因。目前尚无改变本病临床过程的特异性治疗方案，本研究从中医"伏气温病"理论出发，认为狼疮性肾炎活动期的基本病机为"肾虚阴亏，瘀毒内结"，立"清热解毒化瘀"治法，组"补肾解毒方"配合西药来治疗 LN 患者，进一步观察其临床疗效、证候积分变化及实验室指标的改善情况。

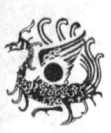

（一）资料与方法

1. 研究对象

参照美国风湿病学会（ACR）1997年推荐的SLE分类标准制定，以医院2009年1月至2011年2月的门诊及住院病人，经临床实验室指标及肾活检病理，诊断为狼疮性肾炎活动期患者42例为研究对象，排除其他继发性肾病及血肌酐 $\geq$ 442μmol 的患者，随机分为治疗组和对照组各21例。其中治疗组男6例，女15例；年龄20~57岁，平均（38.05±10.75）岁；病程为17~63个月，平均（37.67±12.87）个月。对照组中男5例，女16例；年龄19~56岁，平均（35.43±10.33）岁；病程18~59个月，平均（36.38±11.67）个月。2组在性别、年龄、病程、病情轻重方面经统计学检验，均具有可比性（$P > 0.05$）。

2. 治疗方法

1）对照组

泼尼松 1mg/（kg·d），环磷酰胺每月1次800mg，配生理盐水200mL静脉滴注，并配合保护胃黏膜、降压、利尿消肿等西药对症处理。

2）治疗组

在对照组治疗的基础上，配合中药补肾解毒方。方药组成：墨旱莲15g，枸杞子20g，金银花15g，益母草15g，牡丹皮6g，生地黄10g，桑椹15g，白花蛇舌草15g，鱼腥草10g，黄芪15g，紫草9g，山茱萸15g。每日1剂，分2次口服。以2个月为1个疗程，1个疗程后统计疗效。

3. 观察指标

（1）主要相关症状：面部红斑、发热、口疮、双手红斑、关节疼痛、肌肉疼痛、浮肿、胸痛、心悸、皮肤溃烂、烦躁、手足心热、口干、腰膝酸软、尿短赤、舌、脉等。参照2002年版郑筱萸主编的《中药新药临床研究指导原则》中"系统性红斑狼疮症状分级量化表",除舌、脉外,其余症状均按分级量化表计分,并分别计算治疗前后中医证候总积分。

(2)实验室观察项目:24h尿蛋白定量、血肌酐、血清白蛋白、C反应蛋白、免疫球蛋白IgG、补体C3、补体C4、抗核抗体(ANA)、抗双链DNA抗体(ds-DNA)、血常规、尿常规等。

4. 统计学处理

采用SPSS 11.5软件处理系统,其中计量资料用$\bar{x} \pm s$表示,各组计量资料比较采用t检验。计数资料用χ^2检验。

(二)治疗结果

1. 疗效判定标准

参照2002年版郑筱萸主编的《中药新药临床研究指导原则》,包括临床证候疗效判定标准和主要指标疗效判定标准。

1)临床证候疗效判定标准

(1)显效:中医证候分级积分在治疗后减少≥50%。

(2)有效:中医证候分级积分在治疗后减少≥30%。

(3)无效:中医证候分级积分在治疗后减少<30%。

计算公式(尼莫地平法):N=(治疗前积分-治疗后积分)/治疗前积分×100%。

2)主要指标疗效判定标准

(1)完全缓解:症状与体征完全消失,SLEDI评分≤4分,尿蛋白定量<0.2g/24h,肾功能恢复或保持正常,持续2个月以上。

(2)显效:症状与体征基本消失,SLEDI评分5~9分,尿蛋白定量持

续 < 1.0g/24h，肾功能恢复或接近正常，持续 2 个月以上。

（3）有效：症状与体征明显好转，SLEDI 评分较治疗前下降，尿蛋白定量 1.0~2.3g/24h，肾功能较治疗前有改善，且持续 2 个月以上。

（4）无效：临床表现与实验室检查未达上述指标。

2. 结果

1）两组临床疗效比较

见表 2-4-11。

表 2-4-11　两组疗效比较（%）

组别	n（例）	完全缓解	显效	有效	无效	总有效
治疗组	21	0（0）	10例（47.62%）	9例（42.86%）	2例（9.52%）	19例（90.48%）
对照组	21	0（0）	4例（19.05%）	12例（57.14%）	5例（23.81%）	16例（76.19%）

经治疗后，治疗组总有效率为 90.5%；对照组总有效率为 76.2%。经统计学分析，治疗组和对照组总有效率比较有显著差异（$P < 0.05$），治疗组总有效率高于对照组。

2）两组治疗前后临床症状积分水平比较

与治疗前相比，治疗组临床证候积分总有效率为 85.7%；对照组临床证候积分总有效率为 66.7%。经统计学分析，治疗组与对照组治疗后临床证候积分水平均显著低于治疗前水平（$P < 0.01$），但 2 组治疗后积分比较，治疗组治疗后证候积分水平低于对照组治疗后证候积分水平（$P < 0.05$）。见表 2-4-12。

表 2-4-12　两组治疗前后症状积分水平的比较（$\bar{x} \pm s$）

组别	n（例）	症状积分	
		治疗前	治疗后
治疗组	21	16.10 ± 4.59	8.90 ± 2.77^{ab}
对照组	21	15.81 ± 5.09	11.19 ± 3.70^{a}

注：与治疗前比较，$^{a}P < 0.01$；与对照组比较，$^{b}P < 0.05$。

3）两组治疗前后实验室指标比较

两组治疗后补体 C3、C4、血红蛋白、血清白蛋白水平较治疗前均有显著升高，而且两组治疗后比较治疗组较对照组有显著升高（$P < 0.01$）；两组治疗后 24 h 尿蛋白定量、血肌酐较治疗前有显著降低（$P < 0.01$），而且两组治疗后比较治疗组较对照组有显著降低（$P < 0.01$）；两组治疗后 CRP、IgG 较治疗前有显著降低（$P < 0.01$），但两组治疗后比较治疗组与对照组无显著差异（$P > 0.05$）。见表 2-4-13。

表 2-4-13　两组治疗前后实验指标水平的比较（$\bar{x} \pm s$）

组别	n（例）		尿蛋白/（g/24h）	SCr/（μmol/L）	ALB/（g/L）	Hb/（g/L）
治疗组	21	治疗前	3.84 ± 1.03	224.95 ± 43.33	24.69 ± 3.03	100.15 ± 6.13
		治疗后	1.23 ± 0.62[ab]	97.16 ± 16.68[ab]	33.59 ± 2.56[ab]	123.50 ± 7.29[ab]
对照组	21	治疗前	3.90 ± 0.95	221.59 ± 43.32	24.46 ± 3.04	99.99 ± 6.69
		治疗后	1.85 ± 0.78[a]	125.31 ± 24.61[a]	30.57 ± 1.98[a]	111.12 ± 5.97[a]

组别	n（例）		补体 C3/（g/L）	补体 C4/（g/L）	CRP/（g/L）	IgG/（g/L）
治疗组	21	治疗前	0.73 ± 0.24	1.10 ± 0.04	18.58 ± 4.99	19.78 ± 2.35
		治疗后	1.19 ± 0.19[ab]	0.19 ± 0.06[ab]	9.52 ± 3.23[a]	12.83 ± 2.80[a]
对照组	21	治疗前	0.73 ± 0.26	0.10 ± 0.05	18.10 ± 4.82	19.82 ± 2.71
		治疗后	1.01 ± 0.18[a]	0.15 ± 0.04[a]	10.05 ± 2.99[a]	13.83 ± 3.10[a]

注：与治疗前比较，[a]$P < 0.01$；与对照组比较，[b]$P < 0.01$。

（三）讨论

狼疮性肾炎（LN）是以肾脏损害为主要表现的系统性红斑狼疮（SLE），是一种累及多系统、多器官的具有多种自身抗体并有明显免疫紊乱的自身免疫性疾病。SLE 患者 35%~90% 有肾脏累及临床表现，而病理检查几乎 100% 有肾脏损害。肾脏是该病最常受累的器官和主要死亡原因，LN 占我国继发性肾炎的第 1 位。

中医无 SLE 之名，其临床表现在文献中有类似描述，如在温病中可按"伏气温病"辨治,汉代张仲景《金匮要略·百合狐惑阴阳毒病脉证治》把阴毒病、阳毒病合称为阴阳毒,此外还有"温毒发斑""鬼脸疮""日晒疮""红蝴蝶疮""周痹"等名称。本病的病因概括而言,有内外二因,内因多为禀赋不足,素体虚弱,肝肾不足,尤以阴亏为要,外因多与感受邪毒有关,邪毒以热毒最为关键,而劳累过度、外感六淫、阳光暴晒、七情内伤均为该病的重要诱因,内外热毒相合,蕴聚于脏腑经络,发于外则为皮肤红斑、关节疼痛,损于内则脏腑受损。SLE患者活动期部分患者可出现不同程度的发热,因患者存在易感体质因素,遇外邪而引发本病。我们将其归于中医"伏气温病"范畴,伏气学说源于《黄帝内经》"冬伤于寒,春必温病",经历代医家的阐发而成为伏气温病理论的渊源。伏气温病原意指感受外邪伏藏于体内、过时而发的温病,实际是指病发于里的温病。临床表现初起即以里热证候为主,或由里达表,邪衰病愈;或内陷深入,病情加重。往往病程较长,病情较重。

总之,结合国内外大量研究文献,我们按"伏气温病"理论,组成"补肾解毒"方来治疗LN患者,方中墨旱莲、枸杞子、桑椹滋补肝肾之阴血,以补先天;黄芪、生地黄、山茱萸益气养阴以疗后天之本;以金银花、白花蛇舌草、鱼腥草、紫草清热解毒;益母草、牡丹皮活血化瘀。以上诸药补虚泻实、标本兼顾,使补而不滞,泻而不虚,共奏补肝肾之阴、清热解毒、活血化瘀之功。此方既能培补先、后天之不足,又能清化内蕴之瘀热毒邪,使肾水充盛,则火熄、毒去、瘀化,恢复阴阳平衡。同时生地黄、白花蛇舌草、益母草等药物经现代药理证实具有免疫调节和抑制炎症反应的作用,益母草、白花蛇舌草还具有改善肾血流、利尿、消除蛋白尿及血尿的药理作用,从而使该方能协同西药对降低蛋白尿、减轻血尿、改善肾功能起到促进作用。

通过本研究,我们认为补肾解毒方配合激素等西药治疗活动期狼疮性肾炎,在改善临床症状,同时在改善24h尿蛋白定量、血肌酐、血清白蛋白、血红蛋白、C反应蛋白、补体C3、补体C4等实验室指标方面疗效显著。因此，采用补肾解毒方配合西药治疗活动期狼疮性肾炎，在改善患者的临床症状和实验室指标方面，有很好的临床疗效。

作者：吴竞、侯睿、洪江淮、丘余良、吴艺、张政　摘自《福建中医药》2012年第5期

◎陈氏降浊方对脾肾气虚夹瘀型CKD3a期患者血清SFlt-1及尿蛋白的影响

慢性肾脏病（CKD）是一种临床综合征，是全世界流行的公共健康疾病之一。

据研究统计表明，全球至少有不少于5亿人存在不同水平的肾损伤，可见CKD的预防与治疗已变为全世界迫切需要解决的健康问题之一。可溶性血管内皮细胞生长因子受体1（SFlt-1）是血管内皮细胞生长因子（vascular enclothelial growth factor，VEGF）的可溶性受体，其能降低VEGF家族的促血管生成、修复的生物特性。国内外研究发现，其可通过与循环中的血管内皮细胞生长因子结合调节其功能，拮抗血管内皮细胞生长因子的营养功能而导致内皮细胞损伤，增加蛋白尿。本研究主要通过观察A、B组治疗前后SFlt-1、24h尿蛋白定量、Scr、肾小球滤过率（glomerular filtrationrate，GFR）等指标变化，分析陈氏降浊方对CKD3a期患者疗效评价，试探讨其治疗CKD的可能机制。

（一）资料与方法

1. 一般资料

选取2017年2月至2017年12月在医院肾病科门诊及住院治疗的66例脾肾气虚夹瘀型CKD3a期患者，西医诊断标准参照2012年美国KDOQI指南，

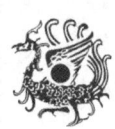

按 CKD 分期标准，符合 3a 期 [$45 < GFR < 59mL/(min \cdot 1.73m^2)$] 的患者。中医诊断标准参照《中药新药治疗慢性肾功能衰竭的临床研究指导原则》中脾肾气虚夹瘀证的标准。将所有患者随机分为 A 组和 B 组，研究期间剔除脱落 3 例（A 组 1 例，B 组 2 例），最后完成总数为 63 例，其中 A 组 32 例，B 组 31 例。两组患者治疗前性别、年龄、原发病、血清 Scr、GFR、SFlt-1、24h 尿蛋白定量等临床资料基线特征比较无显著性差异（$P > 0.05$），具有可比性。

2. 纳入排除标准

1）纳入标准

（1）年龄在 18~80 岁之间。

（2）符合 CKD3a 期诊断标准者。

（3）辨证为脾肾气虚夹瘀证者。

（4）24h 蛋白尿定量在 0.5~3g 者。

2）排除标准

（1）孕妇及尚在哺乳的妇女，对本药过敏者。

（2）使用免疫抑制剂者。

（3）存在心血管、肝肾，以及血液系统等严重器质性和功能性疾病、重度浮肿、肥胖及有精神疾患者。

（4）凡存在难以控制的高血压、重度感染、严重创伤、应用影响肾功能药物的、尿路梗阻、血容量的不足等可能导致肾功能可逆性下降的因素者。

（5）在试验前曾服用了其他可能造成肾功能下降的食物或药物者。

3. 治疗方法

1）基础治疗

参照陈香美主编的《临床诊疗指南肾脏病学分册》及 2015 年中国中西

医结合学会肾脏疾病专业委员会《慢性肾衰竭中西医结合诊疗指南》中慢性肾衰竭的治疗原则制定。

（1）低盐、低磷、低脂及优质低蛋白饮食。

（2）纠正酸中毒和水、电解质平衡。

（3）高血压的治疗：对于≥60岁受试者血压应维持在150/90mmHg以下，＜60岁受试者血压则维持在140/90mmHg以下。血压超过上述界限的患者，药物首选缬沙坦80mg qd（代文、北京诺华制药有限公司）降压，若血压控制不佳，可据情况加用钙通道阻滞剂（calcium channel blocker，CCB）、袢利尿剂、β受体阻滞剂、血管扩张剂等。

（4）贫血的治疗：除外缺铁等原因后，Hb＜100g/L或HCT＜33%，即可开始应用重组人促红细胞生成素。每周50~100 IU/kg，皮下注射。目标值达标为Hb上升至110~120g/L或HCT达到33%。

（5）合并糖尿病：均予以皮下注射胰岛素控制血糖（目标HbA1c＜7%，但对于老年人、情绪抑郁或有低血糖倾向者，可放宽至HbA1c在7%~8%）。

2）A组治疗方法

伴高血压患者首选缬沙坦80mg qd（代文、北京诺华制药）降压，如服用后血压控制不佳，此药不加量，根据患者具体情况加CCB、β受体阻滞剂、血管扩张剂等降压。无高血压患者口服缬沙坦80mg qd（代文、北京诺华制药）。

3）B组治疗方法

在A组基础上予加用陈氏降浊方（生黄芪30g、山药10g、山茱萸10g、怀牛膝10g、薏苡仁15g、茯苓15g、芡实15g、车前子10g、水蛭10g、僵蚕10g、白术10g）。（由福建中医药大学附属人民医院中药房代煎。

制作过程：将所有药加水过药面泡0.5h，煎煮2次，分别煎煮1h和0.5h，煎液过滤，两次煎液混合，浓缩，搅匀，装袋，每袋100mL，高压灭菌。）每天2次，每次100mL。

4. 观察指标

1）实验室指标

分别检测治疗前、治疗两月后两组血清Sflt-1，肾功能，尿蛋白定量，血、尿、粪常规，肝功能等指标，均于本院检验科完成。

2）中医证候积分

参照《中药新药治疗慢性肾功能衰竭的临床研究指导原则》中脾肾气虚夹瘀证的标准，证候表现根据无、轻、中、重度评0、1、2、3分，主症加倍，其累计分数为积分。

5. 疗效判定

1）临床疗效判断标准

根据《中药新药临床研究指导原则》及王海燕等"原发性肾小球疾病分型与治疗诊断标准专题座谈会纪要"制定。临床缓解：24h尿蛋白定量≤0.3g，肾功能正常。显效：与基线值相比，24h尿蛋白定量下降≥40%，GFR维持在基线（波动≤5%）或上升。有效：与基线值相比，24h尿蛋白定量下降在10%~40%，GFR维持在基线（波动≤5%）或上升。稳定：与基线值相比，24h尿蛋白定量下降<10%，GFR维持在基线（波动≤5%）或上升。无效：不符合上述标准。

2）中医疗效判断标准

根据尼莫地平法：[（治疗前积分－治疗后积分）/治疗前积分]×100，计算。临床痊愈：症状消失或基本消失、证候积分改善≥95%。显效：症状明显改善、证候积分改善≥70%。有效：症状好转、证候积分改善≥30%。无效：症状无明显改善，甚或加重、证候积分改善<30%。

6. 统计学处理

本课题的数据在分析和处理上都选用 SPSS 20.0 软件。计量资料正态性分布的以均数±标准差（$\bar{x}\pm s$）表示，用 $P<0.05$ 表示差异有统计学意义。计数资料用 X^2 检验。若计量资料属于正态分布，采用 t 检验，不属于正态分布，则用秩和检验。符合正态分布的两组治疗前后的差值 d 采用 t 检验，不符合正态分布，则用秩和检验。相关性分析，两变量均符合正态分布，用直线相关 Pearson 检验，不符合正态分布，用等级相关 Spearman 检验。

（二）实验结果

1. 两组治疗前试者年龄、性别、原发病比例

经检验，均无显著差异，$P>0.05$，见表 2-4-14。

表 2-4-14　两组治疗前试者年龄、性别、原发病比例分析

组别	n（例）	年龄（岁）	性别		原发病（例）				
			男	女	慢性肾小球肾炎	糖尿病肾病	高血压肾病	狼疮性肾炎	IgA肾病
A	32	52.18±12.88	8	4	19	7	3	1	2
B	31	51.00±12.87	6	5	20	6	2	0	3
t/X^2		0.366	0.136		1.487				
P		0.716	0.712		0.829				

2. 两组治疗前后实验室指标及证候积分对比

两组治疗前后实验室指标及证候积分对比，见表 2-4-15。

表 2-4-15　两组治疗前后实验室指标及证候积分对比（$\bar{x} \pm s$）

		血清 SFlt-1（pg/mL）	血清肌酐（umol/L）	24h 尿蛋白定量(g/24h)	GFR[mL/(min·1.73m^2)]	中医证候积分
A组	治疗前	113.75±22.83	145.63±19.48	1.13±0.35	51.66±3.57	20.69±4.58
A组	治疗后	100.54±20.65*	155.50±23.61*	1.04±0.33*	49.01±4.59*	14.34±2.40*
B组	治疗前	106.12±22.35	142.84±18.19	1.23±0.31	52.03±2.80	20.16±3.70
B组	治疗后	89.93±16.38*△	144.68±18.76△	0.89±0.24*△	51.26±3.89△	6.35±2.63*△
t_1/P	—	2.338/0.026	−4.605/0.000	2.280/0.030	3.158/0.004	7.251/0.000
t_2/P	—	3.877/0.001	−1.288/0.208	6.350/0.000	1.344/0.189	15.06/0.000
t_3/P	—	2.255/0.028	2.010/0.049	2.027/0.047	−2.096/0.04	−12.59/0.00

注：与同组治疗前比较，*$P<0.05$；与 A 组治疗后比较 △$P<0.05$。

3. 两组治疗前 SFlt-1、GFR、24h 尿蛋白定量相关性分析

SFlt-1 治疗前与 24h 尿蛋白定量前分析结果显示 $r=0.254$，$P=0.045$，两变量间具有正相关性。其与 GFR 分析结果显示 $r=0.123$，$P=0.338$，表示两变量间不具有相关性。见表 2-4-16。

表 2-4-16　两组治疗前 SFlt-1、GFR、24h 尿蛋白定量相关性分析

Pearson 分析		24h 尿蛋白定量	GFR
SFlt-1 治疗前	r	0.254	0.123
SFlt-1 治疗前	P	0.045	0.338
SFlt-1 治疗前	n	63	63

4. 两组治疗后临床疗效、中医疗效比较

两组治疗后临床疗效、中医疗效，见表 2-4-17。

表 2-4-17　两组间疗效的比较

组别		疗效				总有效率
		显效	有效	好转	无效	
A 组	临床疗效	0 例（0.0）	8 例（25.0%）	11 例（34.4%）	13 例（40.6%）	60.0%
A 组	中医疗效	0 例（0.0）	1 例（3.1%）	19 例（59.4%）	12 例（37.5%）	62.5%
B 组	临床疗效	5 例（16.1%）	17 例（54.8%）	3 例（9.7%）	6 例（19.4%）	80.6%△
B 组	中医疗效	1 例（3.2%）	14 例（45.2%）	13 例（41.9%）	3 例（9.7%）	92.3%△

注：与 A 组治疗后比较 △$P<0.05$。

（三）讨论

中医无慢性肾脏病之名，目前主要是在 CKD 的诊断基础上，根据其具体症状来命名，分别归属于中医"肾劳、水肿、尿浊、虚劳、溺毒、关格"等范畴。陈扬荣教授以三焦辨证理论为基础，提出了慢性肾衰竭病机关键为肺失通调、脾胃气机升降失司、肾脏虚损，以致三焦气化失常，五脏俱虚，水液等代谢产物排泄不畅进而出现"痰""湿""毒""瘀"等病理产物。治疗上，陈扬荣非常注重疏利三焦，采用宣降、疏调、通调等多种治疗方法，使气机升降得以枢转，水道得通。

陈氏降浊方是陈扬荣疏利三焦治法的最佳体现，其主要是从健脾益肾角度切入，加以利水化瘀法。全方由生黄芪、山药、山茱萸、怀牛膝、薏苡仁、茯苓、芡实、车前子、水蛭、僵蚕、白术组成。方中以生黄芪、白术益气健脾共为君药；茯苓健脾利湿、山药健脾补肾、山茱萸补肾涩精、芡实补脾益肾共为臣药；佐以薏苡仁、车前子利水泄浊，水蛭活血祛瘀、僵蚕祛痰散浊；怀牛膝补肾，引诸药下行为使药。全方共奏健脾补肾、降浊化瘀的功效，直中慢性肾衰竭本虚标实之特点。扶正之中兼有祛邪，方能邪去正安。

SFlt-1 是一种络氨酸激酶活性的糖蛋白，由 Flt-1 蛋白的胞外前 6 个结构域加上 1 个特异性 31 氨基酸尾部组成，是 Flt-1 胞外域剪接而成，其主要作用是能够影响 VEGF 的部分生物活性，对抗 VEGF 的血管生成、修复等生物功能。其调节机制主要为：① SFlt-1 能够与膜表面受体 Flt-1 竞争性地结合 VEGF 家族，使得可用于结合 VEGFRs 配体的浓度大大减少，从而达到抑制 VEGF 促受损血管恢复及再生等作用。② SFlt-1 单体能够与 VEGFR-1 或 VEGFR-2 形成二聚体，从而抑制其二聚体功能的表达及活化，阻断了 VEGF 的生物活性。Giovana S 等人发现 SFlt-1 的血清浓度与蛋白尿程度具

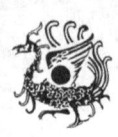

有明显的正相关性，表明SFlt-1浓度越大，蛋白尿的漏出量越多。而在正常人体中，VEGF家族与SFlt-1能够达到动态平衡，一旦平衡被打破，就会触发一系列的反馈机制，导致肾小球内皮细胞功能障碍，受损血管再生、修复失常，蛋白尿发生。本研究结果显示治疗前患者血清SFlt-1与24h蛋白尿均存在正相关关系，与目前多项研究结果相符合。

本研究发现，陈氏降浊方联合缬沙坦胶囊能显著降低脾肾气虚夹瘀型CKD3a期患者降低24h尿蛋白定量水平，疗效优于对照组，且能够保护患者肾功能，延缓肾功能进展。中医辨证理论指导下，采用黄芪、白术、水蛭等配伍组成的陈氏降浊方，能通过发挥益气健脾、活血化瘀法显著改善患者临床症状，降低证候积分，减少蛋白尿漏出。其机制可能与其降低SFlt-1水平，促进受损血管再生、修复相关。但由于本研究时间过短、大部分患者蛋白尿不多、缺少肾脏病理结果等因素限制，不同原发病或肾脏病理与SFlt-1表达之间的相关性仍值得进一步探讨。

作者：李鹏飞　导师：吴竞　摘自《福建中医药大学》2018年硕士毕业论文

◎陈氏降浊方对脾肾气虚夹瘀型糖尿病肾病（CKD3a期）患者临床疗效及尿CTGF、血清HGF的影响

糖尿病肾病（diabetic nephropathy，DND）是糖尿病（diabetis mellitus，DM）发展而来常见的最重要的慢性并发症之一，至今已逐渐成为终末期肾脏疾病（end-stage renal disease，ESRD）的重要病因，近年来，随着糖尿病发病率在我国呈不断增长趋势，糖尿病肾病患者也呈大幅度增加。DN在临床上主要是以持续性白蛋白尿、肾小球滤过率进行性下降、水肿、高血压为主要表现，最终导致终末期肾脏病，出现肾小球滤过率下降，肾功能损伤等症状，DN是由多种因素综合相互作用的结果，其发病机制尚未完全阐明，

据目前相关研究实验发现其发病机制大致与肾脏血流动力学异常、遗传因素、代谢紊乱、炎症反应及氧化应激等相关。近年来的研究发现，DN 的发生、发展主要与组织间的细胞因子调控失衡有关。因此，研究导致 DN 肾功能损伤的关键因子对于防治 DN 有着非常重要的意义。

尿 CTGF 作为一种新的致纤维化生长因子，可以诱导肾小管上皮细胞转化为肌成纤维细胞，使细胞外基质合成增加，导致肾脏纤维化，肾功能下降；血清 HGF 作为一种可溶性细胞因子，可以通过抑制转化生长因子 $\beta-1$（TGF-$\beta1$）及其 I 型受体表达，从而阻断肾小管上皮细胞的表型发生转化，维持小管上皮表型，进而减少细胞外基质含量，抑制肾脏纤维化，维持肾功能水平。

DN 归属祖国医学"下消""肾消""水肿""肾络"等范畴。该病病机主要是"本虚标实"。虚主要以脾肾两虚为主，实多为湿浊、瘀血等症，即脾虚则运化失职，湿浊内停，肾虚则失于气化，不能制水，则逐渐产生湿、瘀、浊等病理产物。因此，益肾健脾，祛浊化瘀是临床上治疗 DN 的重要治法之一。

陈氏降浊方是全国名老中医传承工作室专家陈扬荣教授用 50 多年的临床用药经验所总结出的经验方，以补益脾肾、祛浊化瘀为治法，主要由生黄芪、山药、怀牛膝、山茱萸、茯苓、薏苡仁、车前子、芡实、水蛭、白术、僵蚕组合而成。该方已经在临床上应用了 50 余年，具有一定的临床疗效。多年的临床实践表明，陈氏降浊方在调脂，降低尿蛋白，改善肾功能，延缓肾功能进展等多方面取得了良好的疗效。本研究通过观察对照组和观察组治疗前后血肌酐、肾小球滤过率、24 h 尿蛋白定量、血脂、血糖及尿 CTGF、血清 HGF 等指标的变化，对比两组治疗前后的中医证候积分及相关指标的变化，研究陈氏降浊方对糖尿病肾病（CKD3a 期）患者的临床疗效，探讨治疗 DN 的可能作用机制。

（一）临床资料与方法

1. 病例来源

本次观察脾肾气虚夹瘀型糖尿病肾病（CKD3a 期）的患者根据简单随机分组法，分为对照组 32 例，观察组 32 例。源于 2018 年 1 月至 2019 年 1 月福建中医药大学附属人民医院内分泌、肾内科门诊及住院的患者，共纳入 64 例。

20 例健康者来源于福建省人民医院 2018 年 1 月至 2019 年 1 月期间体检中心的健康体检者，以检测正常的尿 CTGF、血清肝细胞生长因子（hepatocyte growth factor，HGF）水平。

2. 诊断标准

1) 2 型糖尿病的诊断标准

参考《中国 2 型糖尿病防治指南》（2013 年版），由中华医学会糖尿病分会中所提到的糖尿病的诊断标准。

2) 糖尿病肾病的诊断标准

依据 2014 年版《糖尿病肾病防治专家共识》，由中华医学会糖尿病学分会微血管并发症组建议，符合：①大量蛋白尿。②在 10 年以上的糖尿病病程的 1 型糖尿病患者中出现微量白蛋白尿。③糖尿病视网膜病变伴有微量白蛋白尿。临床上出现以上任意 1 条应该考虑肾脏损伤是由糖尿病引起的。

有以下情况需排除其他肾脏疾病，必要时需做肾穿刺活检术以明确诊断：①1 型糖尿病病程不足 10 年且出现蛋白尿者。②无明显原因而出现肾功能急剧衰竭者。③无糖尿病视网膜病变者。④有明显血尿者。⑤顽固性难治性高血压。⑥同时有合并其他系统性疾病的症状或体征。⑦肾脏彩超发现异常。⑧予 ACEI 或 ARB 治疗后 2~3 个月内 GFR 降低 > 30%。

3）中医辨证分型标准

参考 2002 年郑筱萸主编的《中药新药治疗慢性肾功能衰竭的临床研究指导原则》，见表 2-4-18。

表 2-4-18 脾肾气虚夹瘀型的辨证分型

证型	主症	次症	舌脉
脾肾气虚（本证）	气短懒言，腰膝酸软，倦怠乏力，食少纳呆	脘腹胀满，大便不实，口淡不渴	舌淡且有齿痕，脉沉细
瘀证（兼证）	面色晦暗，腰痛	肌肤甲错，四肢麻木	舌质紫暗或有瘀斑瘀点，脉涩或细涩

注：证候临床表现依据无、轻、中及重度记 0、1、2、3 分，主证翻倍，其累计分数为总积分，并分别计算治疗前后中医症候总积分。上述辨证均由两名主治医师或以上职称医师指导下进行，若符合本证的主症 1 项和次症 1 项或以上，兼证符合主症或次症其中任 1 项或以上，辨证方可成立。

3. 纳入标准

（1）符合西医 DN 诊断标准，诊断为 DN 的患者。

（2）年龄 18~70 周岁之间。

（3）符合 2012 年 KDIGO 指南 CKD3a 期标准者。

（4）符合中医辨证为脾肾气虚夹瘀型的患者。

（5）知情并同意加入研究的患者。

4. 排除标准

（1）有结核病史，处于发热、泌尿系统感染及其他系统感染等急性期者。

（2）应用免疫抑制剂者。

（3）严重心血管疾病（心电图检查和/或超声心动图检查有病理性的异常）、肝功能异常升高大于 2 倍以上。

（4）患有凝血功能障碍性疾病及出血性疾病的患者。

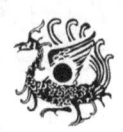

（5）妊娠及哺乳期妇女、对本药过敏者、有精神病史者及有手术、外伤等应激情况的患者。

（6）凡存在导致肾功能急剧下降，或难以控制的高血压、严重创伤、重症感染、肾损害性药物的使用、肾后性梗阻及有效血容量的不足等。

（7）在治疗期间服用了其他损害肾功能的药物或食物，如：①环孢素。②氨基糖苷类抗生素、含有马兜铃酸的中药、非甾体类抗炎药。③对比剂，包括各种含碘对比剂。④工业毒物，如除草剂、甘油、杀虫剂、甲醇等。⑤重金属盐类，如汞、铅、金等。

5. 研究方法

1）西药基础治疗

参考2014年版《糖尿病肾病防治专家共识》，由中华医学会糖尿病学分会微血管并发症组主编。

（1）生活方式干预：对所有患者进行糖尿病教育，在治疗期间均戒酒、烟；均配合规律饮食、适当运动、控制体重等。

（2）饮食治疗：糖尿病饮食，严格限制钠盐摄入，钠盐摄入量应在每天3000mg以下；每日摄入的总热量应使患者接近理想体重，控制在每千克体重125.5~146.5kJ，肥胖者可适当减少热量，消瘦者可适当增添热量。患者应优质低蛋白饮食，每天的蛋白质摄入量控制在0.6~0.8g，若每天的蛋白摄入量≤0.6g，可酌情适当补充复方α-酮酸。

（3）血糖控制目标：糖化血红蛋白不超过7%，对于中老年患者（65岁以上），糖化血红蛋白控制目标可适当放宽，不超过7%~9%。血糖控制应遵循个体化，因本次研究纳入标准GFR在45~59mL/min，可首选胰岛素注射控制血糖，口服降糖药物可依据DN用药原则，如糖苷酶抑制剂类或格列奈类，服药期间应密切关注患者血糖变化情况，以免出现低血糖等不良事件。

（4）严格控制血压：血压靶目标为140/80mmHg。首选ACEI，如贝那普利（北京若华制药有限公司，每片10mg）10mg qd，如患者不耐受贝那普利，出现干咳等不良反应，予以停用；次选ARB，如缬沙坦（北京诺华制药有限公司，每片80mg）80mg qd降压治疗，如降压欠佳时，可联合CCB，如拜新同（拜耳医药保健有限公司，每片30mg）30mg qd，若血压仍未达标时，可选择如α受体阻滞剂、β受体阻滞剂这类别的降压药。

（5）纠正脂质代谢紊乱：血脂干预治疗切点，血LDL-C > 3.38mmol/L，甘油三酯（TG）> 2.26mmol/L。具体用药：首选口服他汀类药物，如阿托伐他汀钙片（立普妥）（北京诺华制药有限公司，每片20mg）20mg qn；以TG升高为主的可首选贝特类降脂药，如苯扎贝特（浙江亚太药业股份有限公司，每片0.2g）0.2g bid。

2）陈氏降浊方

在西药基础治疗上+中药陈氏降浊方，中药方剂主要成分为：黄芪30g、山药10g、怀牛膝10g、山茱萸10g、茯苓15g、薏苡仁15g、车前子10g、芡实15g、水蛭10g、白术10g、僵蚕10g。由福建省人民医院代煎。制作过程：将所有中药完全浸泡于水中0.5h，煎煮2次，第2次煎制时间及用水量比第一次少，分别煎煮1h和0.5h，混合搅匀，取药汁装袋，每袋100mL，高压灭菌。每次1袋，每天2次，餐后内服。两组疗程均为60天，所有指标在治疗前后均应各检测一次。

3）分组方法

采用简单随机分组法（将64例符合纳入标准的患者，即编号码01~64，采取随机抽样的方法，抽到双数编号为 A 组对照组，抽到单数编号为 B 组观察组（剔除编号者，顺次补上）。A 组对照组（单纯西药治疗组）、B 组观察组（单纯西药 + 陈氏降浊方治疗组）各 32 例。

6. 临床观察项目

1）疗效指标

血肌酐（Scr）、肾小球滤过率（GFR）、空腹血糖（FBG）、糖化血红蛋白（HbA1c）、24h 尿蛋白定量（24hUV）、血脂（TG、TC、LDL-C）、尿 CTGF、血 HGF。于治疗前后 60 天各检测一次，并每 2 周随访一次。注：肾小球滤过率（GFR）采用 GFR：EPI 方程公式，医院亦是采用此公式计算。（其中血肌酐浓度单位：μmol/L）。

$$GFR:EPI(GFR)(mL \cdot min^{-1} \cdot 1.73m^{-2}) = a \times (血肌酐浓度/b)c \times (0.993)年龄。$$

其中 a：①黑人中女性 =166，男性 =163。②其他人种中女性 =144，男性 =141。b：女性 =62，男性 =80。c：女性 =–0.329 或 –1.209，男性 =–0.411 或 –1.209。

24h 尿标本留取：嘱咐患者清晨 8 点排完最后一次尿液（即从 8 点至次日早晨 8 点），告知患者最后一次尿液需留入尿桶里。再将 24h 的全部尿液排入清洁尿桶内，防止尿液腐坏，在留取第一次尿液后加入需要加入防腐剂。次日早晨需准确测量并记录总尿量，然后搅拌均匀取约 10mL 尿液送往检验。注意：在留取尿液过程中，嘱患者不需特意多喝水或少喝水。

2）安全性指标

（1）一般体检项目，如体温、脉搏、呼吸、血压等。

（2）肝功能、粪常规 +OB、血常规、心电图、血压等，均在治疗前及治疗后 60 天分别记录 1 次。

7. 统计学处理

运用 SPSS 22.0 软件对本课题数据进行处理和分析，计量资料同组治疗前后比较，计算其治疗前后差值 d，若符合正态分布的采用配对 t 检验，不符合正态分布的采用秩和检验；不同组治疗前后比较，符合正态分布的采用独立样本 t 检验，不符合正态分布的采用秩和检验。等级资料采用秩和检验，其中 $P<0.05$ 或 $P<0.01$ 有统计学意义。计数资料的对比采用卡方检验；相关性分析，若符合正态分布，采用直线相关 Pearson 相关分析，若不符合正态分布，则采用等级相关 Spearman 相关分析，以 $P<0.05$ 为差别具有统计学意义。

（二）结果

1. 性别、年龄、病程、BMI 分析

具体见表 2-4-19。

表 2-4-19　对照组、观察组两组患者一般资料分析表（$\bar{x}\pm s$）

	性别（男/女）	年龄（岁）	DN 病程（年）	BMI（kg/m^2）
对照组	15/16	54.84±6.94	13.06±3.97	24.52±1.36
观察组	14/17	54.52±7.33	12.48±4.79	24.26±1.18
P	0.799	0.859	0.605	0.429

注：①两组患者治疗前性别比较用卡方检验，经检验 $X^2=0.065$，$P>0.05$，差异无统计学差异，脱落后两组均具有可比性。②两组患者治疗前年龄、糖尿病病程情况、BMI 比较用独立样本 t 检验，经检验，$P>0.05$，均无统计学差异，具有可比性。

2. 对照组、观察组患者治疗前临床生化指标水平比较

具体见表 2-4-20。

表 2-4-20　对照组、观察组患者治疗前临床生化指标水平比较（$\bar{x}\pm s$）

	FGB（mmol/L）	HbA1c（%）	TC（mmol/L）	TG（mmol/L）	LDL-C（mmol/L）	24hUV（g/24h）	GFR（mL/min）	Scr（mmol/L）
对照组	8.39±1.32	7.50±1.13	5.10±1.04	2.61±0.77	3.12±0.48	2.16±0.53	49.12±3.96	136.51±15.85
观察组	8.33±1.23	7.52±0.95	5.21±0.92	2.58±0.78	3.14±0.34	2.14±0.56	48.98±3.85	136.95±17.74
P	0.859	0.942	0.651	0.881	0.789	0.866	0.890	0.917

注：对照组和观察组治疗前各临床指标比较分析，均 $P>0.05$，无统计学差异，具有可比性。

3. 对照组、观察组患者治疗前后各临床生化指标水平比较

具体见表 2-4-21 ~ 表 2-4-25。

表 2-4-21　两组患者治疗前后血糖的比较（$\bar{x}\pm s$）

		FGB（mmol/L）	2hPG（mmol/L）	HbA1c（%）
对照组	治疗前	8.39±1.32	11.87±1.43	7.50±1.13
	治疗后	7.64±1.00▲	9.53±1.49▲	7.35±1.01▲
观察组	治疗前	8.33±1.23	11.88±1.5	7.52±0.95
	治疗后	7.54±0.77▲☆	9.42±1.44▲☆	7.33±0.94▲☆

注：①同组治疗前后比较：▲$P<0.05$。②两组治疗后组间比较：☆$P>0.05$。

表 2-4-22　两组患者治疗前后血脂的比较（$\bar{x}\pm s$）

		TC（mmol/L）	TG（mmol/L）	LDL-C（mmol/L）
对照组	治疗前	5.10±1.04	2.61±0.77	3.12±0.48
	治疗后	3.89±0.89▲	1.79±0.67▲	2.62±0.46▲
观察组	治疗前	5.21±0.92	2.58±0.78	3.14±0.34
	治疗后	3.45±0.73▲★	1.46±0.54▲★	2.35±0.41▲★

注：①同组治疗前后比较：▲$P<0.05$。②两组治疗后组间比较：★$P<0.05$。

表 2-4-23　两组患者治疗前后24h尿蛋白定量比较（$\bar{x}\pm s$）

		24hUPro（g/24h）
对照组	治疗前	2.16±0.53
	治疗后	1.77±0.70▲

续表

		24hUPro（g/24h）
观察组	治疗前	2.14 ± 0.56
	治疗后	1.50 ± 0.39 ▲★

注：①同组治疗前后比较：▲$P < 0.05$。②两组治疗后组间比较：★$P < 0.05$。

表 2-4-24　两组患者治疗前后肾功能的比较（$\bar{x} \pm s$）

		Scr（mmol/L）	GFR（ml/min）
对照组	治疗前	136.51 ± 15.85	49.12 ± 3.96
	治疗后	129.97 ± 15.80 ▲	50.08 ± 3.95 ▲
观察组	治疗前	136.95 ± 17.74	48.98 ± 3.85
	治疗后	122.04 ± 15.48 ▲★	52.36 ± 3.86 ▲★

注：①同组治疗前后比较：▲$P < 0.05$。②两组治疗后组间比较：★$P < 0.05$。

表 2-4-25　两组患者治疗前后血 HGF、尿 CTGF 的比较（$\bar{x} \pm s$）

		HGF（ng/l）	CTGF（pg/mL）
对照组	治疗前	1389.09 ± 304.76	42.78 ± 6.48
	治疗后	1573.25 ± 282.56 ▲	33.26 ± 5.50 ▲
观察组	治疗前	1405.93 ± 287.60	42.58 ± 6.32
	治疗后	1691.97 ± 280.19 ▲★	26.33 ± 5.44 ▲★

注：①同组治疗前后比较，▲$P < 0.05$。②两组治疗后组间比较，★$P < 0.05$。

4. 相关性分析

Pearson 相关性分析得出观察组治疗后尿 CTGF 与血清 HGF 呈负相关（$P < 0.01$），见表 2-4-26。

表 2-4-26　观察组治疗后血清 HGF、尿 CTGF 双变量相关性分析（$\bar{x} \pm s$）

		血清 HGF（ng/L）
尿 CTGF（ng/L）	r	−0.496
	P	0.005

5. 疗效分析

1）中医证候积分

具体见表 2-4-27。

表 2-4-27　两组患者中医证候积分的比较（$\bar{x} \pm s$）

组别	例数（例）	治疗前	治疗后
对照组	31	22.48±2.19	13.26±3.98
观察组	31	22.52±2.22	8.94±3.44

注：①两组治疗前对比，$P>0.05$，无显著统计学差异，具有可比性。②两组治疗后中医证候积分均降低，$P<0.05$；观察组较对照组中医证候积分下降明显，$P<0.05$。

2）两组治疗后中医证候总体疗效分析

具体见表 2-4-28。

表 2-4-28　两组患者治疗后中医证候总体疗效分析

组别	例数（例）	显效	有效	无效	有效率
对照组	31	7	12	12	61.29%
观察组	31	13	13	5	83.87%

注：两组经非参数秩和检验，$Z=-2.116$，$P=0.034$，$P<0.05$，差异具有统计学意义。

3）两组患者治疗后临床综合疗效的分析

具体见表 2-4-29。

表 2-4-29　两组患者治疗后临床综合疗效分析（$\bar{x} \pm s$）

组别	例数（例）	显效	有效	无效	有效率
对照组	31	0	20	11	64.52%
观察组	31	1	26	4	87.10%

注：两组经非参数秩和检验，$Z=-2.195$，$P=0.028$，$P<0.05$，差异具有统计学意义。

6. 安全性评价

对照组与观察组两组在治疗期间均依从性较好，能够配合临床指标复查、随访等，治疗过程中患者生命体征平稳，每月复查一次肝功能，血、尿、粪常规、常规心电图。

（三）讨论

1. 祖国医学对 DN 的认识

1）对 DN 中医病名的认识

糖尿病肾病作为现代医学的名称，在古代医籍中并无记载糖尿病肾病这一病名，但根据其病机和临床证候表现，可将本病归属于"尿浊""关格""肾劳""水肿"等。《太平圣惠方》卷五十三中记载："饮水随饮便下，小便味甘而浊淋，腰腿消瘦者，肾消也"，提出了"肾消"的病名。《外台秘要》中王焘也曾提出"肾消病"病名，引隋代甄立《古今录验方》中记录："消渴，……渴而饮水不能多，小便频数，阴痿弱，但腿肿，脚先瘦小，此肾消病也"，其描述与现代糖尿病肾病临床表现较为贴切。宋朝《太平圣惠方》中提出："夫消肾，小便浊淋，白浊如脂者"，对于现代糖尿病肾病出现的蛋白尿的临床表现做出了简单的概括。

随着对糖尿病肾病的进一步研究，现代诸多医家在总结古代对该病病名认识的基础上，并结合其临床表现，对本病的中医病名提出了多方面的阐述。吕仁和等人认为，一方面，糖尿病肾病病位主要在肾脏，病程中始终贯穿肾元受损之病机，故以"消渴病肾病"作为糖尿病肾病的中医病名较为符合，治疗方面以补肾为主；另一方面，提出本病继发于消渴病。南征在研究了大量的相关文献后，对"消肾"进行了阐述："消肾者……肾水燥涸，渴引水浆，下输膀胱，小便利多，腿胫消瘦，骨节疼，故名消肾"，提出将本病中医病名定义为"消渴肾病"，不再将"病"字添置其后。"消渴肾病"病名说明了糖尿病的病因病位，也较为完整地呈现了糖尿病肾病的中医特色，对目前来说是一个比较规范、贴切、科学的糖尿病肾病中医病名。

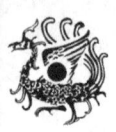

2）对 DN 病因病机认识

在总结古代相关中医文献并总结现代医学对糖尿病肾病的认识基础上，祖国医学认为，本病的发病因素一方面受先天禀赋不足，五脏虚损的影响，另一方面受后天饮食不节，情志失调，外感毒邪，劳欲过度等因素的影响。由于糖尿病肾病病程较长，临床上涵盖了不同的发展阶段，而每个阶段的临床表现又各有不同，加上由于各医家受地域，个人经验等多方面因素影响，因此对于本病的中医病机认识，至今尚未形成统一认识。但根据各医家临床心得及相关文献研究，大体归纳本病的病机有"本虚标实""微型癥瘕形成""毒损肾络""玄府病机""邪伤肾络""伏邪藏匿"等观点。

糖尿病肾病其发病机制较为复杂多变，虚实夹杂，但仍存在一些共性的东西，大多数医家肯定了其主要病机为脾肾两虚，此病机在糖尿病肾病的发病机制中占有重要地位。同时认为瘀血始终贯穿本病病程，既是致病因素又是其病理产物，相互因果。因此益肾健脾，祛浊化瘀作为临床治疗糖尿病肾病的一个重要治法，值得深入研究探讨。

3）陈扬荣治疗 DN 经验

陈扬荣教授通过临床实践及个人经验，认为本病的根本病机主要在于"本虚标实"。本虚多以脾肾两虚为本，常常累及心、肝、肺诸脏，瘀血则多为标实之证。肾为先天之本，主藏精，为封藏之本，脾为后天之本，主运化。先天之精与后天之本是相互作用，相互依存的。二者相辅相成，共同维持生命活动。其中脾肾气虚夹瘀型的糖尿病肾病患者在临床上也较多见，在本病发展过程中，瘀血既为糖尿病肾病病变演变形成的病理产物，也是其诱发、加重因素。中医有"气为血之帅"之说，血液的运行顺畅，依赖于气的推动作用，脾肾亏损则血运无力，血液运行阻滞则致瘀阻经脉。瘀血始终贯穿于糖尿病肾病病程中的每一个发展过程，是糖尿病肾病发病的关键因素，影响着其病程，长期作用于机体可使病情迁延难愈，病机复杂化。

由于糖尿病肾病病程冗长，病情复杂多变，"久病入络"，日久则循经入络，损伤经脉，累及肾脏，损伤肾络而成瘀。因此，陈扬荣教授在治疗本病时，常常加用水蛭、僵蚕、地龙等虫类药加强活血化瘀功效，中药中虫类药物大多为血肉有情之品，具有益肾固本的作用，且药性大多偏辛咸，辛能通络，咸能软坚，多具有搜风剔络、软坚散结、活血化瘀等功效。虽虫类药物药效虽好，但应注意：①中病即止：即不可过度服用活血化瘀作用较强的药物，防止祛邪伤正，损伤正气，同时运用该类药物时应把握好用药剂量，以防加重病情。②注意配伍，虫类药物大多咸寒、温燥，药性峻烈，因而陈扬荣教授在运用活血药物时常常辅以如当归、黄芪等补气温经补血之品及麦冬、生地黄等滋阴之品。总之，临床上在运用该药物治疗过程中，应密切关注病情的变化，灵活调整治疗方案。

2. 现代医学对DN的认识

1）尿CTGF与DN关系

CTGF是Bradham1991年首次发现的一种新型细胞生长因子。定位于染色6q23，富含半胱氨酸的肝素结合多肽，其分子量为36~38KD，主要由349个氨基酸残基构成，广泛存在于多种人类组织中，尤以肾脏含量最高。在生理状态下，CTGF在体内处于低或无表达状态，但是在病理状态下，比如在糖尿病、肿瘤、IgA肾病、器官纤维化等疾病刺激下，CTGF分泌增加，特别在伴有细胞外基质积聚的肾小球毛细血管外区域和肾小管间质，其CTGF表达含量明显上升。

CTGF在肾脏过度表达主要与肾脏纤维化有关，特别在肾小球硬化、肾

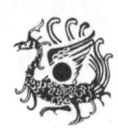

间质纤维化发生、发展过程中发挥着重要作用。转化生长因子-β（TGF-β）被认为是致纤维化最强的细胞因子。CTGF 则作为其下游调节因子，发挥一部分 TGF-β1 的功能，在肾脏纤维化时，CTGF 的表达增加，含量增加。CTGF 在 TGF-β 诱导下，使肌成纤维细胞分泌 CTGF 增加，同时还介导 TGF-β，使肾小管上皮细胞分化为肌成纤维细胞，细胞外基质沉积过多，加速肾脏损伤，促进肾小管及间质脏纤维化。王献耀等人发现在肾纤维化大鼠肾脏组织中，TGF-β1 与 CTGF 两者呈明显正相关，随着 TGF-β1 表达增多时，CTGF 含量也随之明显增多。研究还发现，尿 CTGF 对早期肾损害有较敏感的预测价值，提示在尿蛋白出现之前肾脏已经存在一定程度损害。研究表明，当患者血中 CTGF 水平开始升高时，此时肾脏 CTGF 水平升高更加显著，肾脏 CTGF 表达增加，则导致肾小球相对滤过更多的 CTGF，加之肾脏局部又可以分泌 CTGF，引起尿 CTGF 含量进一步升高。且随着糖尿病肾病病情的进展，肾脏损伤程度加剧，尿 CTGF 水平明显增加。因此，检测尿 CTGF 可以作为早期判断糖尿病肾病病变程度的指标。由此可见，若控制 CTGF 的表达，对于延缓肾脏纤维化，改善肾功能具有重要意义。

2）血清 HGF 与 DN 关系

HGF 是一种多效性因子，由一个分子量为 84kD 的二聚体分子构成。其受体是原癌基因 c-met 的产物，HGF 通过与特异性膜受体结合进而发挥其多样生物学作用。HGF 存在于动物和人体内的多种组织和细胞中，其分布主要有肾、肝、肺、胰腺等器官，而肾脏是 HGF 受体表达含量最高的器官之一。HGF 在肾小球中大多产生于内皮细胞和系膜细胞，在肾小管中则主要在间质细胞、内皮细胞中表达。HGF/c-met 可能通过自分泌、旁分泌、内分泌三种方式的一种或多种作用于肾脏局部发挥其作用，参与肾脏的分化、增殖、修复及再生等，是肾脏的营养因子。

HGF作为一种诱导、调节及抗纤维化的生长因子，可调节肾小管间质病变过程中的各个环节，对肾脏起保护作用，防止肾脏纤维化。在生理状态下，机体中血清HGF含量极少，当在病理状态下，如高血糖、高血脂等情况下，血清HGF含量升高，代偿性促进肾组织修复，刺激基质降解、延缓肾小球及小管间质纤维化，改善其肾功能。研究还表明，HGF可以促进肾小管上皮细胞增生及诱导肾小管的形成。若给予外源性HGF可以减轻肾脏组织受损，促进肾小管上皮细胞DNA合成、促使近端小管上皮的再生及肾功能的恢复。研究证实，HGF可以刺激上皮细胞的迁移，保持肾小管上皮细胞的分化状态、影响其增殖，促进细胞外基质的降解。Minzuno等人也认为HGF能降低TGF-β的表达及抑制成肌纤维细胞的形成，延缓肾小球硬化。大量文献表明HGF在慢性肾脏病变中分泌增加，起到抗纤维化作用，是肾脏的一种保护细胞因子。若是发展到晚期肾小球硬化及肾间质纤维化加剧，HGF则逐渐降低直至降至正常水平以下。因此，HGF的表达水平对于糖尿病肾病的诊断及病情程度、预后都具有一定指导作用。若在肾脏病变早期就给予适当的HGF治疗，可能可以降低减少肾脏组织受损，延缓肾脏纤维化。

3）尿CTGF、血清HGF与DN关系

研究显示在糖尿病肾病早期，在持续高血糖、高血压、蛋白尿等作用下，机体组织遭到损害，导致CTGF表达增多，由于人体具有自我防御协调能力，故启动机体部分抑制损伤机制，HGF代偿性的表达增多，进而对抗前者损伤，起到保护肾脏的作用。而随着病程的进展，肾脏组织纤维化程度加剧，细胞的自我防御反应能力下降，HGF失代偿，则HGF含量也随之降低。因本课题研究的纳入标准是糖尿病肾病（CKD3a期）患者，处于此期的患者肾脏

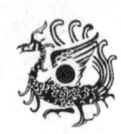

组织尚未完全纤维化,因此 HGF 仍会代偿性增加以起到保护肾脏的作用。故 HGF 含量在糖尿病肾病(CKD3a 期)时是高于其基础水平的。也正如此,通过对 HGF、CTGF 的检测了解其肾脏损害程度具有重要的参考意义,同时对于评估糖尿病肾病(CKD3a 期)患者的预后也有较大帮助。

3. 陈氏降浊方的组方

陈氏降浊方是全国名老中医传承工作室专家陈扬荣教授运用 50 多年的临床用药经验,根据糖尿病肾病脾肾气虚夹瘀型的病机特点及相关理论,以"补益脾肾、祛浊化瘀"为治法,按照君、臣、佐、使的组方规律而自拟的经验方。50 多年的临床疗效证明陈氏降浊方能改善糖尿病肾病临床症状、肾功能及延缓糖尿病肾病进展。

陈氏降浊方主要由生黄芪、山茱萸、山药、薏苡仁、怀牛膝、芡实、茯苓、车前子、白术、水蛭、僵蚕组成。方中以生黄芪补气固表、白术健脾补气为君药;山药健脾补肾、山茱萸、芡实益肾固精、茯苓健脾渗湿共为臣药;以薏苡仁利水渗湿、车前子清热利湿,水蛭活血祛瘀、僵蚕化痰散结为佐药;怀牛膝补益肝肾,活血逐瘀通络,引诸药下行为使药。全方共 11 味药组成,配伍后共奏补益脾肾、祛浊化瘀的综合功效,切中糖尿病肾病本虚标实的病机特点。

4. 陈氏降浊方主要临床疗效相关分析

1)陈氏降浊方改善脂质代谢水平的分析

根据研究结果显示,两组治疗后均能有效地降低血脂 TG、TC、LDL-C($P<0.05$),但陈氏降浊方联合西药组改善血脂的程度优于单纯西药组($P<0.05$)。从祖国医学角度讲,血脂代谢紊乱常常由于脾肾脏腑功能失调引起,大多是在脾肾两虚基础上衍生的瘀血、痰浊所导致的,大体属中医

"虚""瘀""毒""痰"等范畴。其中"虚"为脾肾两虚,"瘀"为久病夹瘀,"毒"为脂浊、瘀血日久成毒,"痰"为痰浊阻滞。陈氏降浊方中水蛭能活血逐瘀消癥、僵蚕能祛风化痰,茯苓能健脾渗湿,山药能补脾肺肾,固精止带。本虚与标实同时兼顾,使脏腑功能得以恢复,瘀血得化,痰浊得消。因此,陈氏降浊方可以有效地改善脂质代谢紊乱。研究还发现,肾小球硬化与血脂关系密切,脂质在肾脏组织的沉积,不仅会加速肾小球动脉硬化,还会使血液黏滞度增加,血流速度减慢,导致肾小球毛细血管血栓形成,肾脏缺氧、缺血,加速肾脏损害。因此,它对调节脂质代谢紊乱,对延缓糖尿病肾病病程进展有十分重要的意义。

2)陈氏降浊方降低尿蛋白水平的分析

本实验结果显示,两组经治疗后均能有效地降低 24h 尿蛋白水平($P<0.05$),且陈氏降浊方联合西药观察组尿蛋白下降程度优于单纯西药对照组($P<0.05$)。证明陈氏降浊方组在降低尿蛋白优于单纯西药对照组。机制考虑为其可以使肾脏血流动力学异常得到改善,肾小球滤过屏障得到修复,蛋白尿漏出减少。此外,陈氏降浊方组方配伍中,方中黄芪、茯苓益气健脾,祛浊利湿;山茱萸、芡实补肾固精,使脾气健运,肾气充足,分清辨浊,从而降低尿蛋白。现代药理学研究表明:①黄芪可以促进肾小球基底膜的修复,增加肾脏血流量、减轻肾小球脂质的沉积,减少蛋白尿的排泄。②黄芪和山药配伍可升高血清超氧化物歧化酶活性,降低 MDA 含量,降低糖尿病肾病蛋白尿漏出,具有肾脏保护作用。③芡实可以通过提高 SOCS-3 表达,降低 IGF-1 过度表达,从而降低尿蛋白水平。④黄芪水蛭制剂可以下调 TGF-β1 表达,抑制 DN 的相关炎症反应,减少蛋白尿的排出,改善肾功能,因此,减少尿蛋白水平与延缓肾脏纤维化密切相关。

3）陈氏降浊方改善肾功能水平的分析

本实验结果发现，两组经治疗后均能改善患者肾功能水平，肾功能水平无升高趋势，且陈氏降浊方联合西药观察组治疗后，改善肾功能其总体疗效优于单纯西药对照组（$P<0.05$）。其作用机制考虑为陈氏降浊方可能可以减轻肾脏炎症反应，改善肾组织缺氧、缺血状态，改善肾小球内皮滤过功能，促进肌酐代谢，从而升高 GFR，降低 Scr 水平，改善肾功能，延缓 DN 进展。由于糖尿病肾病病程较长，久病致瘀，故本方中选用水蛭，水蛭咸苦入血，逐瘀能力强。药理学发现水蛭可以有效地增加肾血流量和肾小球滤过率，改善肾脏组织代谢，减轻自由基对肾脏的损伤作用，修复肾脏组织，使肾小球的滤过功能得到改善，对肾脏起到保护作用。

4）陈氏降浊方升高血清 HGF、降低尿 CTGF 水平的分析

研究结果显示，两组治疗均能升高血清 HGF、降低尿 CTGF 水平，（$P<0.05$），且观察组总体疗效优于对照组（$P<0.05$）。说明陈氏降浊方在升高血清 HGF、降低尿 CTGF 水平方面有一定疗效。HGF 对肾脏有着保护作用：① HGF 可能通过降低 TGF-β 的表达，抑制肾脏肥大及 ECM 的集聚，减少基底膜增厚和蛋白尿漏出，延缓肾脏组织硬化。② HGF 还能作为一种抗氧化剂，起到保护肾脏的作用，可以防止高糖病理状态下引起的氧化应激损伤，还可以通过降低肾小球滤过率，从而改善 DN 的临床症状。③ HGF 还具有保护肾小球血管内皮细胞，减轻肾脏的相关炎症反应的作用。④ HGF 还能激活 ECM 降解有关的蛋白酶解系统，抑制金属蛋白酶抑制因子表达，增加胶原酶合成，从而对抗肾脏纤维化。CTGF 作为 TGF-β 下游因子，可以介导 TGF-β，诱导上皮细胞转型表达的致纤维化作用，刺激肾小管上皮细胞向肌成纤维细胞分化，加速肾脏纤维化。故上调 CTGF 的表达对肾脏

疾病有预后价值。

结合本研究相关性分析得出观察组治疗后尿 CTGF 与血清 HGF 呈负相关。许多临床研究也证实了 HGF 与 CTGF 是一对抗纤维化与促纤维化作用相反的细胞因子。若尿 CTGF 升高，血清 HGF 降低，则糖尿病肾病（CKD3a期）肾小球硬化及肾间质纤维化程度可能会加剧，从而使肾功能下降。而本研究中陈氏降浊方治疗 DN 能取得良好疗效，其机制可能在于其可以通过升高血清 HGF、降低尿 CTGF 水平，从而改善肾脏组织纤维化，改善肾功能，保护肾脏。但陈氏降浊方是通过何种途径调节血清 HGF、尿 CTGF 水平以及具体的机制仍需要进一步研究，必要时可行大量动物实验取病理切片以深入研究。

5）临床疗效分析

本实验结果显示对照组、观察组两组经 60 天的治疗后均能改善中医证候积分，且观察组治疗后中医证候积分降低程度明显优于对照组，且临床症状得到较好的缓解。观察组与对照组中医证候疗效总有效率分别为 83.87% 和 61.29%，观察组明显优于对照组。观察组与对照组临床总疗效有效率分别为 87.10% 和 64.52%，观察组明显优于对照组。说明陈氏降浊方联合西药观察组总体疗效优于单纯西药对照组，能够明显降低中医证候积分、改善临床相关指标，提高临床疗效，且该试剂安全性高、无明显副作用，发挥了中西医结合的优势，在调节血脂、减少尿蛋白水平，改善肾功能水平等方面显示出良好的前景。

作者：朱小洪　导师：吴竞　摘自《福建中医药大学》2019 年硕士毕业论文

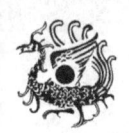

第五节 王永学术传承

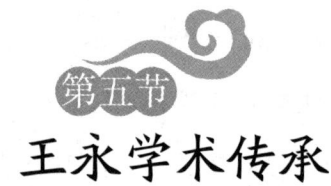

王永，男，北京中医药大学毕业，医学博士，福建中医药大学附属第二人民医院主任医师，中西医结合临床硕士研究生导师。兼任世界中医药联合会动脉粥样硬化性疾病专业委员会委员、海峡两岸医药卫生交流协会心血管专业委员会委员、福建省中医药学会络病分会常务委员、福建省中西医结合学会心血管病学分会委员、福建省中西医结合学会高血压分会委员、福建省老年学学会理事。从事心血管病研究近30年。

│相关论文│

◎健心颗粒对慢性心衰大鼠心肌病理及心功能的影响

慢性心力衰竭（以下简称慢性心衰）是诸多心血管疾病的共同结局。心衰发生、发展的基本机制是心室重塑。现已明确，交感-肾上腺髓质系统及肾素-血管紧张素-醛固酮系统（renin-angiotensin-alclosterone system，RAAS）等神经、体液过度激活促进心室重塑发生。目前应用β受体阻滞剂及拮抗RAAS药物可延缓心力衰竭进展，但不能完全逆转。健心颗粒为医院院内制剂，在西药标准化治疗慢性心力衰竭基础上，可进一步改善心功能。

(一)资料与方法

1. 实验材料

1)实验动物

自发性高血压大鼠(SHR-sp)120只,雄性,15周龄,合格证号:2007000540394,由福建中医药大学动物实验中心提供。

2)药物

健心颗粒由福建中医药大学附属第二人民医院制剂室提供,由红参、黄芪、蒲黄、丹参、葶苈子、桂枝、猪苓、白术组成,每袋10 g,批号:Z20100010。培哚普利由施维雅(天津)制药有限公司生产,每片4mg,批号:H20034053。

3)试剂

大鼠BNP ELIASA试剂盒由上海西塘生物技术有限公司提供。

2. 实验方法

1)动物分组及处理

将15周龄的自发性高血压大鼠(SHR-sp)30只随机分为培哚普利组、健心颗粒低剂量组、健心颗粒中剂量组、健心颗粒高剂量组、阴性对照组,每组6只。前4组分别予培哚普利0.36mg/(kg·d)、健心颗粒1.6 g/(kg·d)、3.2g/(kg·d)、6.1g/(kg·d),以2mL生理盐水溶解,阴性对照组予生理盐水2mL,灌胃给药,每天2次,疗程28天。

2)观察指标

治疗前及治疗28天后断尾取血,采用ELISA法检测大鼠血浆BNP。然后,以水合氯醛麻醉,取心室肌组织,以4%中性多聚甲醛溶液固定24h,经脱水、常规石蜡包埋,切片,苏木素-伊红染色(HE),光学显微镜下拍照观察其组织形态学变化。

3. 统计学处理

计量资料以（$\bar{x} \pm S$）表示，组间比较采用单因素方差分析，如方差齐则再采用 LSD 进行组间比较，以 $P < 0.05$ 为差异有统计学意义。

（二）结果

1. 健心颗粒对心衰大鼠血浆 BNP 表达的影响

治疗前，各组 BNP 明显升高，组间比较无显著异常，具有可比性（$P > 0.05$）。治疗后各组间比较见表 2-5-1。

表 2-5-1　各组大鼠血浆 BNP 比较分析（$\bar{x} \pm s$）

组别	例数（例）	治疗前	治疗后
对照组	6	255.16 ± 12.63	312.52 ± 16.66[b]
健心颗粒低剂量组	6	254.60 ± 11.61	212.71 ± 8.19[ab]
健心颗粒中剂量组	6	253.42 ± 8.85	169.22 ± 9.17[a]
健心颗粒高剂量组	6	251.65 ± 7.77	116.77 ± 10.09[a]
培哚普利组	6	253.47 ± 5.90	119.02 ± 11.53[a]

注：与对照组相比较，[a]$P < 0.05$；与培哚普利组比较，[b]$P < 0.05$。

2. 病理学检测

对照组大鼠心肌组织 HE 染色示大鼠心肌细胞排列不整齐、部分胞质呈溶解状态，核深染，心肌纤维断裂，细胞间隙增宽。与对照组比较健心颗粒低、中、高剂量组及培哚普利组可见上述表现明显减轻（见图 2-5-1）。

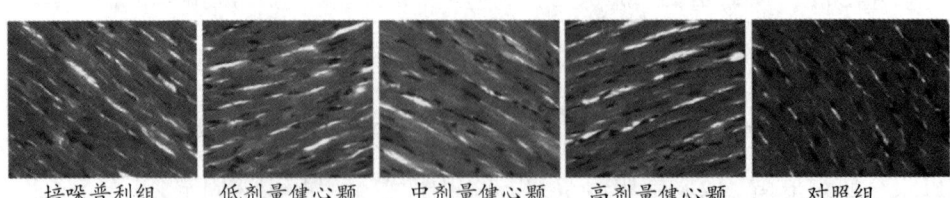

培哚普利组　　低剂量健心颗　　中剂量健心颗　　高剂量健心颗　　对照组
　　　　　　　　粒组　　　　　　粒组　　　　　　粒组

图 2-5-1　第 28 天各组大鼠心肌 HE 染色结果（200×）

（三）讨论

慢性心衰属于中医"喘证""心悸""水肿""心水"等范畴，是本虚标实之证。颜德馨认为心衰的病机关键是心气阳虚，心血瘀阻，提出"有一分阳气，便有一分生机""瘀血乃一身之大敌"的观点。陈可冀认为心衰是由于心气、心阳虚衰，瘀血、痰饮、水饮等病理产物积聚所致，将其概括为虚、瘀、水三个方面，认为三者互为影响，互为因果。吴新欲认为，慢性心衰的病机特点为本虚标实，以心气阳虚为本，认为本病是在心气阳虚的基础上继而产生水饮、瘀血等病理产物，故血瘀、水饮为标。综上，慢性心衰中医辨证皆离不开气虚、阳虚、水饮、血瘀几大病机。健心颗粒是著名中西医结合专家林求诚研究员治疗慢性心力衰竭的经验方，此方针对慢性心衰心气阳虚，血瘀水停的病机而成方，治以益气活血、温阳利水。其组方以红参、黄芪为君，益气温阳以治其本；臣以蒲黄、丹参活血化瘀，通利血脉；葶苈子宣肺利水；桂枝、猪苓温阳化饮利水；白术补气健脾、燥湿利水。研究发现，15周龄SHR大鼠跟同龄WKY大鼠相比，血浆及心脏的BNP已显著增高，说明已发生心力衰竭。因此，本实验采用15周龄SHR大鼠作为心力衰竭的动物模型。既往临床研究显示，健心颗粒可明显降低心衰患者血浆脑钠素水平，本研究显示，健心颗粒可明显降低心衰大鼠的BNP水平，并改善心肌病理，且与培哚普利相当。可能的机制有：抑制肾素－血管紧张素－醛固酮系统活性；可通过降低基质金属蛋白酶（MMP-9）和MMP-9/TIMP-1等途径改善心功能、抑制心肌肥大，逆转心室重塑。

作者：王永、曾凯、赵红佳、陈璐、邓志兵、陈美华　摘自《光明中医》2015年第9期

◎健心颗粒对慢性心衰大鼠心室肌 toll 样受体 4、肿瘤坏死因子 - α 蛋白表达的影响

慢性心力衰竭发生、发展的基本机制是心室重塑。目前已明确,交感 - 肾上腺髓质系统及肾素 - 血管紧张素 - 醛固酮系统等神经、体液过度激活促进心室重塑发生,应用 β 受体阻滞剂及拮抗肾素 - 血管紧张素 - 醛固酮系统药物可延缓心力衰竭进展,但不能完全逆转。研究显示,由免疫系统介导,激发炎症因子释放,进而引起心室重塑,在心力衰竭的发生发展中起重要作用。本研究显示健心颗粒可明显抑制心衰大鼠心肌细胞 toll 样受体 4(TLR4)、肿瘤坏死因子 - α(TNF-α)的表达,从而具有抗炎作用,进而改善心功能。

(一)材料与方法

1. 实验动物

自发性高血压大鼠(SHR-sp)120 只,雄性,15 周龄,合格证号:2007000540394,由福建中医药大学动物实验中心提供。

2. 实验药物

健心颗粒:黄芪 333g、红参 167g、丹参 167g、猪苓 167g、白术 167g、葶苈子 167g、蒲黄 100g、桂枝 100g,加水没药浸泡 1h,第 1 次煎煮 1.5h,第 2 次、3 次各煎煮 1h,滤液合并浓缩制成清膏并干燥成颗粒 1000g,分装,每袋 10g,由福建中医药大学附属第二人民医院制剂室提供,批号:Z20100010。培哚普利,每片 4mg,由施维雅(天津)制药有限公司生产,批号:H20034053。

3. 动物分组及处理

将 15 周龄的自发性高血压大鼠(SHR-sp)120 只随机分为培哚普利

组、健心颗粒低剂量组、健心颗粒中剂量组、健心颗粒高剂量组、阴性对照组，每组24只。前四组参照等效剂量法分别予培哚普利0.36mg/（kg·d），健心颗粒1.6g/（kg·d）、3.2g/（kg·d）、6.1g/（kg·d），以2mL生理盐水溶解，阴性对照组予生理盐水2mL，灌胃给药，每天2次，实验过程共28天。

4. 观察指标及方法

1）免疫印迹法测定TLR4蛋白表达

抗体购自Abcam公司。分别于灌胃后第7、14、21、28天每组随机抽取6只大鼠，以水合氯醛麻醉，取心室肌组织，溶于抽提液中，充分振荡混匀，离心，收集上清液；另取心室肌组织50mg提取核蛋白；二喹啉甲酸法测定蛋白浓度后，取50μg蛋白；经转膜后把载有蛋白的PVDF膜迅速地投入装有封闭缓冲液中，4℃过夜；稀释一抗（鼠抗TLR4）到工作浓度（1∶1000），将膜置于一抗溶液中，4℃过夜，洗膜3次，每次10min；稀释HRP标记的二抗（羊抗鼠IgG）到工作浓度（1∶1000），然后将膜置于二抗中，37℃摇床孵育1h；洗膜5次，每次10min。以β-actin为内参，检测TLR4蛋白表达。

2）免疫组织化学显色检测心室肌组织TNF-α表达

抗体购自Abcam公司。分别于灌胃后第7、14、21、28天每组随机抽取6只大鼠，以水合氯醛麻醉，取心室肌组织，以4%中性多聚甲醛溶液固定24h，经脱水、常规石蜡包埋，切片脱蜡后，以PBS冲洗，柠檬酸高压修复2min；PBS冲洗，TNF-α一抗（1∶200）过夜，加二抗37℃孵育2h，苏木素复染10s，避光操作，具体步骤严格按照免疫组化试剂盒说明书操作。光学显微镜下观察、拍照，经Motic Med 6.0数码医学图像分析系统软件分析处理，研究大鼠心室肌组织 TNF-α 的表达。

5. 统计学处理

本组计量资料均符合正态分布，以均数 ± 标准差（$\bar{x} \pm s$）表示，组间比较采用单因素方差分析，本组数据均满足方差齐性检验，故采用 LSD 进行组间比较，以 $P < 0.05$ 为差异有统计学意义。

（二）结果

1. 大鼠心室肌 TLR4 蛋白表达情况

图 2-5-2、表 2-5-2 显示，第 7 天对照组、健心颗粒低、中、高剂量组间比较，大鼠心室肌 TLR4 蛋白表达无显著差异（P 分别为 0.455、0.794、0.746，均 $P > 0.05$），但培哚普利组明显下降（P 为 $7.72 \times 10^{-6} < 0.05$）；第 14 天，与对照组比较，培哚普利组、健心颗粒低、中、高剂量组大鼠心室肌 TLR4 蛋白表达均显著下降（P 分别为 1.04×10^{-7}、0.001、0.001、5.83×10^{-5}，均 $P < 0.05$），第 21 天，与对照组比较，培哚普利组、健心颗粒低、中、高剂量组大鼠心室肌 TLR4 蛋白表达均显著下降（P 分别为 1.10×10^{-10}、3.80×10^{-7}、3.66×10^{-7}、9.13×10^{-9}，均 $P < 0.05$），培哚普利组较健心颗粒低、中、高剂量组下降更明显（P 分别为 0.001、0.01、0.044，均 $P < 0.05$）；第 28 天，与对照组比较，培哚普利组、健心颗粒低、中、高剂量大鼠心室肌 TLR4 蛋白表达均显著下降（P 分别为 3.73×10^{-11}、8.60×10^{-8}、6.16×10^{-10}、2.22×10^{-10}，均 $P < 0.05$），但培哚普利组、健心颗粒中、高剂量组明显低于低剂量组（P 分别为 0.001、0.034、0.011，均 $P < 0.05$）；以上差异均有统计学意义，均采用单因素方差分析，以 LSD 进行组间比较。

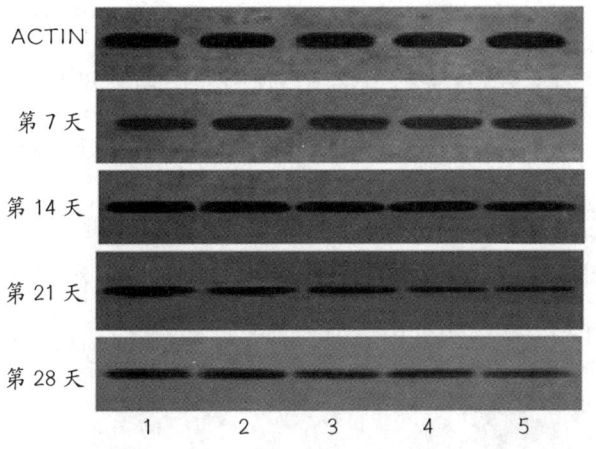

图 2-5-2　各组大鼠心室肌 TLR4 表达结果比较

表 2-5-2　各组大鼠心室肌 TLR4 表达结果比较（$\bar{x} \pm s$）

组别	第 7 天	第 14 天	第 21 天	第 28 天
阴性对照组	0.722 ± 0.055^{c}	0.727 ± 0.081^{c}	0.735 ± 0.078^{c}	0.737 ± 0.075^{c}
健心颗粒低剂量组	0.693 ± 0.065^{bc}	0.615 ± 0.030^{ac}	0.519 ± 0.046^{ac}	0.463 ± 0.052^{ac}
健心颗粒中剂量组	0.733 ± 0.050^{bc}	0.609 ± 0.038^{ac}	0.502 ± 0.041^{ac}	0.381 ± 0.055^{ad}
健心颗粒高剂量组	0.710 ± 0.102^{bc}	0.582 ± 0.047^{ac}	0.468 ± 0.045^{ac}	0.362 ± 0.057^{ad}
培哚普利组	0.506 ± 0.048^{a}	0.506 ± 0.048^{a}	0.400 ± 0.036^{a}	0.329 ± 0.047^{a}

注：与对照组相比较，$^{a}P < 0.05$，$^{b}P > 0.05$；与培哚普利组比较，$^{c}P < 0.05$，$^{d}P > 0.05$。

2. 心衰大鼠心室肌 TNF-α 蛋白表达情况

图 2-5-3、表 2-5-3 显示，第 7 天对照组、健心颗粒低、中、高剂量组间比较，大鼠心室肌 TNF-α 蛋白表达无显著差异（P 分别为 0.501、0.239、0.334，均 $P > 0.05$），但培哚普利组明显下降（P 为 $0.002 < 0.05$）；第 14 天，与对照组比较，培哚普利组、健心颗粒低、中、高剂量组大鼠心室肌 TNF-α 蛋白表达均显著下降（P 分别为 1.57×10^{-11}、2.92×10^{-4}、1.51×10^{-8}、5.03×10^{-9}，均 $P < 0.05$），第 21 天，与对照组比较，培哚普利组、健心颗粒低、中、高剂量组大鼠心室肌 TNF-α 蛋白表达均显著下降（P 分别为 1.01×10^{-13}、7.00×10^{-11}、1.30×10^{-11}、7.71×10^{-12}，均 $P < 0.05$），

培哚普利组较健心颗粒低、中、高剂量组下降更明显（P 分别为 0.001、0.008、0.015，均 $P < 0.05$）；第 28 天，与对照组比较，培哚普利组、健心颗粒低、中、高剂量大鼠心室肌 TNF-α 蛋白表达均显著下降（P 分别为 3.60×10^{-11}、7.18×10^{-9}、3.30×10^{-10}、1.86×10^{-10}，均 $P < 0.05$），但培哚普利组与健心颗粒中、高剂量组比较无明显差异（P 分别为 0.267、0.404，均 $P > 0.05$）；以上差异均有统计学意义，均采用单因素方差分析，以 LSD 进行组间比较。

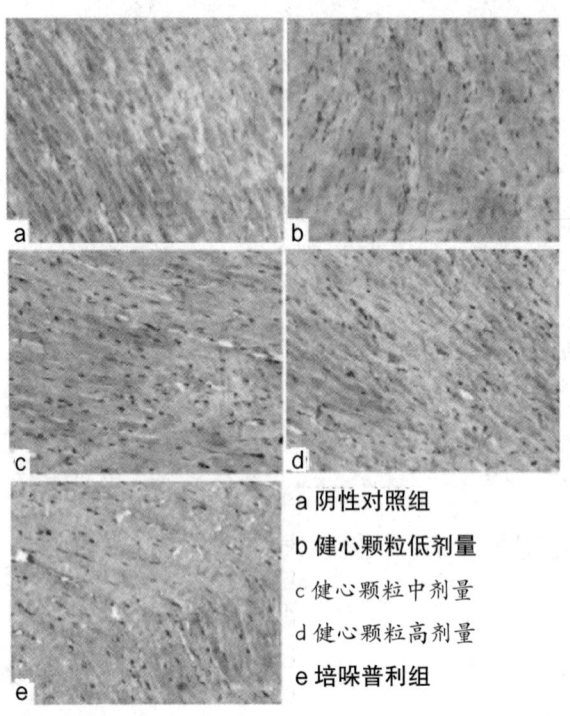

a 阴性对照组
b 健心颗粒低剂量
c 健心颗粒中剂量
d 健心颗粒高剂量
e 培哚普利组

图 2-5-3　第 28 天大鼠心室肌 TNF-α 表达结果比较（免疫组化染色，×200）
注：棕色颗粒提示心室肌合成 TNF-α。

表 2-5-3　各组大鼠心室肌 TNF-α 蛋白表达比较分析（$\bar{x} \pm s$）

组别	第 7 天	第 14 天	第 21 天	第 28 天
阴性对照组	243.60 ± 10.89[c]	244.01 ± 8.22[c]	245.61 ± 8.18[c]	244.73 ± 5.64[c]
健心颗粒低剂量组	238.99 ± 9.68[bc]	216.50 ± 15.58[ac]	180.81 ± 13.16[ac]	171.09 ± 9.86[ac]
健心颗粒中剂量组	235.45 ± 12.98[bc]	190.41 ± 13.41[ac]	175.39 ± 9.28[ac]	158.51 ± 12.11[ad]
健心颗粒高剂量组	236.94 ± 11.10[bc]	187.17 ± 10.67[ac]	173.67 ± 5.88[ac]	156.03 ± 18.62[ad]
培哚普利组	219.84 ± 13.48[a]	168.34 ± 6.12[a]	157.96 ± 9.56[a]	148.70 ± 17.49[a]

注：与对照组相比较，[a]$P < 0.05$，[b]$P > 0.05$；与培哚普利组比较，[c]$P < 0.05$，[d]$P > 0.05$。

（三）讨论

TLRs是一类保守的介导天然免疫的跨膜信号传递受体家族。TLR4可在心肌细胞、内皮细胞中表达。感染是公认的引起心力衰竭恶化的重要诱因之一。内毒素作为配体参与TLR4激活，在心力衰竭中表达增高。另外，心肌损伤后可释放热休克蛋白HSP60、HSP70等物质，作为内源性配体可被TLR4识别并使TLR4激活；激活TLR4信号系统后，表现为TLR4表达上调并向细胞膜聚集，使得NF-κB由细胞质转移至细胞核，进而引起TNF-α、IL-6等炎症因子表达升高。研究表明，心衰时心肌细胞分泌TNF-α为其主要来源，TNF-α可通过直接损伤心肌纤维、降低β-肾上腺素能受体敏感性、降低钙离子敏感度、促进IL-6等其他炎性因子表达等途径对心肌细胞发挥负性肌力作用；TNF-α还可促使氧自由基生成及诱导心肌细胞凋亡参与心室重塑。

研究发现，15周龄SHR大鼠跟同龄WKY大鼠相比，血浆及心脏的B型尿钠肽已显著增高，说明已发生心力衰竭。因此，本实验采用15周龄SHR大鼠作为心力衰竭的动物模型。健心颗粒由红参、生黄芪、生蒲黄、丹参、葶苈子、桂枝、猪苓、白术组成，具有益气活血、温阳利水作用。前研究显示，其具有抑制肾素-血管紧张素-醛固酮系统活性，并能降低血清基质金属蛋白酶9（MMP-9）和MMP-9/TIMP-1作用；本研究显示，健心颗粒可降低心肌细胞TLR4、TNF-α表达，具有明显抗炎作用，其抗炎作用与培哚普利相当。因此，它可明显改善心衰患者心功能。

作者：王永、曾凯、赵红佳、陈璐、邓志兵、陈美华　摘自《环球中医药》2015年第4期

◎健心颗粒对慢性心衰患者血清 MMP-9 及 TIMP-1 的影响

慢性心力衰竭（以下简称慢性心衰）是许多心血管疾病的共同结局，表现为心室扩大和心肌收缩力丧失。心力衰竭发生、发展的基本机制是心室重塑，表现为心肌结构、功能和表型的改变。心室重塑不仅包括心肌细胞的重塑，如心肌细胞肥大、细胞凋亡、胚胎基因和蛋白质的再表达，也包括心肌细胞外基质的重塑，表现为基质数量、组成和结构的变化。基质金属蛋白酶是一族对细胞外基质成分有特异的降解作用的锌依赖性蛋白水解酶，通过影响细胞外基质的降解参与心脏重塑。2008年9月至2011年2月，我们在常规治疗基础上采用健心颗粒治疗慢性心衰，并与常规治疗对照组进行比较，显示健心颗粒可明显影响基质金属蛋白酶，现报告如下。

（一）临床资料

1. 诊断标准

所有病例均符合中华医学会心血管病学分会2007年制定的慢性心衰诊断治疗指南，并按美国纽约心脏协会分级标准进行分级。

2. 观察对象

均为医院住院及门诊病例，并排除合并糖尿病、肺源性心脏病及严重肝、肾功能损害、急性冠脉综合征的Ⅱ级以上慢性收缩性心衰患者。98例患者随机分为治疗组和对照组。治疗组49例，其中冠状动脉粥样硬化性心脏病25例、高血压性心脏病24例；对照组49例，其中冠状动脉粥样硬化性心脏病27例、高血压性心脏病22例。2组临床资料和常规基础用药之间具有良好可比性，经卡方及 t 检验无显著差异（$P > 0.05$）。见表2-5-4、表2-5-5。

表 2-5-4 2组临床资料比较（$\bar{x} \pm s$）

组别	性别		年龄（岁）	病程（a）	心功能		
	男	女			II	III	IV
对照组	28	21	68.73 ± 9.95	4.33 ± 2.03	20	15	14
治疗组	26	23	68.12 ± 10.59	3.95 ± 2.21	19	17	13

表 2-5-5 2组基本用药情况（$\bar{x} \pm s$）

药物	治疗组		对照组	
	n（例）	用药量	n（例）	用药量
培哚普利	41	68.68 ± 31.35mg	38	67.30 ± 22.14mg
厄贝沙坦	7	3.21 ± 1.20g	6	3.00 ± 1.16g
比索洛尔	13	50.19 ± 16.34mg	17	53.01 ± 18.68mg
地高辛	12	2.46 ± 0.95mg	14	2.45 ± 0.92mg
氨氯地平	40	123.75 ± 36.23g	36	116.68 ± 37.8g
利尿剂类	49	403.67 ± 172.49mg	49	391.63 ± 166.63mg

（二）方法

1. 治疗方法

对照组以常规抗心衰治疗（基础治疗，如培哚普利、呋塞米、比索洛尔等）；治疗组在常规抗心衰治疗基础上，加用健心颗粒，每次10g，每天3次，30d为1个疗程，共1个疗程。健心颗粒为福建省第二人民医院院内制剂，每袋10g，制剂时严格选药及控制质量。

2. 观察指标

MMP-9、TIMP-1试剂盒购自上海西唐生物科技有限公司，ELISA法检测。

3. 统计学处理

计量资料数据用（$\bar{x} \pm s$）表示，采用t检验。

（三）结果

MMP-9、TIMP-1、MMP-9/TIMP-1 治疗前两组比较未见差异，治疗后差异显著，见表 2-5-6。

表 2-5-6　两组 MMP-9、TIMP-1、MMP-9/TIMP-1 治疗前后比较（$\bar{x}\pm s$）

项目	对照组（n=49）		对照组（n=49）	
	治疗前	治疗后	治疗前	治疗后
MMP-9	171.58±20.24μg/L	163.75±17.94μg/L	170.86±20.82μg/L	155.64±16.34ᵃμg/L
TIMP-1	3.40±0.16μg/L	3.57±0.33μg/L	3.39±0.19μg/L	3.78±0.61ᵃμg/L
MMP-9/TIMP-1	50.55±6.07	46.10±6.50	50.41±6.79	42.43±9.93ᵃ

注：与对照组比较，$^{a}P<0.01$。

（四）讨论

慢性心衰属于中医"心水""心悸""喘证""水肿"等范畴，是本虚标实之证。唐蜀华认为心衰以心之气阳亏虚为本，血瘀、水饮为标。吴勉华在总结周仲瑛教授多年临床经验的基础上，提出阴阳俱损，但阳虚、心脉瘀滞是心衰的基本病机。张宝珍认为充血性心力衰竭为本虚标实之候，病位在心，病机关键为心阳气虚，血瘀水停；心阳气虚为本，血瘀水湿为标；认为心气虚是充血性心力衰竭的病理基础，心阳虚是心气虚的发展，血瘀是充血性心力衰竭的重要病理环节，水停是其必然结果。

健心颗粒是著名中西医结合专家林求诚主任治疗慢性心衰经验方，是基于心阳气虚、血瘀水停为主要病理改变而制成，其组方以红参、生黄芪为君，益气温阳以治其本；臣以生蒲黄、丹参活血化瘀，通利血脉；桂枝、猪苓温阳化饮利水；白术补气健脾、燥湿利水、固汗止表；葶苈子宣肺利水；诸药相伍，共奏益气活血、温阳利水之功。临床研究显示，健心颗粒可明显降低血浆脑钠素水平，改善心功能。

基质金属蛋白酶（matrix metalloproteinase，MMP）是由成纤维细胞、平滑肌细胞、内皮细胞及哺乳类动物成熟心肌细胞分泌。研究显示，心肌 MMP 水平升高与心力衰竭具有相关性。在心脏快速起搏所致心衰模型中，伴随着左室扩大和功能下降，MMP 水平升高呈时间依赖性。在 Syrian 豚鼠心肌病模型中，MMP 的活性明显升高，并且在心肌病标本中发生显著心肌重塑的心肌，其 MMP 活性升高更为明显。过度表达肿瘤坏死因子的转基因小鼠，早期出现 MMP 活性升高，后逐渐出现心肌总纤维胶原的减少及左室扩大。MMP-9 是明胶酶的重要组成成分，具有降解间质蛋白的能力。基质金属蛋白酶组织抑制物（tissue inhibitor of metalloproteinase，TIMP）是抑制 MMP 活性的一组多功能因子家族，包括 TIMP-1、TIMP-2、TIMP-3 和 TIMP-4。TIMP-1 是目前了解最多的 TIMP 成员，去除 TIMP-1 的小鼠，心肌胶原含量下降，左室几何形状发生改变。衰竭心肌存在着 MMP 和 TIMP 的平衡失调，从而 MMP 保持持续活性，使 ECM 的蛋白水解及后续的心室重塑成为可能。本研究显示，健心颗粒可明显降低血清 MMP-9，并使血清 TIMP-1 明显升高，从而使 MMP-9/TIMP-1 明显降低，进而抑制慢性心衰患者心肌重塑，使心功能得到改善。

作者：王永、赵红佳、曾凯、叶盈、陈美华、叶兰　摘自《福建中医药大学学报》2012 年第 4 期

◎灯盏细辛注射液治疗急性病毒性心肌炎临床观察

（一）资料与方法

1. 一般资料

83 例均为医院 1999 年 8 月至 2003 年 12 月住院病例，均符合心肌炎诊

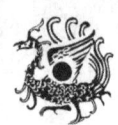

断标准，住院前均有上呼吸道感染或肠炎病史，VMC 特异性 IgM＞1∶320，有典型的临床表现及心电图改变。排除高血压心脏病、冠状动脉粥样硬化性心脏病、风湿性心脏病、中毒性心肌炎、甲亢性心脏病、贫血性心脏病、结缔组织损害性心肌炎、心脏血管神经症、二尖瓣脱垂、先天性心脏病。按随机数字表法分为两组。治疗组 43 例，男性 19 例，女性 24 例；年龄 18~43 岁，平均 29.94±7.59 岁；病程 3~52d，平均 30.56±16.31d；其中频发室性期前收缩 16 例，多源室性期前收缩 6 例，偶发室性期前收缩 4 例，室性期前收缩并房性期前收缩 9 例，房室传导阻滞 10 例，ST-T 和/或 T 改变 28 例，QRS＞0.12s 者 8 例。对照组 40 例，男性 18 例，女性 22 例；年龄 17~41 岁，平均 27.35±7.25 岁；病程 5~59d，平均 32.32±16.62d；其中频发室性期前收缩 13 例，多源室性期前收缩 7 例，偶发室性期前收缩 6 例，室性期前收缩并发房性期前收缩 8 例，房室传导阻滞 8 例，ST-T 和/或 T 改变 29 例，QRS＞0.12s 者 6 例。两组年龄、性别、病程及病情轻重比较差异无显著性（$P＞0.05$）。

2. 治疗方法

两组均予 10% 葡萄糖注射液 500mL 加入胰岛素 8u、ATP40mg、维生素 C2g、辅酶 A100u 静滴，每日 1 次，疗程 15d，并根据心律失常严重情况予地塞米松 5~10mg/d 静推 3~7d；治疗组在此基础上以灯盏细辛注射液（云南生物谷灯盏花药业有限公司生产）30mL 加入 5% 葡萄糖注射液 250mL 静滴，每日 1 次。疗程 15d。

3. 观察指标

（1）中医症状（心悸、胸闷、气短、乏力、自汗）积分：治疗前后分别计算患者的症状积分，症状积分评分标准为显著而持续者 3 分；时轻时重者或间断出现者2分；轻度或偶然出现者1分；无症状者0分。进行治疗前后的比较及两组比较。

（2）治疗前后心肌酶学及心电图的变化。

4. 疗效标准

（1）临床疗效标准：根据《新药（中药）临床研究指导原则》分为临床治愈（症状、体征消失，实验室各项检查恢复正常）、显效（临床症状、体征基本消失，心电图、心肌酶学基本恢复正常，其他有明显改善）、有效（临床症状、体征有所改善，实验室各项检查指标有一定改善）、无效（临床症状、体征及实验室检查均无改善）四级。

（2）心电图期前收缩疗效标准：分为临床治愈（期前收缩变为偶发或完全消失）、显效（期前收缩减少80%以上）、有效（期前收缩减少50%~80%）、无效（期前收缩减少＜50%）四级。

5. 统计学处理

计量资料以（$\bar{x} \pm s$）表示，采用Ridit分析和t检验。

（二）结果

1. 两组临床疗效比较

结果显示治疗组总有效率优于对照组（$P < 0.05$）。见表2-5-7。

表2-5-7 两组临床疗效比较

组别	n（例）	临床治愈	显效	有效	无效	总有效
治疗组	43	15例（34.88%）	16例（37.21%）	9例（20.93%）	3例（6.98%）	40例（93.02%）△
对照组	40	7例（17.50%）	14例（35.00%）	13例（32.50%）	6例（15.00%）	34例（85.00%）

注：与对照组比较，△$P < 0.05$。

2. 两组治疗前后症状积分比较

结果显示治疗组中医症状积分下降程度明显优于对照组（$P<0.05$）。见表2-5-8。

表2-5-8 两组治疗前后中医症状积分比较（$\bar{x}\pm s$）

组别	n（例）	治疗前（分）	治疗后（分）
治疗组	43	12.17±2.55	7.54±1.86*△
对照组	40	11.38±2.88	8.95±1.96*

注：与本组治疗前比较，*$P<0.05$，**$P<0.01$；与对照组治疗后比较，△$P<0.05$；下同。

3. 两组治疗前后心肌酶学指标比较

结果显示治疗组各项指标的改善优于对照组（$P<0.05$）。见表2-5-9。

表2-5-9 两组治疗前后心肌酶学指标比较（$\bar{x}\pm s$）

组别		n（例）	AST（U/L）	LDH（U/L）	CK（U/L）	CK-MB（U/L）
治疗组	治疗前	43	87.25±17.36	332.26±71.84	316.79±66.35	40.34±15.32
	治疗后	43	59.03±16.92**△	264.34±65.33**△	233.61±57.32**△	23.31±11.29**△
对照组	治疗前	40	88.12±18.21	334.96±70.51	327.27±67.78	41.31±16.96
	治疗后	40	70.57±13.32*	293.62±67.16*	275.34±59.93*	29.12±14.15**

4. 两组心电图期前收缩疗效比较

结果显示治疗组疗效优于对照组（$P<0.05$）。见表2-5-10。

表2-5-10 两组心电图期前收缩疗效比较

组别	n（例）	临床治愈	显效	有效	无效	总有效
治疗组	43	15例（34.89%）	17例（39.53%）	9例（20.93%）	2例（4.65%）	41例（95.35%）△
对照组	40	11例（27.50%）	12例（30.00%）	12例（30.00%）	5例（12.50%）	35例（87.50%）

（三）讨论

急性病毒性心肌炎是由病毒引起的心肌细胞炎性浸润、变性坏死和间质水肿，伴随着明显的心肌代谢和微循环障碍及心功能减退。中医学认为本病属于"温病"范畴，为外邪侵袭，内舍于心，心气阴两虚，瘀血内阻所致。灯盏细辛具有活血化瘀、通脉活络之功。研究显示，灯盏细辛具有降低血液黏度、改善血液流变性、清除氧自由基、抑制脂质过氧化反应作用，可防止生物膜损伤；并可抑制钙泵对钙离子的转运，防止钙超载引起细胞的损伤。

本研究显示，灯盏细辛能明显改善急性病毒性心肌炎临床症状、心肌酶学，并能减少期前收缩，从而使总有效率得到明显提高。

作者：王永、陈扬荣、叶盈、吴耀中、陈炳旺　摘自《中国中医急症》2005年第9期

◎三七总皂苷对内毒素休克大鼠血清 TNF-α 的影响

（一）材料与方法

1. 材料

1）动物

清洁级健康雄性 SD 大鼠 120 只，体重 200±25g，购自北京维通利华实验动物中心。

2）药物与试剂

内毒素 E Coli O111B4 购自 Sigma-Aldrich；三七总皂苷为广西梧州制药（集团）股份有限公司生产的冻干粉针，批号：Z20025652；TNF-α 测定试剂盒购自 Sigma-Aldrich 公司。

3）实验仪器

Muhiskan MK3 全自动酶标仪，产自芬兰 Labsystem 公司。

2. 方法

1）药物剂量

给药剂量按照实验动物研究"等效剂量"计算方法确定：三七总皂苷

小剂量组 5mg/只，三七总皂苷大剂量组 10mg/只。

2）内毒素及药物配置

称取 120mg 内毒素（O111B4）溶于 12mL 生理盐水中，终质量浓度为 10mg/mL。三七总皂苷小剂量组：取冻干粉针 300mg 溶于 60mL 生理盐水中，终质量浓度为 5mg/mL。三七总皂苷大剂量组：取冻干粉针 600mg 溶于 60mL 生理盐水中，终质量浓度为 10mg/mL。

3）造模与分组

将 120 只大鼠称重并编号，随机分为生理盐水组、内毒素组、三七总皂苷小剂量组、三七总皂苷大剂量组，每组 30 只。按上述分组顺序分别予生理盐水、三七总皂苷小剂量液、三七总皂苷大剂量液各 lmL 腹腔注射，每日 1 次，连用 3d，实验前禁食 12h，自由饮水。于末次注射后 1h 时分别以 0.45％戊巴比妥钠按 45mg/kg 腹腔注射进行麻醉，固定大鼠行尾静脉穿刺，生理盐水组以生理盐水 0.4mL 尾静脉注射；其余四组以内毒素按 10mg/kg 体重尾静脉注射，持续注射 5min，注射内毒素后再注射 0.2mL 生理盐水（内毒素与生理盐水之和为 0.4mL），以确保内毒素完全进入体内，制成内毒素休克大鼠模型。于注射后 30min、90min、2h、4h、6h 各时间点每组随机取 6 只大鼠，心脏取血 3mL，1500rpm 离心 10min，留取血清，严格按试剂盒说明书进行测定。

3. 统计学处理

应用 SPSS 11.5 统计软件。计量资料以 $(\bar{x} \pm s)$ 表示，采用单因素方差分析，如方差齐则再以 LSD 进行组间比较。

（二）结果

见表 2-5-11。于注射内毒素 30min、90min、2h 各时间点，各模型组血清 TNF-α 水平逐渐升高，至 2h 达高峰，4h 时回落，明显高于生理盐水组（$P<0.01$）；且内毒素组明显高于三七总皂苷大、小剂量组（$P<0.01$）。6h 时，三七总皂苷大、小剂量组血清 TNF-α 水平已恢复正常，但内毒素组血清 TNF-α 水平仍明显高于其他三组（$P<0.01$）。

表 2-5-11　各组大鼠不同时间点血清 TNF-α 水平比较（$\bar{x}\pm s$）

组别	n（只）	0.5h	1.5h	2h	4h	6h
生理盐水组	6	73.33±17.66 pg/mL△	74.83±14.50 pg/mL△	80.84±16.29 pg/mL△	79.00±18.55 pg/mL△	78.00±17.69 pg/mL△
内毒素组	6	191.00±44.45 pg/mL*	295.34±59.15 pg/mL*	343.68±24.32 pg/mL*	285.17±29.52 pg/mL*	139.68±26.23 pg/mL*
三七总皂苷小剂量组	6	130.00±24.86 pg/mL*△	213.00±36.38 pg/mL*△	268.33±25.26 pg/mL*△	213.50±36.54 pg/mL*△	100.17±26.10 pg/mL△
三七总皂苷大剂量组	6	122.00±25.85 pg/mL*△	200.50±28.02 pg/mL*△	264.00±21.69 pg/mL*△	200.67±42.73 pg/mL*△	88.50±26.36 pg/mL△

注：与生理盐水组比较，*$P<0.01$；与内毒素组比较，△$P<0.01$。

（三）讨论

内毒素进入机体后，激活血液及组织中单核巨噬细胞、中性粒细胞，产生大量细胞因子及炎性介质，导致细胞、组织损伤，微循环障碍、多器官功能衰竭，而心肌细胞损害，致心功能损害，在休克的发生、发展中起重要作用。炎症因子释放是上述病理发生、发展的关键环节。目前认为 TNF-α 是内毒素进入体内首先动员的炎症因子，是内毒素激起机体级联反应过程中的关键因子。在感染性休克、出血性休克、外伤性休克中均表现 TNF-α 的增高，但程度不同，前者较后两者增高更为显著。内毒素作用后，可致炎症细胞激活，可产生大量 TNF-α，使血清 TNF-α 明显升高，其不仅可引起其他炎症因子大量产生而致组织损伤，也可以直接作用于心肌、血管内皮细胞，引起心肌细胞结构改变，导致心肌损伤，收缩功能不全，从而参与内毒

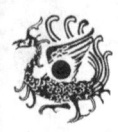

素休克的发生。

本研究显示，注射内毒素后，各组血清 TNF-α 水平明显升高，以内毒素组升高最显著；三七总皂苷可明显降低内毒素大鼠血清 TNF-α 水平含量；6h 时，三七总皂苷组已降至正常，表明三七总皂苷具有抗炎作用，与文献报道一致。通过三七总皂苷抗炎作用，可明显降低内毒素所致心肌炎症反应，降低 cTnI 释放，减轻心肌病理损伤。

作者：王永、苗丽娜、江明、陈扬荣 摘自《中国中医急症》2009 年第 10 期

◎三七总皂苷对内毒素休克大鼠血清肌钙蛋白的影响

（一）材料与方法

1. 材料

1）动物

清洁级健康雄性 SD 大鼠 120 只，体重 200±25g，购自北京维通利华实验动物中心。

2）试剂与药物

内毒素 E Coli O111B4 购自 Sigma-Aldrich（St.Louis，MO）。RNS 为广西梧州制药（集团）股份有限公司生产冻干粉针，商品名为血栓通，批号：Z20025652，规格：每支 150mg。Access Acco TnI（cTnI）测定试剂盒，购自美国 Beckman Coulter 公司。

3）实验仪器

Multiskan MK3 全自动酶标仪，出自芬兰 Labsystem 公司。

2. 实验方法

1）药物剂量

给药剂量按照实验动物研究"等效剂量"的计算方法确定剂量如下：

RNS小剂量组每只5mg，RNS大剂量组每只10mg。

2）LPS及药物配置

（1）称取120mg内毒素（O111B4）溶于12mLNS中，终浓度为10mg/mL。

（2）RNS小剂量组：取其冻干粉针300mg溶于60mLNS中，终浓度为5mg/mL。

（3）RNS大剂量组：取其冻干粉针600mg溶于60mLNS中，终浓度为10mg/mL。

3）造模与分组

将120只大鼠称重并编号，应用随机数字仪随机分为NS组、LPS组、RNS小剂量组、RNS大剂量组，每组30只。按上述分组顺序分别予NS、NS、RNS小剂量液、RNS大剂量液各1mL腹腔注射，每天1次，连用3天，实验前禁食12h，自由饮水。于最后1次注射后30min时分别以0.45%戊巴比妥钠按45mg/kg腹腔注射进行麻醉，固定大鼠于实验鼠板后，尾静脉穿刺后，以NS0.4mL对NS组进行尾静脉注射，并以LPS10mg/kg（如大鼠体重为200g，则取LPS液0.2mL）对其余4组进行尾静脉注射，注射时间持续5min，注射LPS后再注射0.2mLNS（LPS与NS之和为0.4mL），以确保LPS完全进入动物体内，制成内毒素休克大鼠模型。于注射后30min、90min、2h、4h、6h各时间点每组随机取6只大鼠心脏取血2mL，经1500Xg离心10min，留取血清，严格按试剂盒说明书进行操作，在8h内完成测定。

3. 统计学处理

计量资料以均数 ± 标准差（$\bar{x} \pm s$）表示，采用SPSS11.5软件，运用单因素方差分析，如方差齐，则再以LSD进行两组间比较。统计结果以$P < 0.05$为差异显著。

（二）结果

内毒素注射 30min 时，各组 cTnI 均无明显升高。以后各时间点 cTnI 逐渐升高，与对照组比较，其余 3 组 cTnI 均明显增高（$P<0.01$），且 LPS 组明显高于 RNS 小、大剂量组（$P<0.01$），结果见表 2-5-12。

表 2-5-12　RNS 对内毒素休克大鼠血清 cTnI 的影响（$n=6, \bar{x}\pm s$）

	0.5h	1.5h	2h	4h	6h
NS	0.052±0.017	0.055±0.019	0.053±0.012	0.058±0.012	0.062±0.012
LPS	0.050±0.014	0.273±0.055▲	1.210±0.105▲	1.455±0.120▲	1.687±0.174▲
RNS 小剂量	0.048±0.012	0.197±0.044▲*	1.017±0.097▲*	1.185±0.105▲*	1.347±0.114▲*
RNS 大剂量	0.053±0.017	0.187±0.049▲*	0.998±0.112▲*	1.163±0.111▲*	1.317±0.107▲*

注：▲$P<0.01$，对比 NS 组；$P<0.01$，对比 LPS 组。

（三）讨论

内毒素进入体内，通过一系列信号传递，导致大量炎症因子释放，引起细胞结构损伤、微循环障碍、多器官功能衰竭，从而导致休克发生。其中心肌细胞损害，致心室收缩功能障碍，在休克的发生、发展中起重要作用。

肌钙蛋白是肌细胞内肌纤维上的一种调节蛋白，主要调节心肌收缩过程中粗细肌丝之间的相对滑行，由 3 个亚单位组成，分别为 T（TnT）、肌钙蛋白 I（cTnT）和肌钙蛋白 C（TnC），三者组成复合体，共同调节心肌舒缩功能。其中，cTnI 心肌亚型（cTnI）是心肌特有的一种心肌蛋白。正常情况下，血中的肌钙蛋白浓度很低，当心肌受损时 cTnI 被迅速释放到血中。有人对 15 例感染性休克的患者进行观察发现，有 12 例 cTnI 升高，升高率达 80%，说明在感染性休克心肌损伤检测中仍有较高敏感性，由于其敏感性高、特异性强，可作为感染性休克时心肌细胞受损的可靠标志。

有人对 15 例感染性休克的患者进行观察发现，有 12 例 cTnI 升高，升高率达 80%，说明 cTnI 在感染性休克心肌损伤检测中仍有较高敏感性，由于其敏感性高、特异性强，可作为感染性休克时心肌细胞受损的可靠标志。

内毒素作用后，可造成大鼠心肌炎性细胞浸润，心肌细胞及炎性细胞合成大量炎性介质，可直接损伤心肌细胞。本实验研究显示，内毒素作用后，LPS 组 cTnI 升高最为明显，而 RNS 组小剂量组及大剂量组 cTnI 增高幅度均明显低于 LPS 组，说明 RNS 在对抗内毒素引起大鼠心肌损伤方面具有显著作用，在防止休克的发生、发展中起重要作用。

作者：王永、苗丽娜、江明、陈扬荣　摘自《中国中医药现代远程教育》2009 年第 9 期

◎血栓通剂治疗充血性心力衰竭 45 例临床观察

从 2002 年 4 月至 2004 年 12 月，我们在常规治疗基础上采用血栓通针剂治疗充血性心力衰竭 45 例，并与常规治疗对照组 45 例进行比较，现报告如下。

（一）临床资料

1. 诊断标准

所有病例均符合中华医学会心血管病学分会于 2002 年制定的诊断标准，并按美国纽约心脏协会分级标准进行分级。

2. 观察对象

90 例均为住院资料完整并排除合并糖尿病、肺心病及严重肝、肾功能损害的患者。以 Ⅱ、Ⅲ、Ⅳ级心功能进行分层，然后每级按入院先后顺序分 2 组，共收集 90 例。治疗组 45 例，其中冠状动脉粥样硬化性心脏病（陈旧性心肌梗死）24 例，高血压性心脏病 21 例；对照组 45 例，其中冠状动脉

粥样硬化性心脏病（陈旧性心肌梗死）23例，高血压性心脏病22例。2组临床资料和常规基础用药之间具有良好可比性，经 t 及卡方检验无显著差异（$P>0.1$）。见表2-5-13、表2-5-14。

表2-5-13 两组基础用药比较

药物	治疗组（n=45）		对照组（n=45）	
	用药例数（例）	用药量（mg）	用药例数（例）	用药量（mg）
洛汀新	38	7.0±1.73	36	6.88±1.63
倍他乐克	27	15.05±3.13	25	15.5±3.19
地高辛	18	0.141±0.042	18	0.144±0.045
氨氯地平（络活喜）	13	5	11	5
利尿剂类	44	—	40	—
硝酸酯类	30	—	29	—
抗生素类	11	—	10	—

表2-5-14 两组临床资料比较

项目	治疗组（n=45）	对照组（n=45）
性别（男/女）	29/16	27/18
年龄（岁，$\bar{x}\pm s$）	66.3±10.25	67.6±11.70
病程（年，$\bar{x}\pm s$）	7.5±4.3	7.3±4.6
心血管（Ⅱ/Ⅲ/Ⅳ级）	15/15/15	15/14/16

（二）治疗方法

对照组以常规抗心衰治疗（低盐饮食、吸氧、休息、利尿、抑制神经内分泌因子活性等）；治疗组在常规治疗基础上加血栓通针剂［广西梧州制药（集团）股份有限公司生产，主要成分为三七总皂苷，批号为Z20025652，规格为150mg/支］300mg加入5%葡萄糖注射液250mL，静脉点滴，3.5h滴完，每日1次，疗程14d。在不影响治疗情况下，2组用药应尽量保持可比性。

（三）观察指标

1. 疗效标准

根据《中药新药临床研究指导原则》，疗效分为以下几种情况。

临床近期治愈：心功能纠正至Ⅰ级，症状、体征基本消失，各项检查基本恢复正常。

显效：心功能进步Ⅱ级以上而未达到Ⅰ级心功能，症状、体征及各项检查明显改善。

有效：心功能进步Ⅰ级以上而未达到Ⅰ级心功能，症状、体征及各项检查有所改善。

无效：心功能无明显变化，或加重，或死亡。

2. 左室功能

采用 Hp550 型超声诊断仪，3.0MHz 探头进行检查，采用双平面 Simpson 公式法测定左室收缩末期容积（LVESV），左室舒张末期容积（LVEDV）及射血分数（LVEF），以上指标均连续测定 3 次，取平均值。如果为心房颤动者，连续测 5 次 IEF 取其平均值。

3. 纤溶功能和内皮素 –1（ET-1）测定

采用酶联免疫吸附双抗体夹心（ELISA）法测定血浆组织纤溶酶原激活物（tPA）、组织纤溶酶原激活物抑制物（PAI）、ET-1，采用免疫浊度法测纤溶酶原（PLG），采用法国 STAGD-STA 全自动血凝仪测定纤维蛋白原（FIB）。试剂盒由上海太阳生物技术公司提供，严格按试剂盒说明书进行操作。

（四）统计方法

疗效比较应用 Ridit 分析，计量资料采用 2 组比较 t 检验。

（五）治疗结果

1. 两组临床疗效比较

两组相比，治疗组总有效率优于对照组（$P < 0.05$）。见表 2-5-15。

表 2-5-15　两组疗效比较

组别	n（例）	临床近期治愈	显效	有效	无效	总有效
治疗组	45	16例（35.6%）	18例（40.0%）	9例（20.0%）	2例（4.4%）	43例（95.6%）
对照组	45	10例（22.2%）	14例（31.1%）	15例（33.3）%	6例（13.3%）	39例（86.7%）

2. 两组治疗前后纤溶系统比较

两组治疗前后纤溶系统比较见表 2-5-16。

表 2-5-16　两组治疗前后纤溶系统比较

组别		n（例）	tPA（ng/mL）	PAI（ng/mL）	FIB（g/L）	PLG（mg/L）	ET-1（pg/mL）
治疗组	治疗前	45	6.63 ± 2.25	46.76 ± 15.13	4.56 ± 1.50	302.65 ± 78.32	16.78 ± 5.65
	治疗后	45	7.82 ± 3.02[b]	37.12 ± 10.32[ac]	3.42 ± 1.32[ac]	243.54 ± 83.14[ac]	14.12 ± 4.69[bc]
对照组	治疗前	45	6.56 ± 2.27	47.83 ± 15.21	4.61 ± 1.52	332.05 ± 80.25	17.32 ± 5.71
	治疗后	45	7.31 ± 2.95	42.03 ± 12.50	3.99 ± 1.38	286.29 ± 72.13	16.16 ± 4.73

注：与本组治疗前比较，[a]$P < 0.01$，[b]$P < 0.05$；与对照组治疗后比较，[c]$P < 0.05$。

3. 两组治疗前后左室功能比较

两组治疗前后左室功能比较见表 2-5-17。

表 2-5-17　两组治疗前后左室功能比较（$\bar{x} \pm s$）

组别		n（例）	LVEDV（mL/m²）	LVESV（mL/m²）	LVEF（%）
治疗组	治疗前	45	193.24 ± 13.74	132.29 ± 16.24	31.84 ± 4.47
	治疗后	45	185.51 ± 12.16[ab]	117.52 ± 14.20[ab]	36.71 ± 6.13[ab]
对照组	治疗前	44	195.30 ± 13.99	133.61 ± 17.37	31.65 ± 4.51
	治疗后	44	188.64 ± 12.57	124.59 ± 16.26	34.02 ± 5.56

注：与本组治疗前比较，[a]$P < 0.01$；与对照组治疗后比较，[b]$P < 0.05$。

（六）讨论

心力衰竭的发生发展机制是神经内分泌细胞因子系统的长期、慢性激活，促进心肌重塑，加重心肌损伤和心功能恶化，又进一步激活神经内分泌细胞因子，形成恶性循环。

目前已明确，慢性充血性心力衰竭患者肾素－血管紧张素－醛固酮系统激活，致血管紧张素－Ⅱ（Ang Ⅱ）增高，Ang Ⅱ增高又可致PAI-1增高，而PAI-1对tPA具有抑制作用。tPA可使PLG激活，转变为纤溶酶，纤溶酶可使纤维蛋白（原）溶解。另有研究发现，慢性心衰患者血浆ET-1水平升高，而ET-1是一种强效缩血管物质，可直接参与心肌重塑和心衰的发展过程，与心衰的严重程度成正相关。心衰时血浆FIB和ET-1升高可进一步加重其微循环障碍。中医认为，气虚、阳虚致血瘀、水泛为心衰基本病机。血栓通有效成分为三七总皂苷，具有活血化瘀、通脉活络之功。本研究显示，血栓通针剂可明显降低血浆PAI、FIB、PLG和ET-I水平，与对照组比较差异显著，这与既往报道相同；它可明显升高tPA水平，但与对照组比较无显著性差异。PAI下降减少了对tPA的抑制，从而有效地激活了PLG，进而使FIB下降，通过反馈作用PLG亦下降。随着PAI、FIB和ET-l下降，与对照组相比，LVESV明显下降（$P<0.05$），LVEF明显提高（$P<0.05$），从而心功能得到明显改善，总有效率明显提高（$P<0.05$）。因此，血栓通针剂治疗充血性心力衰竭有明显疗效。

作者：王永、严萍、赵红佳、陈炳旺、陈扬荣　摘自《福建中医药》2005年第3期

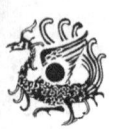

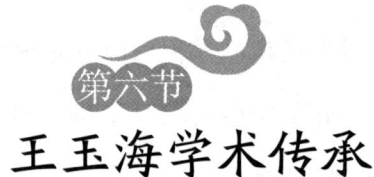

王玉海学术传承

王玉海，男，医学硕士，福建医科大学孟超肝胆医院主治中医师。师从原福建省中医临床基础学术带头人、全国第三批老中医药专家学术经验继承指导老师陈扬荣教授。兼任中国民族医药学会传染病分会常务理事、中国中西医结合学会传染病分会青年委员、福建省中西医结合学会脏腑学说分会委员、福州市中医药学会理事、福州市中西医结合学会理事。从事感染病工作10余年，擅长各型病毒性肝炎、酒精性肝病、脂肪肝、药物性肝炎及手足口病、麻疹、登革热等常见传染病的诊治。主持福建省科技厅引导性项目1项。参与多项国家级、省市级科研课题研究。发表学术论文10余篇。

| 相关论文 |

◎基础治疗加肝病治疗仪治疗乙型肝炎肝纤维化及代偿期肝硬化

我们采用基础治疗联合DSG-Ⅱ型肝病治疗仪治疗乙型肝炎肝纤维化和代偿期肝硬化患者，取得较好疗效。现报告如下。

（一）资料与方法

1. 一般资料

医院2009年10月至2011年4月住院患者共109例，均为乙型肝炎肝纤维化及代偿期肝硬化患者。随机分为两组，治疗组69例，男57例，女12例；

年龄 23~68 岁，平均 36.5±5.6 岁；病程 5~24 年，平均 12±6.8 年；其中肝纤维化 43 例，代偿期肝硬化 26 例。对照组 40 例，男 34 例，女 6 例；年龄 22~62 岁，平均 34.6±7.6 岁；病程 6~23 年，平均 11±5.2 年；其中肝纤维化 23 例，代偿期肝硬化 17 例。

两组患者在性别、年龄、病情、病程方面比较，差异无显著性意义，具有可比性（$P > 0.05$）。

2. 诊断标准

参照 2000 年西安肝病会议修订的标准。排除其他肝炎病毒重叠感染、失代偿期肝硬化、重型肝炎、自身免疫性肝炎、肝豆状核变性、慢性淤胆性肝病、酒精性肝病等。

3. 治疗方法

对照组患者采用基础治疗：5% 葡萄糖 + 还原性谷胱甘肽 1.2+ 甘草酸二铵 150mg，静脉滴注，每天 1 次；另口服阿德福韦酯每次 10mg，每天 1 次。治疗组患者在上述治疗基础上加用 DSG-Ⅱ型肝病治疗仪局部照射肝区（穴位包括期门、章门等），每天 1 次，每次 30min。两组患者均以 1 个月为 1 个疗程，共治疗 2 个疗程。

4. 观察指标

两组患者分别于治疗前和治疗结束时抽取空腹静脉血检查肝功能、肝纤维化指标，并用彩超检查肝门静脉内径及其血流速度。

5. 疗效评价标准

显效：症状消失，ALT、TBil 复常，肝纤维化指标基本正常；彩超显示肝内回声明显好转，肝内管径清晰，血流速度加快。

好转：症状减轻，ALT、TBil 比原值下降 50%，肝纤维化指标比原值下降50%；彩超显示肝内回声好转，肝内管径模糊，血流速度无明显变化。

无效：症状稍改善，ALT、TBil无变化或继续上升，肝纤维化指标无改善；彩超显示肝内回声无好转，肝内管径变细，血流速度变慢。

6. 统计学方法

应用SPSS 11.0统计学软件，计量资料以$(\bar{x}\pm s)$表示，采用t检验，计数资料采用χ^2检验。

（二）结果

1. 治疗后两组患者的症状及体征变化情况。

治疗后两组患者的症状及体征变化情况见表2-6-1。

表2-6-1 治疗后两组患者症状及体征变化比较

组别	n（例）	乏力				纳差			
		显效（例）	好转（例）	无效（例）	有效率	显效（例）	好转（例）	无效（例）	有效率
对照组	40	20	13	7	82.5%	20	13	7	82.5%
治疗组	69	48	17	4	94.2%△	47	15	7	90.0%△

组别	n（例）	腹胀				肝区不适			
		显效（例）	好转（例）	无效（例）	有效率	显效（例）	好转（例）	无效（例）	有效率
对照组	40	28	4	8	80.0%	23	7	10	75.0%
治疗组	69	51	15	3	95.6%△	61	6	2	95.9%△

注：与对照组比较，$^{\triangle}P<0.05$。

2. 两组患者治疗前后肝功能变化情况。

两组患者治疗前后肝功能变化情况见表2-6-2。

表2-6-2 两组患者治疗前后肝功能检测结果比较（$\bar{x}\pm s$）

组别		ALT（U/L）	AST（U/L）	TBil（μmol/L）	Alb（g/L）
对照组（$n=40$）	治疗前	110±64	135±51	72.9±35.1	29.8±3.6
	治疗后	72±33**	67±23**	43.5±27.3*	31.3±2.8

续表

组别		ALT（U/L）	AST（U/L）	TBil（μmol/L）	Alb（g/L）
治疗组 （n=69）	治疗前	124 ± 85	146 ± 45	86.3 ± 25.8	29.6 ± 3.7
	治疗后	45 ± 17**△	47 ± 21**△	34.5 ± 9.8**△	32.0 ± 2.2

注：与本组治疗前比较，*$P < 0.05$，**$P < 0.01$；与对照组治疗后比较，△$P < 0.05$。

3. 两组患者治疗前后肝纤维化指标变化情况

两组患者治疗前后肝纤维化指标变化情况见表 2-6-3。

表 2-6-3　两组患者治疗前后肝纤维化指标变化比较（$\bar{x} \pm s$）

单位：ng/mL

组别		Ⅳ-C	LN	HA	PⅢP
对照组 （n=40）	治疗前	89.3 ± 26.8	122.6 ± 31.8	212.8 ± 69.3	8.3 ± 2.2
	治疗后	69.8 ± 22.5*	106.4 ± 25.3	108.3 ± 28.6**	7.2 ± 3.2
治疗组 （n=69）	治疗前	92.8 ± 24.7	113.9 ± 27.8	183.6 ± 49.5	7.2 ± 2.3
	治疗后	72.8 ± 27.6*△	102.7 ± 30.2△	128.3 ± 38.5*△	7.3 ± 2.6

注：与本组治疗前比较，*$P < 0.05$，**$P < 0.01$；与对照组治疗后比较，△$P < 0.05$。

4. 两组患者治疗前后门静脉主干内径及血流速度

两组患者治疗前后门静脉主干内径及血流速度比较见表 2-6-4。

表 2-6-4　两组患者治疗前后门静脉主干内径及血流速度比较（$\bar{x} \pm s$）

组别		门静脉主干内径（mm）	门静脉血流速度（mm/s）
对照组 （n=40）	治疗前	13.4 ± 1.6	14.8 ± 3.5
	治疗后	13.2 ± 1.3	15.3 ± 4.1
治疗组 （n=69）	治疗前	13.2 ± 1.4	15.7 ± 3.1
	治疗后	13.0 ± 1.8	16.7 ± 3.8

（三）讨论

中医学虽无肝纤维化、肝硬化病名，但依据其临床表现可归入"胁痛""黄疸""痞满""积聚""癥瘕""瘀血"等范畴。综合各家经验，其病因、病机多沿"湿、热、毒、瘀、虚"等来阐述。有人认为肝血瘀阻是肝纤维化

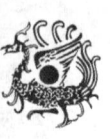

的本质，另有研究表明，慢性肝炎肝纤维化时肝窦狭窄、闭塞，甚至消失，肝窦内红细胞聚集，微血栓形成，这些变化与中医瘀血理论颇为相合。近年来，大多数学者主张采用活血化瘀类复方中药抗肝纤维化，同时兼顾扶正、补益、健脾、益气等法。

DSG-Ⅱ型肝病治疗仪是依据中医外治法理论，通过刺激肝脏所属经络、穴位、皮肤、黏膜、肌肉，达到改善肝病患者症状及生化指标的目的。该治疗仪集传统中医理论、现代医学和量子医学于一体，应用脉动生物信息（与人体心脏搏动节律同步）提取治疗者的心率信号，发出与其心率节律相同的脉动红外波，照射肝区，增加组织对能量的渗透吸收，有效改善肝脏微循环，使肝脏氧和营养物质的供给得到改善，增加肝细胞的修复能力，促进肝病患者的康复。DSG-Ⅱ型肝病治疗仪对乙型肝炎肝纤维化及代偿期肝硬化患者的症状体征改善比较明显，在改善患者肝功能及肝纤维化指标方面效果显著。本研究发现其对改善患者肝血流及门静脉主干内径作用不明显，是否与疗程短有关，值得探讨和进一步观察。应用肝病治疗仪安全舒适，操作简易，患者较易接受，可在临床推广应用。

作者：王玉海、李芹、林恢、刘政芳　摘自《中西医结合肝病杂志》

2012年第4期

◎福建首次5例输入性黄热病中西医结合治疗

黄热病（yellow fever，YF）是由黄热病毒引起的急性传染病，埃及伊蚊为主要传播媒介，白纹伊蚊传播黄热病的效力较低。临床表现主要为急起发热、头痛、相对缓脉、黄疸、出血倾向及蛋白尿等。目前流行于非洲和南美洲热带地区的44个国家。WHO估计，2013年非洲有8.4~17万重症病例，2.9~6万人死于YF。南美洲与非洲YF患者的年龄、性别、职业分布是不同的，反映了不同的传播循环。约有15%的感染者在2~24h的病情短暂缓解后复发并加重。症状包括上腹痛、黄疸、肾功能不全及心血管功能不稳定。发生凝血障碍可引起胃肠道出血、血尿、皮肤瘀点、瘀斑、鼻衄、牙龈出血和针孔部位出血。出现肝肾功能衰竭的患者20%~50%在发病7~10d后死亡。

近10几年来，非洲地区的黄热病流行再次引人注目。为此，世界卫生组织已号召有关政府、部门和机构行动起来与黄热病作斗争。我国福建、广东、海南等地存在着该病的传播媒介，一旦传入有潜在的流行危险。而世界各地赴南美、非洲等黄热病流行区工作、旅行的人员因感染黄热病而死亡的病例时有报道。故在我国保持对黄热病的警惕十分必要。安哥拉于2015年12月5日确诊首例病例，至2016年3月20日共报告疑似病例1132例，确诊375例，死亡168例。我国于2016年3月12日确诊首例输入性黄热病病例，截至2016年3月24日共发现6例输入性病例，均来自安哥拉。福州市传染病医院2016年3月18日至29日收治福建首次5例输入性黄热病患者，经采用密切隔离和中西医结合方法治疗，效果满意，5例患者均已痊愈出院，现将诊疗经过报告如下，以期为中西医结合治疗黄热病提供一些思路。

（一）临床资料

1. 流行病学史

男性2人，女性3人；年龄18~53岁；4人为福州福清，1人为福建大田，均在非洲安哥拉经商或务工，其间常有蚊虫叮咬，当地正在流行黄热病。

2. 症状体征

5例患者均有发热，体温最高达39.3℃，热程：2人为1天，1人为2天，1人为5天，1人为6天；均有不同程度的乏力、头痛、全身酸痛、食欲下降，严重的有胸闷、腹胀、恶心，部分有颜面、眼结膜充血、相对缓脉。舌边尖红，中后部白/黄腻，脉浮数/缓。

3. 入院体检

1人有发热，体温38.4℃，脉搏每分钟96次，呼吸每分钟20次，血压129/80mmHg；其他4人生命征均正常。神清，部分患者颜面部、结膜充血，未见皮疹及出血点，皮肤巩膜无黄染，全身浅表淋巴结未触及肿大，双耳、鼻、口腔未见异常，颈软，双肺、心脏听诊无异常，腹平软，无压痛及反跳痛，肝脾肋缘下未触及，肝区无叩击痛，双肾区无叩击痛，腹部移动性浊音阴性；脊柱、四肢无畸形，运动无障碍，关节无红肿，双下肢无水肿；生理反射存在，病理反射未引出。

4. 辅助检查

血常规：1例入院时发热患者血小板有下降，最低65×10^9/L，其余4例患者血常规均正常。尿常规：入院时仍发热患者尿蛋白在病程中达（++）。5例患者粪常规及粪OB均阴性。5例患者凝血功能均正常。血生化：入院时仍发热患者在病程中谷丙转氨酶高达1439U/L，谷草转氨酶高达1463U/L；5例患者黄疸指数均正常；肾功能均正常。5例患者中首次检查尿液或血清黄热病毒核酸阳性至转阴性时间最短为5天，最长为22天。

（二）治疗经过

1. 一般治疗

5例患者入院后即进行了严密隔离，卧床休息，给予易消化多维生素食物。

2. 对症和支持治疗

5例患者中1例患者入院时仍有发热，予地塞米松抗炎，奥美拉唑抑酸保护胃黏膜及补液支持，5例患者均有不同程度肝损害，予复方甘草酸单铵、还原型谷胱甘肽保肝、降酶，并给予对症治疗。

3. 中医辨证治疗

辨证选择口服全成分中药颗粒剂,每日1剂,分2次冲服。1例发热患者入院时有恶寒、头身痛、厌食、恶心,舌边尖红,舌苔中后部白厚腻,脉浮数,辨证湿热郁阻,方选甘露消毒丹加金银花、连翘清热解毒及佩兰等芳香化湿药。其他患者入院时无发热,感轻度乏力,饮食一般,舌淡,苔少,脉细。辨证余邪未净。方选薏苡竹叶汤加金银花清热解毒,太子参补气。

4. 出院标准

5例患者经治疗后体温均正常,临床症状缓解。血液核酸检测均阴性,病程均大于10天。

(三) 讨论

黄热病(YF)的病原是黄热病毒,该病毒是历史上分离到的第1种人类病毒(1927年)。其属于黄病毒科(flav Ⅳ iridae)黄病毒属(flav Ⅳ irus)。从医学病毒学分类来看是虫媒病毒家族的成员。黄热病毒为单股正链RNA病毒,黄热病毒是一种单股正链RNA病毒,病毒包膜直径40~50 nm,病毒基因组长约为11000个核酸碱基对,只有一个开放读码框架编码一种多聚蛋白。其依靠宿主体内的蛋白酶将其切割为3种结构蛋白(C、prM、E)和7种非结构蛋白(NS1、NS2A、NS2B、NS3、NS4A、NS4B、NS5)。

YF现已观察到3种传播循环,①森林(丛林)型YF:通常是一种非人灵长类动物的疾病,由发现于森林树冠层的几种驱血蚊和伊蚊传播。吸食了具有病毒血症的非人灵长类动物的蚊子通过叮咬偶然将YF传播给人类。森林(丛林)型YF是中美洲和南美洲最常见的类型,绝大多数感染者是在雨林或雨林附近工作的青年男性(70%~90%)。②中间型YF:常见于非洲潮湿地区,媒介为非洲伊蚊。非洲伊蚊在野外和人类居住区均能繁衍,并可感染人类和非人灵长类动物。中间型传播通常导致在同一地区的不同村落间同时出现散发病例，也与大暴发相关。③城市型YF：当感染者进入人口稠密的地区，而这些地区的人群对YF几乎没有免疫力，且这些地区有埃及伊蚊活动，YF传播可导致大流行。感染的埃及伊蚊可将病毒在人与人之间传播。

黄热病毒在通过蚊虫叮咬进入人体后，首先在淋巴结中，特别是受感染的DC中进行复制，此后病毒到达肝脏，感染肝细胞，导致肝细胞嗜酸性变性，此时在肝细胞质内可观察到康斯尔曼体（Councilman body）。然后触发的细胞因子风暴，休克和多脏器功能衰竭可导致患者死亡。黄热病的恢复者可获得长期的免疫力，通常并不会造成永久性的脏器损害。

YF临床表现轻重不一，或轻到中度发热性疾病，重到暴发性出血热。约90%患者为轻度或无症状，10%患者进展到重症病例。典型临床过程可分为病毒血症期、缓解期、肝肾损伤期和恢复期4期。

诊断依据：根据流行病学史、临床表现和相关实验室检查综合判断。

病例定义

1）疑似病例

符合流行病学史且有相应临床表现。

（1）流行病学史：发病前14天内有在黄热病流行地区居住或旅行史。

（2）临床表现：难以用其他原因解释的发热、黄疸、肝肾功能损害或出血等。

2）临床诊断病例

疑似病例且黄热病毒IgM抗体检测阳性。

3）确诊病例

疑似病例或临床诊断病例经实验室检测符合下列情形之一者。

（1）黄热病毒核酸检测阳性。

（2）分离出黄热病毒。

（3）恢复期血清黄热病毒抗体滴度较急性期呈4倍及以上升高，同时排除登革热、寨卡病毒等其他常见黄热病毒感染。

黄热病通常难以临床诊断，与常见的虫媒传染病（如疟疾、病毒性出血热、登革热、立克次体病）和食（水）源性传染病（如钩端螺旋体病、伤寒、戊型肝炎等）、妊娠性和中毒性急性脂肪肝一样，黄热病具有急性起病、黄疸、转氨酶升高等临床表现，临床医师应注意鉴别诊断。在很少有黄热病病例的国家或地区，临床医师应该对黄热病保持高度警惕，包括流行区病人和从流行区返回的旅行者。

本病无特效药物治疗，主要为对症支持治疗。一般治疗急性期患者应卧床休息，就地治疗，防止感染扩散。对患者应进行精心护理和对症治疗；营养支持；补液，维持水、电解质和酸碱平衡；预防和治疗出血、低血压休克；预防和治疗肝、肾功能衰竭和继发感染等各种并发症。

中医对黄热病的认识：黄热病因常见发热及黄疸而命名黄热病，是蚊媒传播的急性传染病，传染性强、致病性高，故属于中医感受天地间的杂气——疫疠之邪的温疫范畴。目前中医学界对黄热病无统一命名，从发病季节及病邪性质而言，一般多归属于湿温、暑温等范畴。也有学者认为可称之为"湿温疫、暑温疫、暑湿挟疠"，也有因黄热病其典型症状有发热、黄疸，归为"黄疸"范畴。黄热病初期患者多具有高热、恶寒、头痛、肌肉关节痛、无汗、乏力等症状。因黄热病初期的上述症状，容易被医家依据《伤寒杂病论》太阳病具有发热、恶寒、身疼痛、不汗出的症状，而误辨为感受风寒湿夹杂而侵袭人体卫表所表现的表证、太阳病、卫分证，进而错误地给予辛温解表发汗治疗。对此，历代前贤多有论述。吴又可在《温疫论》中指出"温疫初起，先憎寒而后发热，日后但热而无憎寒也。初得之二三日，其脉不浮不沉而数，昼夜发热，日晡益甚，头疼身痛……虽有头疼身痛，此邪热浮越于经，不可认为伤寒表证，辄用麻黄桂枝之类强发其汗。徒伤表气，热亦不减。"根据本院收治5例患者的症状、舌象、脉象及病情演变过程，应用卫气营血辨证方法，能够较好地概括该病的病因、病机、病位，有顺传、逆传。初期及病毒血症期，多表现为湿热阻遏，恶寒发热，头身困重，渴不欲饮，胸脘满闷，恶心欲吐，腹胀腹泻，大便黏滞不爽，舌边尖红，苔中后部白或黄厚腻，脉濡或浮数，治疗宜清热化湿，透肌解表，可选银翘散合甘露消毒丹加减。肝肾损伤早期及肝肾损伤后期的严重表现此次5例患者均未出现，故不予讨论。轻症患者及较重患者经及时合理治疗后进入恢复期，多表现为余邪未净，倦怠乏力，口干思饮，纳可，尿黄渐退，舌淡，苔厚少津或少苔，脉细。治宜清利余热，益气养阴。方选薏苡竹叶汤加减。

因目前黄热病尚无特效的抗病毒治疗药物，故应优先采取预防接种措施。Izurieta等人报道，重症监护治疗改善并不能降低黄热病的病死率。因此，积极开展中医药防治黄热病的研究及黄热病预防疫苗的研究有重要意义。

作者：王玉海、李芹、官升灿、韩荔芬、刘路、谢守云　摘自《中医杂志》2017年第9期

◎金线莲研究进展及其在治疗感染性疾病方面的应用

金线莲是一种多年生珍贵的中药材，为兰科开唇兰植物花叶属草本植物。目前在我国23种左右兰科开唇属植物中在民间有部分种全草用以入药，统称为金线莲。本文就金线莲研究进展及其在治疗感染性疾病方面的应用等

介绍如下。

（一）金线莲的一般特征

金线莲属于阴性植物，自然生态条件独特，其适宜生长于天气凉爽、光照不强、湿度较高且具有一定海拔（300~1200m）疏松、透气、湿润的腐殖土、红壤或黄壤土壤类型的环境中，通常存在于深山老林下或溪涧旁潮湿草丛中或竹林下，特别是阔叶林下的阴湿地带，一般呈零星分布。大部分的金线莲生长于亚洲的热带、亚热带或大洋洲地区，在中国境内金线莲主产地主要为东南沿海地区，以福建、广东和浙江等省较多。

金线莲中文学名花叶开唇兰，别名金蚕、金线兰、树草莲、金石松、金线虎头蕉、金线入骨消等，在我国药用历史悠久，民间素有"金草""神药""鸟人参"和"药王"等美称，其全草药用，味甘微苦、性平微寒，具有清热凉血、除湿解毒、强心固肾、止痛镇咳等功效，可治疗肺结核咯血、糖尿病、肾炎、膀胱炎、重症肌无力、遗精、风湿性及类风湿性关节炎、小儿惊风、妇女带下及毒蛇咬伤等症，被视为珍稀名贵药材，其药用价值备受人们青睐。金线莲可全草入药的特点随着研究的深入，其优良药用价值更加突显并日益受到世人关注，具有广阔的开发利用前景。

（二）金线莲成分研究

金线莲的化学成分较为复杂，所含成分种类繁多且含量有高有低，有效成分的提取、分离和精制也比较麻烦，外加其药源稀少，价格昂贵，分子生物学研究滞后等原因，所以对于金线莲有效化学成分系统的分析研究报道较少。目前已有的对金线莲成分研究的报道也仅限于一般的营养成分，如氨基酸，微量元素，多糖等，而较少涉及药用有效成分。关于其化学成分报道目前主流观点认为其主要成分为生物碱、氨基酸、糖类、皂苷、黄酮类，有机酸，甾体化合物，挥发油类等。

（三）金线莲药理研究

随着对金线莲研究的不断深入，在其药理作用的研究方面有了一定的研究成果，目前的研究重点主要集中在以下几个方面。

（1）降血糖：研究发现，金线莲能明显抑制肾上腺素、外源葡萄糖引起的小鼠血糖升高，同时，正常小鼠的血糖值在灌服金线莲水提物后也能显著降低，该试验结果说明金线莲具有抑制肾上腺素并促进糖原的分解起降糖作用，且对四氧嘧啶和链佐星引起的小鼠血糖升高具有显著的防治作用。上面的这个试验结果，也在一定程度上验证了民间煎服金线莲用以治疗糖尿病的合理性。

（2）消炎镇痛：对比人工栽培、野生和组织培养3种不同来源金线莲的水提物药理试验，结果显示该3种金线莲均有明显的消炎镇痛作用，其三者之间的药理学作用无明显差异，同临床中常用治疗各种炎症的药物功效相似。

（3）保肝：金线莲3种不同提取液（水煎、醇提、榨汁组）各给药组与对照组比较，结果发现不同提取液均可显著降低四氯化碳肝损伤小鼠血清中的ALT、AST水平，说明对肝损伤均具有一定的保护作用，这提示其作用机理可能是通过清除肝脏细胞中的自由基，同时通过稳定细胞膜作用从而对肝脏起到一定的保护功效。

（4）降血压、强心：通过试验发现，金线莲提取物对肾血管性高血压模型大鼠（RHR）具有良好的降压作用，表明金线莲提取物有降压、保护血管内皮损伤和改善血管内皮功能的作用。同时，郑纯等人在对金线莲的生药鉴定中发现，金线莲含有强心苷类成分，具有强心功效。

（5）其他：从已有的文献报道来看，金线莲还对减肥、抑制LDL氧化、清除活性氧自由基、利尿、改善骨质疏松、急性毒性、抗肿瘤等均具有良好的药理作用。

（四）金线莲临床应用研究

目前，随着对金线莲的药用有效成分的分离与鉴定、药理及临床等方面研究的广泛开展和深入，其临床应用研究成果也越来越丰富。特别是近年来金线莲在抗病毒、抗肿瘤、高血压、糖尿病等治疗方面的独特疗效，已引起了医学界的日益关注。现代分析方法研究结果表明金线莲具有滋补强壮的功效，其维生素种类齐全、多糖含量较高，氨基酸含量和微量元素含量均高于野山参和国产西洋参。另外金线莲的抗菌体具有神奇的抗菌和抗癌功效，作用于肺部肿瘤细胞效果显著。金线莲全草可入药，具有清热解毒、利尿、强心、凉血、降血压、祛风利湿和固肾平肝等作用，用于治疗发热、蛇伤、止泻和无名肿痛等效果显著，无毒副作用。国内民间用其治疗口干发热、心火、肝火、肺病、吐血、遗精、膀胱炎、肾炎、血淋、血虚、高血压、糖尿病、肝脾疾患、毒蛇咬伤、小儿惊风、发育不良、腹痛和妇女带下等多种病症，均具有良好的效果。国内各大医院的多年临床应用表明，金线莲具有肝保护、抗HBV、抗氧化、抗肿瘤活性、降高血糖、降高血脂、降高血压、降高尿酸、小儿哮喘、小儿抽动-秽语、抗炎、利尿、镇静、消炎止痛等多种治疗功效。同时，市场上已有含金线莲的中成药，如金线莲口服液、复方金线莲，以及用有机溶剂或水提取制成的粉末、颗粒剂、片剂、糖衣片等。

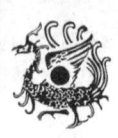

（五）金线莲在治疗感染性疾病方面的应用

（1）抗HBV及治疗慢性乙肝的作用：金线莲具有明显的抗HBV活性作用。已有的实验结果表明，金线莲提取物对抑制含HBV基因的细胞分泌HBsAg和HBeAg均有一定的抑制作用，且这种作用会随着药物浓度的提高和时间延长而不断增强。另外，采用复方金线莲口服液还可以治疗慢性乙型肝炎，具有改善肝功能，促进HBV-DNA阴转和ALT复常，为一种安全有效、毒副作用小，价格低廉且易于操作和推广的治疗慢性病毒性乙型肝炎的有效药物。

（2）治疗手足口病皮疹和口腔疱疹：金线莲具有清热解毒、镇痛、抗炎及提高机体免疫力的功效，可应用于手足口病的治疗。按照《手足口病诊疗指南（2010年版）》中治疗规定，通过对比中医组、西医组和中西医组临床疗效，结果显示，使用中药复方金线莲口服液联合金线莲喷雾剂治疗，临床上取得了很好的疗效，在皮疹和口腔黏膜病变消退时间方面有较强的优势，并且能更有效地缩短总疗程。利用金线莲喷雾剂外用喷口腔，每天3~4次，相对于其他用药，其更能很好地改善患儿口腔疼痛及缩短口腔疱疹/溃疡消退时间。与此同时，此方法既节约成本降低费用，考虑患儿服药困难，又可彰显中医药在防治手足口病的灵活性、有效性和安全性。

（3）治疗幽门螺杆菌感染：幽门螺杆菌（Hp）被公认为慢性胃炎、溃疡病的元凶之一。过去由于在Hp感染的治疗中广泛使用抗生素，且超疗程过量使用，导致Hp对多种抗生素普遍耐药，治疗效果越来越不理想。颜耀斌通过对120例患者的研究结果显示，以质子泵抑制剂联合金线莲为基础的根除方案优于过去传统以铋剂联合2种抗生素为基础的方案，此方案对中医辨证为气滞证、郁热证、瘀血证的Hp感染的根治率高于阴虚证、虚寒证的根除率,且具有根除率高、治疗成本较低,毒、副作用较少。

(4)抑制鸡新城疫病毒的增殖:通过体外抑制鸡新城疫病毒(NDV)的试验,结果表明金线莲水提取物的3种不同方式(先病毒后药物组、先药物后病毒组、药物与病毒混合组)对NDV感染活性均有一定程度的影响。金线莲水提取物与NDV混合后,对NDV的抑制率更高,表现出很强的抗病毒活性,说明金线莲水提取物可能通过直接杀灭病毒来保护细胞并且对NDV感染细胞具有早期预防作用。另外,金线莲水提取物浓度的增加与NDV抑制率存在明显的正相关。

(5)抑菌作用:通过以6种常见致病菌和腐败菌(包括了革兰氏阳性菌、革兰氏阴性菌、霉菌和酵母菌)作为供试菌,金线莲的体外抑菌试验结果表明,其水提取物及乙醇提取物对供试的4种细菌和2种真菌均具有不同程度的抑菌作用,说明金线莲的两种提取物均含有抑菌活性物质,具有广谱抗菌活性。两种提取物的抑菌效果均随着提取物浓度的提高而增强,且在较低浓度下就有较明显的抑菌作用,特别是对分布广泛、耐药性较强的金黄色葡萄球菌抑制作用较为显著,对供试致腐真菌-黑曲霉和啤酒酵母也具有一定的抑制效果,此结果说明金线莲提取物具有广谱抗菌活性,且在较低浓度时,具有较明显的抑菌作用,并且在作为天然的抑菌消炎药物方面具有潜在的应用价值。

(六)结语

近年来,随着金线莲在临床治疗上的广泛应用,特别是在治疗感染性疾病等疑难病症方面得到了一定的认可,其研究也逐渐成为热点并日益引起医药界的重视。目前比较成熟的研究报道多集中于金线莲组织培养及栽培,在药理方面对金线莲的研究大部分局限于对粗提取物的研究,但具体是何种

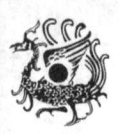

活性成分起作用，其有效成分是直接作用还是通过调节机体的免疫功能或是其他途径均未开展广泛及深入研究，限制了金线莲在临床上充分的开发利用，日后应加强金线莲的药物化学（成分的分离、鉴定等）、药理及临床的研究，进一步明确其有效成分及功效，参考国际上常用的研究方法收集数据，为我国中草药开发提供可靠依据。同时，金线莲在临床治疗方面的研究也需要进一步归纳总结，其产品开发与应用必然将具有更广阔的空间。

作者：王玉海、周文、官升灿、刘小龙、李芹　摘自《湖南中医杂志》2018 年第 6 期

◎金线莲液在改善环磷酰胺致免疫抑制小鼠免疫功能中的作用研究

近年来，随着人们对金线莲研究与认识的深入，其作用及临床价值逐渐得到人们重视。大量研究发现，金线莲在控制血压血糖、镇痛抗炎、保肝、改善免疫功能中有着积极的作用。因此，为进一步探究金线莲液在改善免疫功能中的作用及机制，本研究以昆明种小白鼠为实验对象，以腹腔注射环磷酰胺来建立免疫抑制模型，现报道如下。

（一）材料与方法

1. 实验材料

1）实验动物

健康昆明种小白鼠 48 只，雌雄各半，体重 $27.26 \pm 1.07g$，由福建省吴氏实验动物中心提供。

2）实验药品及试剂

金线莲液（福州市传染病医院院内制剂，规格 10mL/支，系金线莲鲜草水提液），批号 20151201；注射用环磷酰胺（江苏恒瑞医药股份有限公司，

国药准字 H32026196）；溶血素（北京天坛生物制品股份有限公司，国药准字 S10850042）。

3）实验主要仪器

流式细胞仪（美国 BD FACSVerse TM）；超净工作台（日本 AIRTECH 超净工作台 VS-1306）；倒置显微镜（广东江门数码倒置显微镜 motic）；离心机（美国 Thermo）。

2. 实验方法

1）分组

分组前，先将 48 只昆明小鼠集中喂养 10 天，环境、温度适宜。再将其随机分为 4 组，分别为模型组、金线莲液低剂量组、金线莲液高剂量组、正常组，每组 12 只，雌雄各半。

2）模型制备

小鼠免疫低下模型的制备，采取腹腔注射 CTX150mg/（kg·d）的方法。

3）给药

金线莲液低、高剂量组分别予以 0.01mL/（g·d）、0.02mL/（g·d）剂量的金线莲溶液（50g/10mL）灌胃，正常组及模型组予以生理盐水灌胃作为对照，每日 1 次，连续 25 天。在用药第 18 天除正常组外，其余三组分别建立小鼠免疫低下模型，正常组注射生理盐水作为对照。具体见表 2-6-5。

表 2-6-5 小鼠分组给药处理（$n=10$）

组别	灌胃处理（1~25 天）	腹腔注射（第 18 天）
金线莲液低剂量组	0.01mL/（g·d）	CTX[150mg/（kg·d）]
金线莲液高剂量组	0.02mL/（g·d）	CTX[150mg/（kg·d）]
模型组	生理盐水	CTX[150mg/（kg·d）]
对照组	生理盐水	生理盐水

4）取材

所有小鼠于造模后第 7 天（即喂养第 25 天）称量各组小鼠体重，摘取各组小鼠眼球取血，以 4%EDTA-Na2 抗凝，取 20μL 全血用于白细胞计数测定，剩下的血样置于干燥管内，离心取上层血清于 -70℃低温冰箱内保存。用颈椎脱臼法处死小鼠。处死后，摘取各小鼠胸腺、脾脏，剔除表面结缔组织进行称重。

3. 观察指标

1）免疫器官指数测定

小鼠称重，脱颈椎处死小鼠后取脾脏、胸腺，剔除表面结缔组织，称重。按下列公式计算免疫器官指数：免疫器官指数 = 免疫器官重量（mg）/ 小鼠体重（g）。

2）炎症因子测定

将低温保存的大鼠血清，利用放射免疫法测定其 IL-4、IL-6、IL-10 及 IFN-γ 浓度（pg/L）。试剂盒由美国 Ray Biotech 公司提供。

3）外周血白细胞计数测定

将外周血样，用血球计数板测定外周 WBC 计数。

4. 统计学方法

应用统计软件 SPSS 19.0 进行数据处理分析，计量资料表示为均数 ± 标准差（$\bar{x} \pm s$），并进行两组 t 检验，计数资料表示为 [n（%）]，并且进行两组 x^2 检验，$P < 0.05$，表示差异有统计学意义。

（二）结果

1. 各时期各组小鼠体重比较

实验前、后各组小鼠体重比较可见，实验前各组体重的差异无统计学意义（$P > 0.05$），实验后除正常组体重有轻度增长外，其余三组小鼠体重均明显降低，各组体重与正常组对比差异有统计学意义（$P < 0.05$）。见表 2-6-6。

表 2-6-6　各时期各组小鼠体重比较（$\bar{x} \pm s$）

组别	实验前例数（例）	实验前体重（g）	实验后例数（例）	实验后体重（g）
正常组	12	28.66 ± 3.52	9	30.14 ± 4.19
模型组	12	28.97 ± 1.76	10	24.64 ± 2.41[*]
金线莲液低剂量组	12	27.54 ± 3.26	11	27.21 ± 3.18[*]
金线莲液高剂量组	12	28.28 ± 3.18	10	25.69 ± 2.71[*]

注：与正常组相比，[*]$P < 0.05$。

2. 金线莲液对小鼠免疫器官的影响

结果显示，金线莲液低剂量组、金线莲液高剂量组、模型组的脾脏指数、胸腺指数与正常组相比，均有一定程度的降低（$P < 0.05$）；金线莲液低剂量组、金线莲液高剂量组的脾脏指数、胸腺指数较模型组相比有所增加（$P < 0.05$）；金线莲液低剂量组脾脏指数、胸腺指数较金线莲液高剂量组高，差异有统计学意义（$P < 0.05$），见表 2-6-7。

表 2-6-7　各组脾脏指数、胸腺指数及重量比较（$\bar{x} \pm s$）

组别	例数（例）	脾脏重量（g）	胸腺重量（g）	脾脏指数	胸腺指数
正常组	9	0.576 ± 0.092	0.041 ± 0.006	19.29 ± 3.40	1.36 ± 0.14
模型组	10	0.118 ± 0.016	0.015 ± 0.004	4.86 ± 0.94[*]	0.62 ± 0.12[*]
金线莲液低剂量组	11	0.396 ± 0.086	0.025 ± 0.006	14.60 ± 3.10[*▲]	0.91 ± 0.16[*▲]
金线莲液高剂量组	10	0.311 ± 0.056	0.017 ± 0.003	12.28 ± 2.76[*▲#]	0.68 ± 0.14[*▲#]

注：与正常组相比，[*]$P < 0.05$；与模型组相比，[▲]$P < 0.05$；与金线莲低剂量组相比，[#]$P < 0.05$。

3. 金线莲液对小鼠外周血白细胞计数的影响

实验后金线莲液低剂量组、金线莲液高剂量组、模型组的外周白细胞总数与正常组相比，均有所降低（$P<0.05$）；金线莲液低剂量组白细胞较金线莲液高剂量组高（$P<0.05$）。见表2-6-8。

表2-6-8　各组外周血白细胞计数比较（$\bar{x}\pm s$）

组别	例数	外周血白细胞（$\times 10^9$）
正常组	9	8.16 ± 0.62
模型组	10	$4.87\pm 0.52^*$
金线莲液低剂量组	10	$7.07\pm 0.51^{*\blacktriangle}$
金线莲液高剂量组	9	$5.26\pm 0.61^{*\bigstar\#}$

注：与正常组相比，$^*P<0.05$；与模型组相比，$^\blacktriangle P<0.05$；与金线莲液低剂量组相比，$^\#P<0.05$。

4. 金线莲液对小鼠炎症反应的影响

实验后金线莲液低剂量组、金线莲液高剂量组、模型组的IL-4、IL-10与正常组相比，均有所降低（$P<0.05$），IL-6、IFN-γ与正常组相比均有所升高（$P<0.05$）。金线莲液低剂量组IL-4、IL-10较金线莲液高剂量组低，IL-6、IFN-γ较高，结果差异有统计学意义（$P<0.05$）。见表2-6-9。

表2-6-9　各组炎症因子值比较（$\bar{x}\pm s$，pg/L）

组别	例数	IL-4	IL-6	IL-10	IFN-γ
正常组	8	0.073 ± 0.008	0.394 ± 0.013	0.059 ± 0.004	0.073 ± 0.003
模型组	8	$0.054\pm 0.005^*$	$1.407\pm 0.057^*$	$0.042\pm 0.006^*$	$0.258\pm 0.008^*$
金线莲液低剂量组	8	$0.062\pm 0.004^{*\blacktriangle}$	$1.183\pm 0.078^{*\blacktriangle}$	$0.049\pm 0.005^{*\blacktriangle}$	$0.227\pm 0.013^{*\blacktriangle}$
金线莲液高剂量组	8	$0.066\pm 0.004^{*\blacktriangle\#}$	$0.911\pm 0.057^{*\blacktriangle\#}$	$0.055\pm 0.003^{*\blacktriangle\#}$	$0.163\pm 0.029^{*\blacktriangle\#}$

注：与正常组相比，$^*P<0.05$；与模型组相比，$^\blacktriangle P<0.05$；与金线莲低剂量组相比，$^\#P<0.05$。

（三）讨论

免疫器官是机体执行免疫功能的组织结构，也是动物机体发挥免疫反应的主要场所。脾脏和胸腺是机体重要的免疫器官，两者相对重量的变化在免疫评价中占有重要的地位。此外，机体免疫功能状况与细胞免疫关系密切，细胞免疫的识别和效应阶段由T细胞特异性识别介导。动态检测小鼠免疫器官、免疫细胞等指标能够在一定程度上反映出经过免疫损伤和金线莲液干预后小鼠的免疫状态。

小鼠免疫抑制模型可采用腹腔注射环磷酰胺（CTX）、地塞米松和氢化可的松等药物来制作，其中环磷酰胺是一种常用的细胞毒化疗药，能使小鼠细胞免疫功能受到明显抑制，有研究显示，可用其建立长期免疫低下模型。本研究通过对小鼠腹腔注射CTX进行造模。为避免在实验初期注射药物，导致小鼠死亡而影响实验进展，先常规喂养17d，并分别给予两治疗组不同剂量的金线莲液，以维持小鼠体内较稳定的免疫状态，之后于喂养第18天时注射药物造模。研究结果显示，模型组的脾脏、胸腺重量比正常组低（$P < 0.05$），且造模后，金线莲液低剂量组、金线莲液高剂量组、模型组的体重也低于正常组，可见造模后小鼠体重减轻，脾脏、胸腺有所萎缩，表明小鼠免疫低下模型造模成功。

胸腺是T淋巴细胞成熟的场所，直接反映了机体的细胞免疫水平，是机体重要的中枢免疫器官。脾脏在受到刺激后，能分化出大量T、B淋巴细胞参与免疫作用，是重要的外周免疫器官。因此，测定胸腺和脾脏重量可以反映药物对免疫器官发育状况及免疫功能的影响，其脏器指数是衡量机体免疫功能的指标之一。贾琳等人在萝摩多糖粗提物对小鼠免疫功能的研究中发现，免疫抑制后，小鼠的脾脏指数、胸腺指数均有所降低，而药物治疗后脏器指数有所改善。齐丽娟研究发现，银杏酚酸和银杏外种皮多糖能有效提高免疫抑制小鼠的脏器指数，改善免疫功能。本研究也得出了类似的结论。可见，金线莲液能提高免疫抑制小鼠的免疫器官指数，改善器官萎缩，增强免疫功能。

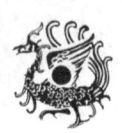

　　白细胞是体内重要的免疫细胞，具有较强的吞噬功能，在机体损伤治愈、抗御病原的入侵和对疾病的免疫方面起着重要的作用。当其计数减少时，机体防御系统破坏，免疫功能下降，加大了感染发生的可能性。吕翠霞等人研究发现，不同周龄组小鼠白细胞计数表现有一定差异性，且白细胞计数越低，越容易出现感染。本研究也选择了外周血白细胞作为观察指标之一。结果显示，实验后金线莲液低剂量组、金线莲液高剂量组、模型组的外周白细胞总数与正常组相比，均有所降低（$P<0.05$）；金线莲液低剂量组白细胞较金线莲液高剂量组高（$P<0.05$）。可见，金线莲液能提高免疫抑制小鼠外周血白细胞计数，改善免疫功能。

　　在免疫损伤的发生中，机体会产生一系列的炎症反应，贯穿着促炎因子与抗炎因子的相互作用。IL-6、IFN-γ是体内重要的促炎因子，IL-4、IL-10作为抗炎因子，由Th2细胞产生，具有一定的免疫抑制作用。本研究发现，实验后金线莲液低剂量组、金线莲液高剂量组、模型组的IL-4、IL-10与正常组相比，均有所降低（$P<0.05$），IL-6、IFN-γ与正常组相比均有所升高（$P<0.05$）。金线莲液低剂量组IL-4、IL-10较金线莲液高剂量组低，IL-6、IFN-γ较高，结果差异有统计学意义（$P<0.05$）。由此可见，在造模后促炎因子升高，抗炎因子降低，表明造模后机体处于炎症反应剧烈状态。而在使用金线莲进行治疗后，促炎因子降低，抗炎因子升高，表明治疗能控制体内的炎症反应，改善免疫抑制状态。此外，在金线莲液低剂量组与高剂量组的对比中，我们发现，金线莲液高剂量组的促炎因子低于低剂量组，抗炎因子高于低剂量组，可见在炎症反应方面高剂量金线莲液对小鼠的治疗效果更佳。

　　综上所述，金线莲液能有效改善免疫抑制小鼠的免疫功能，增加脾脏指数与胸腺指数，减轻体内炎症反应，提高外周白细胞水平，不同剂量金线莲液在改善免疫抑制小鼠免疫功能中的机制不同。当剂量低时，主要在对免疫器官指数影响和白细胞方面起作用，当剂量升高时主要在抗炎方面发挥作用而起到免疫改善功能，为下一步临床试验提供有力支撑。

作者：王煜、李芹、王玉海（通讯）、李百川　摘自《医学理论与实践》

2017年22期

第七节 章亭学术传承

章亭，男，副主任医师，医学博士，硕士生导师。北京中医药大学第八临床医学院、厦门市中医院科教部主任，任厦门市中医药学会秘书长、中华中医药学会名医学术思想研究分会委员、中华中医药学会肝胆病分会委员、中国民族医药学会肝病分会常务理事、世界中联专业（工作）委员会舌象研究专业委员会常务理事、福建省中西医结合学会肝病分会青年委员会副主任委员。

2005年博士毕业于北京中医药大学临床基础温病专业，导师为陈扬荣教授，毕业后师从康良石教授、杨叔禹教授，是厦门市第一批及第二批中医青年后备人才，福建省第三批名老中医药专家学术经验继承工作继承人，国家中医药管理局传染病中医临床人才研修班学员。毕业后一直从事中西医结合肝病的临床、科研工作及名老中医学术思想传承工作。临床中，在中

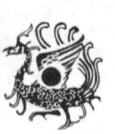

医经典理论及康良石中医肝病"疫郁"理论指导下,结合现代医学诊治肝脏疾病。主持过省、市卫生健康委员会课题2项,作为主要研究者参与国家"十五""十二五"科技攻关项目子课题2项,国家中医药管理局行业专项课题1项,省、市级课题多项。以第一作者发表论文10余篇,以副主编参与撰写《康良石教授中医肝病理论及实践》一书。

| 相关论文 |

◎康氏抗纤颗粒抗肝纤维化的实验研究

肝纤维化是继发于肝脏炎症或损伤后组织修复过程中的代偿反应,以细胞外基质在肝内过量沉积为病理特征。肝纤维化的关键细胞和分子事件为肝星状细胞的激活和凋亡,细胞外基质的过度合成和基质降解能力的下降。康氏抗纤颗粒是全国首批500名名老中医之一的康良石教授,根据其康氏疫郁理论组成,几十年来运用于临床,取得良好的抗肝纤维化效果。现在我们进一步从整体动物实验来探讨该方抗肝纤维化的疗效及作用机理。

(一)材料与方法

1. 动物

清洁级 Wistar 大鼠 100 只,雄性,体重 180±20g,购自上海中科院动物试验中心,高脂低蛋白食物购自上海军事医学科学研究所。

2. 药物与试剂

康氏抗纤颗粒由厦门中医院药剂科制备,含生药量1.4g/g。方药组成:龟板、鳖甲、郁金、丹参、黄芪、西洋参等16味;重组人干扰素100万单位支,由上海生物制品研究所生产,批号:200304002。肝纤维化试剂盒透明质酸

（HA）购自上海海研医学生物技术中心，肝功能试剂盒购自贝克曼公司，单克隆即用型鼠抗人α平滑肌肌动蛋白（α-SMA）购自北京中山生物试剂公司。

3. 肝纤维化动物模型的建立

随机选取15只大鼠为正常对照组，剩余大鼠采用韩德五复合病因刺激复制肝纤维化模型，采用高脂低蛋白食物（以玉米面为饲料，加0.5%胆固醇，实验第1、2周加20%猪油），10%酒精为唯一饮料。皮下注射四氯化碳（第1次用0.5mL100g体重，以后每隔3d皮下注射40%油剂四氯化碳0.3mL100g体重）。每周末处死2只大鼠观察病理改变，到实验第9周中度肝纤维化形成。在治疗期间每隔3d给予皮下注射四氯化碳0.15mL/100g体重维持量。每周末处死2只大鼠观察病理改变，到实验第9周中度肝纤维化形成。在治疗期间每隔3d给予皮下注射四氯化碳0.15mL/100g体重维持量。

4. 分组与给药方法

将肝纤维化模型大鼠随机分成4组（康氏抗纤颗粒大剂量、康氏抗纤颗粒等效剂量治疗组、IFN-γ阳性对照组、生理盐水阴性对照组），连续给药8周。实验剂量按照实验动物研究"等效剂量"的计算方法，确定剂量如下：康氏抗纤颗粒大剂量组以8g/kg生药量灌胃，每天1次；康氏抗纤颗粒等效剂量组以4g/kg生药量灌胃，每天1次；IFN-γ阳性组以IFN-γ9万U/kg体重，肌内注射，每天1次；生理盐水阴性对照组以生理盐水2mL灌胃，每天1次正常对照组以生理盐水2mL灌胃，每天1次。治疗8周后，末次给药后，禁食禁水12h，乙醚麻醉腹主动脉取血，摘取肝脏。

5. 检测方法

分离血清，检测肝功能、放射免疫法检测血清透明质酸。取部分肝组织检测羟脯氨酸含量,取部分肝左叶放入10%中性磷酸福尔马林液中固定,石蜡包埋切片,进行 HE 染色及 Masson 染色,α-SMA 免疫组织化学染色,采用 HMIAS-2000 高清晰度彩色医学图文分析系统,对各组切片随机选取10个视野测量阳性面积占肝脏视野面积比进行定量分析。

6. 统计学处理

计量资料以 ($\bar{x} \pm s$) 表示,多组间均数两两比较采用 LSD 单因素方差分析方法。用 SPSS 10.0 软件包进行统计分析。

(二)结果

1. 血清肝功能指标的变化

模型组血清白蛋白明显降低,显著低于正常组($P < 0.01$),谷丙转氨酶与谷草转氨酶明显升高,显著高于正常组($P < 0.01$)。康氏抗纤颗粒大剂量、康氏抗纤颗粒等剂量治疗后的肝纤维化大鼠血清白蛋白显著升高,与模型组比较有显著性差异($P < 0.01$),与正常组比较无差异且各治疗组间无差异。干扰素组的血清白蛋白无明显升高与模型组比较无差异,与正常组及其他治疗组比较有显著性差异($P < 0.01$)。各治疗组的血清谷丙转氨酶与谷草转氨酶均显著降低,与模型组比较有显著性差异($P < 0.01$),其中康氏抗纤颗粒大剂量组、康氏抗纤颗粒等剂量组谷丙转氨酶与正常组比较没有差异,干扰素组谷丙转氨酶则显著高于正常组($P < 0.05$)。各治疗组的谷草转氨酶与正常组比较没有差异,且各治疗组间无差异(结果见表2-7-1)。

表 2-7-1　各组大鼠血清 ALT、AST 及 ALB 的比较

组别	n(只)	白蛋白(g/L)	谷丙转氨酶(U/L)	谷草转氨酶(U/L)
正常组	13	16.92 ± 1.33##	60.85 ± 10.17##	186.85 ± 65.36##
模型组	12	14.50 ± 1.93**	159.0 ± 39.09**	370.00 ± 97.38**

续表

组别	n（只）	白蛋白（g/L）	谷丙转氨酶（U/L）	谷草转氨酶（U/L）
康氏抗纤颗粒大剂量组	10	17.76 ± 1.67##	62.50 ± 11.19##	181.50 ± 37.16##
康氏抗纤颗粒等剂量组	10	16.25 ± 0.75##	71.90 ± 17.53##	197.90 ± 21.57##
干扰素组	10	13.93 ± 1.38**	82.60 ± 26.16##	214.70 ± 28.72##

注：与正常组比较：$^*P < 0.05$，$^{**}P < 0.01$；与模型组比较：$^\#P < 0.05$，$^{\#\#}P < 0.01$（以下同）。

2. 血清透明质酸及肝组织羟脯氨酸指标的变化

模型组大鼠血清透明质酸及肝组织羟脯氨酸含量明显升高，显著高于正常组（$P < 0.01$）。各治疗组的透明质酸与模型组比较均降低且有显著性差异（$P < 0.01$），与正常组比较则显著升高（$P < 0.01$），各治疗组之间没有差异。各治疗组肝组织羟脯氨酸含量明显低于模型组（$P < 0.01$），与正常组则明显升高（$P < 0.01$），各治疗组之间没有差异（结果见表2-7-2）。

表2-7-2　各组大鼠血清透明质酸及肝组织羟脯氨酸指标的比较

组别	n（只）	透明质酸（μg/L）	肝组织羟脯氨酸（mg/g）
正常组	13	184.15 ± 29.06##	2.23 ± 0.51##
模型组	12	648.25 ± 175.91**	4.56 ± 0.70**
康氏抗纤颗粒大剂量组	10	408.76 ± 163.33**##	2.95 ± 0.43**##
康氏抗纤颗粒等剂量组	10	353.59 ± 90.93**##	2.94 ± 0.72**##
干扰素组	10	473.68 ± 196.00**##	3.02 ± 0.58**##

3. 肝纤维化及 α-SMA 免疫组织化学染色面积变化

模型组肝纤维化面积明显增加，显著高于正常组（$P < 0.01$）。各治疗组的肝纤维化面积与模型组比较明显减少且有显著性差异（$P < 0.01$），与正常组比较则显著增加（$P < 0.05$），各治疗组间肝纤维化面积没有差异。模型组 α-SMA 免疫组织化学染色面积明显增加，显著高于正常组（$P < 0.01$）。各治疗组的 α-SMA 免疫组织化学染色面积比模型组减少且

有显著性差异（$P < 0.01$）。康氏抗纤颗粒等剂量组与康氏抗纤颗粒大剂量组及干扰素组治疗后 α-SMA 免疫组织化学染色面积与正常组比较则有显著性差异（$P < 0.01$）。康氏抗纤颗粒大剂量组 α-SMA 免疫组织化学染色面积较干扰素组少而且有显著差异（$P < 0.05$，结果见表 2-7-3）。

表 2-7-3　各组大鼠肝纤维化及 α-SMA 免疫组织化学染色面积变化比较

组别	n（只）	肝纤维化面积（%）	α-SMA 免疫组织化学染色面积（%）
正常组	13	$0.181 \pm 0.035^{\#\#}$	$0.0212 \pm 0.0080^{\#\#}$
模型组	12	$15.6 \pm 3.54^{**}$	$1.82 \pm 0.442^{**}$
康氏抗纤颗粒大剂量组	10	$2.20 \pm 0.52^{*\#\#}$	$0.432 \pm 0.168^{**\#\#}$
康氏抗纤颗粒等剂量组	10	$2.13 \pm 0.60^{*\#\#}$	$0.677 \pm 0.214^{**\#\#}$
干扰素组	10	$2.27 \pm 0.72^{*\#\#}$	$0.798 \pm 0.268^{**\#\#}$

（三）讨论

肝纤维化是多种慢性肝病发展至肝硬化过程中所共有的病理组织学变化，阻断或逆转肝纤维化的形成对防治肝硬化具有重要意义。治疗肝纤维化常见对策为治疗原发病，防止肝损害，减少炎症，抑制星状细胞活化增殖，促 ECM 降解等。临床上抗肝纤维化的药物主要有 IFN-α、IFN-γ、细胞保护类药物（如水飞蓟宾、马洛替酯、维生素 E）等。但临床作用不确切，故尚无合适的抗肝纤维化西药。中医药在干预肝纤维化方面已显示出较明显的优势，中药复方多成分、多环节、多层次、多靶点的药理学作用，可能是其优势的重要特点之一。康氏抗纤颗粒主要由龟板、鳖甲、郁金、丹参、黄芪、西洋参等 16 味中药组成。方中黄芪、西洋参、龟板、鳖甲佐以郁金、柴胡、佛手、丹参、牡丹皮等补脏气令气行血亦行，补阴液则津足而利血行，且软坚散结；败酱草、茜草等凉血、活血化瘀，能宣通瘀塞络道防止动血；佐以清气分之毒、搜血分之邪的栀子根、茵陈、半边莲等，共奏扶正祛邪、化瘀通滞之功。几十年来用于临床治疗肝纤维化患者数百例，取得了良好的抗肝纤维化效果。并且在前期进行的临床研究中，发现康氏抗纤颗粒具有明显的抗炎症反应及逆转肝纤维化的作用。

本实验表明，康氏抗纤颗粒可以降低血清谷丙转氨酶和谷草转氨酶，提高血清白蛋白的含量，降低血清透明质酸及肝组织羟脯氨酸的含量，减少肝纤维化面积，降低肝组织 α-SMA 的表达，表现出明显的抗纤维化作用。分析康氏抗纤颗粒抗纤维化作用的机理可能包括以下几个方面：①保护肝细胞，血清转氨酶的变化是反映肝细胞损害的敏感指标，血清白蛋白是由肝细胞合成，其含量变化与有功能的肝细胞数量成正比。实验中康氏抗纤颗粒能显著降低血清 ALT、AST 和升高 Alb，与模型组相比有显著性差异，说明康氏抗纤颗粒有良好的保护肝细胞的作用。炎症和肝细胞损伤是肝纤维化的启动因素，因此保护细胞，防止肝损伤，必然有助于阻断肝纤维化的发生。②调节胶原代谢，羟脯氨酸是胶原蛋白特有的氨基酸，肝脏羟脯氨酸的含量可反映肝脏胶原蛋白合成的量。羟脯氨酸是胶原代谢的重要产物，胶原蛋白代谢异常，一定会反映在羟脯氨酸的变化上。康氏抗纤颗粒组能显著降低肝组织羟脯氨酸的含量，与模型组相比有显著性差异。血清透明质酸是人体结缔组织基质的主要成分，由间质细胞合成，主要与肝窦内皮细胞受体结合而被摄取降解。故肝纤维化、肝硬化时升高的主要原因是肝内细胞合成增多，摄取降解的能力下降。实验表明，康氏抗纤颗粒可以显著降低血清中的透明质酸含量（$P < 0.01$）。以上表明，康氏抗纤颗粒可以通过减少肝脏胶原的合成达到阻断肝纤维化的效果。③减少活化的肝星状细胞，激活的肝星状细胞表达 α-SMA，因此，α-SMA 被认为是肝星状细胞活化的标志。激活的

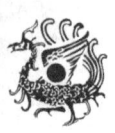

肝星状细胞转化为肌成纤维细胞并分泌大量细胞外基质成分,沉积于肝脏形成肝纤维化。实验表明,康氏抗纤颗粒能显著降低 α-SMA 的表达,与模型组相比有显著性差异,表明康氏抗纤颗粒抗肝纤维化作用机制与减少活化的肝星状细胞数量有关。

作者:章亭、陈扬荣 摘自《中国中医基础医学杂志》2005 年第 6 期

◎康氏系列方对干扰素治疗慢性乙型肝炎疗效的影响

目前对慢性乙型肝炎(chronic hepatitis B,CHB)的治疗主要应用 α-干扰素和核苷类似物进行抗病毒治疗。而 α-干扰素治疗 CHB 患者的疗效差异较大,为了探讨如何选择合适的治疗对象,及时调整治疗方案,我们前瞻性观察了 109 例 HBeAg 阳性 CHB 患者 α-干扰素治疗 6 个月的效果,研究 α-干扰素治疗 HBeAg 阳性 CHB 疗效的影响因素。

(一)资料与方法

1. 资料

病例选择收集 2005 年 5 月至 2007 年 11 月医院门诊及住院的 HBeAg 及 HBV DNA 均阳性的 CHB 患者 109 例,男 93 例,女 16 例,年龄 18~48 岁,中位数 30 岁。病程最长者 20 年,最短者 6 个月,中位数 7 年。随机分为两组。中西医结合组 51 例,肝组织活检 39 例,其中 G_1 5 例,G_2 27 例,G_3 7 例;S_1 30 例,S_2 7 例,S_3 2 例。干扰素组 58 例,肝组织活检 46 例,其中 G_1 2 例,G_2 29 例,G_3 15 例;S_0 1 例,S_1 29 例,S_2 14 例,S_3 2 例。ALT34~786U/L,中位数 180U/L。诊断均符合 2000 年《病毒性肝炎防治方案》中 CHB 诊断标准及抗病毒治疗的西医方案。中医辨证标准参照康良石教授的"疫郁"理论辨证诊断分型。两组一般资料比较差异无显著性意义($P > 0.05$),具有可比性。

2. 方法

1）治疗方法

干扰素组予 α-干扰素 500 万单位，隔日 1 次皮下注射；中西医结合组在干扰素治疗的基础上进行中医辨证论治，给予康氏系列方。疗程均为 6 个月。

2）观察项目

所有患者均在使用 α-干扰素 0、3、6 个月及停药后随访 12 个月时进行中医症候评分、血清生化学和病毒学的检测。

3）疗效评价疗

效评定标准参照病毒性肝炎防治方案，具体如下。

（1）完全应答（显效）：生化指标 ALT 复常，病毒血清学指标 HBV DNA、HBeAg 阴转，HBeAb 阳转。

（2）部分应答（有效）：生化指标 ALT ＜ 1.5ULN（正常值上限），病毒血清学指标 HBV DNA 下降至少两个对数级，HBeAg 定量下降。

（3）无应答（无效）：生化、病毒血清学指标均未好转。

3. 统计学方法

1）数据的转化

将部分原始数据按照临床意义进行转化。年龄按照中位数水平，以 30 岁分为高低两层。ALT 按照中位数 180U/L 分为高低两层。HBV DNA 以 10^7copies/mL 分为高低两层（见表 2-7-4）。

2）统计分析

对转换后的数据进行分析，统计软件使用 SPSS 13.0，应用 Logistic 回归分析，纳入标准 $P < 0.05$，排除标准 $P > 0.1$。

表 2-7-4 观察数据转化标准

变量	0	1
年龄	< 30	≥ 30
HBV DNA	$< 10^7 copies/mL$	$\geqslant 10^7 copies/mL$
ALT	≥ 180U/L	< 180U/L
中药	服用	未服用

（二）结果

1. 单因素 Logistic 回归分析

性别、年龄、治疗前 HBV DNA 和 ALT 水平、是否服用中药等 5 项指标中，后 3 项与判断疾病的预后具有显著相关性（均 $P < 0.05$）（见表 2-7-5）。

表 2-7-5 Logistic 回归分析变量未纳入函数前的单因素分析

变量	计分	自由度	显著性（P）
性别	0.733	1	0.392
年龄	1.258	1	0.262
HBV DNA	3.996	1	0.046
ALT	6.080	1	0.014
中药	5.510	1	0.019

2. 二分类 Logistic 多因素回归分析

将单因素分析中筛选出对预后有影响的因素进行多因素分析，得到治疗前 HBV DNA 和 ALT 水平及是否服用中药 3 个与疗效具有独立相关性的指标（见表 2-7-6）。通过优势比可以看出是否服用康氏系列方剂的相关性较治疗前 HBV DNA 和 ALT 水平稍高。

表 2-7-6 二分类 Logistic 多因素回归分析结果

变量	β	Wald	P	OR	95%CI
HBV DNA	1.159	3.861	0.049	3.188	1.003~10.133
ALT	1.389	5.484	0.019	4.010	1.254~12.825
中药	1.605	6.207	0.013	4.979	1.408~17.605
常数	-7.909	17.495	0.000	0.000	

（三）讨论

目前，慢性乙型肝炎的抗病毒治疗效果并不十分满意，临床上常用的抗乙肝病毒药物主要有两大类：一类为α-干扰素，另一类为核苷类似物。前者治疗CHB 6个月，完全应答率只有30%~50%；后者有较好的应答率，但需长期服用，而长期应用易出现病毒变异或耐药。因此，如何选择适当的抗病毒药物治疗CHB显得十分重要。有临床研究显示，不同的病例对干扰素的应答有较大差异。

康氏"疫郁"理论是国家首批500名名老中医康良石教授总结其临证经验而得，是医院的特色中医诊疗方法。康老认为慢性乙型肝炎病因以"疫"为主，病机以"郁"为中心，并归纳其发病特点，提出CHB六证辨治法。康氏系列方药是在康氏"疫郁"理论为指导的中医肝病辨证论治体系的基础上，结合患者临床症状进行总结而形成。肝郁气滞证用橘叶栀子根汤；肝胆湿热证用加味栀子根汤；肝郁化火证用金橘汤；湿热化火证用大芩连汤；肝脾气虚证用加味柴胡疏肝散；肝肾阴虚证用加减左归饮。康老认为，CHB具有温疫的发病规律，临证采用温疫"五辨（辨神、气、色、舌、脉）"与"脏腑辨证"相结合，从患者反映的外在症状及体征进行个体化辨证分析，有利于论治、施护和提高疗效。

本研究结果表明，CHB患者在性别、年龄、治疗前ALT及HBV DNA水平、是否服用中药等诸多影响疗效因素中，基线时HBV DNA水平、ALT水平及是否服用康氏系列中药汤剂为α-干扰素抗病毒疗效影响因素。基线ALT水平大于3倍上限，HBV DNA小于107 copies/mL水平，并且加用康氏系列方剂有助于提高α-干扰素治疗HBeAg阳性慢性乙型肝炎患者的临床疗效。

作者：章亭、吴剑华、康俊杰、于洪涛、张如棉 摘自《中西医结合肝病杂志》2010年第1期

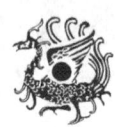

◎四物汤对红细胞免疫及骨髓干细胞增殖能力的影响

电离辐射对红细胞免疫功能及骨髓造血功能均有明显的抑制作用。如何促进电离辐射后红细胞免疫功能及骨髓造血功能的恢复，尤其是临床上肿瘤病人在放射治疗后红细胞免疫功能及骨髓造血功能的恢复是个有待解决的问题。著名的补血方剂"四物汤"具有补血活血的作用，其对辐射损伤小鼠的红细胞免疫功能及骨髓造血功能方面是否有影响，这方面的报道较少，本实验将对其进行初步的研究。

（一）材料和方法

1. 实验动物

NIH 小鼠，雄性，8~10 周龄，体重 20±2g，购自北京生物制品研究所动物室。选用 NIH 小鼠将其随机分为 4 组，每组 10 只：①正常对照组。②照射对照组。③小剂量四物汤组。④大剂量四物汤组。

2. 实验用中药

四物汤由当归，白芍，熟地黄，川芎组成，全部药物均购自北京市同仁堂中药厂，经本校中药鉴定教研室李家实教授鉴定。按《中华人民共和国药典》规定剂量范围内的临床常用剂量称取组成，当归 10g，白芍 12g，熟地黄 12g，川芎 8g，共计 42g/d。按人的体重 60kg 折算为 0.7g/（kg·d），小鼠用量按《中药药理实验方法》计算小剂量约为 2.5g/（kg·d），大剂量约为 12.5g/（kg·d）。小鼠每日灌胃量为 0.5mL/只，小剂量浓度为 100g/L 四物汤，大剂量浓度为 500g/L 四物汤。

3. 主要试剂

（1）酵母多糖冻干试剂及补体致敏的酵母多糖冻干试剂，购自上海第二军医大学长海医院免疫室。

（2）肺条件培养液，无菌取小鼠肺剪碎后加入含有 10%FCS 的 RPMI-1640 培养体系中培养 7d（5%CO_2，37℃）过滤除菌，无菌分装 -20℃保存。

（3）骨髓造血干细胞 RPMI-1640 培养体系（pH=7.0~7.4），由 70% 不完全 RPMI-1640、20FCS10 肺条件培养液及青霉素、链霉素组成。

（4）钴源由北京医科大学钴源所提供。

4. 照射及给药方法

每日正常对照组和照射对照组每只灌服蒸馏水 0.5mL/d，小剂量四物汤组每只灌服 100g/L 四物汤 0.5mL/d，大剂量四物汤组每只灌服 500g/L 四物汤 0.5mL/d。给药 3d 后，除正常对照组外其余 3 组小鼠 1 次性全身照射 ^{60}Co-r 射线，照射剂量为 300Rad，继续给药 9d 后实验。

5. 观察指标及检测方法

1）红细胞 C_{3b} 花环和红细胞免疫复合物（IC）花环的测定

测定方法参照郭峰法，略有改进，步骤如下。

（1）红细胞悬液的制备：采用红细胞压积法。由小鼠尾静脉取血 5~6 滴，加入已有 10 滴生理盐水及 3 滴 25% 枸橼酸钠的 Ependoff 管中摇匀后 1500r/min 离心 10min，弃上清用加 2%NCS 的生理盐水洗涤 1 次，吸取 10μL 的压积红细胞稀释 1620 倍，终浓度为 $1\times10^{10}L^{-1}$。

（2）酵母菌液的配制：取酵母多糖试剂及补体致敏的酵母多糖冻干试剂各 1 支加入生理盐水 2mL，37℃水浴中使其溶解，然后洗涤 1 次，计数后用生理盐水配成 $1\times10^{11}L^{-1}$ 浓度。

（3）花环的形成和计数：取两支试管每管加待测红细胞悬液 0.075mL，第一管加补体致敏的酵母多糖使用液 0.075mL，第二管加酵母多糖使用液 0.075mL，摇匀后放 37℃水浴 30min，取出摇匀加生理盐水 0.15mL 混匀后再加 0.25 戊二醇 0.05mL 混匀，取 0.1mL 涂片，吹干，加甲醇固定，用瑞姬氏染液染色后封片高倍镜计数。1个红细胞结上2个或2个以上酵母菌为一花环。计数200个红细胞计算出花环百分率，第一管为红细胞C_{3b}花环率，第二管为红细胞免疫复合物（IC）花环率。

2）骨髓干细胞增殖能力的测定

采用骨髓干细胞增殖法。无菌操作取小鼠股骨骨髓细胞，用不完全RPMI-1640培养液冲出骨髓细胞制备为单细胞悬液。低温离心1500r/min，10min弃上清，加0.083Tris-NH4Cl室温作用5min后1500r/min离心10min弃上清，再用加双抗的不完全RPMI-1640培养液洗2次。加台盼蓝活细胞计数后，用RPMI-1640培养体系调细胞浓度为$4\times10^8L^{-1}$，加到96孔板中0.2mL/孔，置5%CO_2，37℃培养4d，结束前6h去上清100μL，加入MTT10μL（浓度0.5g/L）继续作用6h后每孔加入10 SDS 100μL，振匀后置入37℃温箱中6h，酶标仪上测A值（570nm）。

3）统计学处理

采用组间比较t检验。

（二）实验结果

1. 四物汤对受照小鼠红细胞C_{3b}花环及红细胞免疫复合物（IC）花环形成的影响

受照小鼠红细胞C_{3b}花环率明显降低，照射对照组与正常对照组比较差异非常显著（$P<0.001$）。四物汤可使受照小鼠红细胞C_{3b}花环率恢复正常，与照射对照组比较差异非常显著（$P<0.001$），但与正常对照组比较无显著性差异，大、小剂量组间也无差异。受照小鼠红细胞免疫复合物（IC）花环率明显降低，照射对照组与正常对照组比较差异显著（$P<0.05$）。四物汤可使受照小鼠红细胞免疫复合物（IC）花环率显著提高，不论大、小剂量

组与照射对照组比较差异均非常显著（$P < 0.001$），而且与正常对照组比较也有非常显著性差异（$P < 0.01$），但大、小剂量组间无差异。结果见表2-7-7。

表 2-7-7　四物汤对受照小鼠红细胞免疫功能的影响（$\bar{x} \pm s$）

组别	n（只）	红细胞 C_{3b} 花环率	红细胞 IC 花环率
正常对照组	9	$32.25 \pm 5.47^{***}$	$18.59 \pm 3.27^{*}$
照射对照组	9	17.84 ± 4.02	14.90 ± 3.29
小剂量四物汤组	9	$34.72 \pm 8.03^{***}$	$27.01 \pm 6.44^{***\triangle\triangle}$
大剂量四物汤组	10	$34.92 \pm 5.23^{***}$	$28.09 \pm 5.50^{***\triangle\triangle\triangle}$

注：与照射对照组比较 $^{*}P < 0.05$，$^{***}P < 0.001$；与正常对照组比较 $^{\triangle}P < 0.01$，$^{\triangle\triangle\triangle}P < 0.001$。

2. 四物汤对骨髓干细胞增殖能力的影响

照射后小鼠骨髓干细胞增殖能力明显降低，照射对照组与正常对照组比较差异非常显著（$P < 0.01$）。四物汤可使受照射小鼠骨髓干细胞增殖能力恢复正常，其中小剂量四物汤可恢复正常并与照射对照组比较有非常显著性差异（$P < 0.01$），而大剂量四物汤可显著提高受照射小鼠骨髓干细胞增殖能力，不仅与照射对照组比较有非常显著性差异（$P < 0.001$），而且与正常对照组比较也有非常显著性差异（$P < 0.01$），与小剂量四物汤组比较也有非常显著性差异（$P < 0.01$）。结果见表2-7-8。

表 2-7-8　四物汤对受照射小鼠骨髓干细胞增殖能力的影响（$\bar{x} \pm s$）

组别	n（只）	A 值
正常对照组	5	$0.293 \pm 0.0120^{**}$
照射对照组	5	0.253 ± 0.0142
小剂量四物汤组	5	$0.289 \pm 0.0105^{**}$
大剂量四物汤组	5	$0.329 \pm 0.0109^{***\triangle\triangle\#\#}$

注：与照射对照组比较 $^{**}P < 0.01$，$^{***}P < 0.001$；与正常对照组比较 $^{\triangle}P < 0.01$；与小剂量四物汤组比较 $^{\#\#}P < 0.01$。

（三）讨论

1.四物汤对红细胞免疫功能的影响

自1981年美国学者Siegel提出了"红细胞免疫系统"的概念，指出红细胞不仅具有呼吸功能而且在识别和储存抗原，清除免疫复合物，增强T细胞依赖反应等方面有重要作用。人们逐渐认识到了红细胞在免疫方面的重要作用。

本实验证明电离辐射对小鼠红细胞免疫功能有明显的抑制作用，使红细胞C_{3b}花环率及红细胞免疫复合物（IC）花环率均显著下降，这提示电离辐射造成红细胞免疫功能下降的机理可能与红细胞膜上C_{3b}受体受到破坏有关。在使用四物汤后红细胞C_{3b}花环率及红细胞免疫复合物（IC）花环率均恢复到正常，甚至在红细胞免疫复合物（IC）花环率上还高于正常对照组。说明四物汤可使受损的红细胞膜上的C_{3b}受体得到修复或C_{3b}受体的再生能力得到提高，而且四物汤对于清除免疫复合物能力方面有明显的增强作用。由此提示四物汤能使辐射损伤小鼠的红细胞免疫功能得到恢复和提高，可以常规作为肿瘤病人放疗后的辅助治疗用药。其一方面可使放疗后病人的红细胞免疫功能恢复，另一方面其较强的红细胞免疫复合物（IC）花环形成又可防止肿瘤细胞的转移和增强机体的免疫监视功能。

2.四物汤对骨髓干细胞增殖能力的影响

红细胞来源于骨髓造血干细胞，与骨髓干细胞的增殖分化能力有密切的关系。本实验证实电离辐射对骨髓干细胞增殖能力有明显的抑制作用，在使用四物汤治疗后，小剂量四物汤组的骨髓干细胞增殖能力恢复到了正常，而大剂量四物汤组的骨髓干细胞增殖能力甚至超过了正常对照组。提示四物汤对受照射后的造血功能恢复有重要作用。其可用于肿瘤病人放疗后骨髓造血功能恢复的辅助治疗，一方面可使放疗后病人的骨髓造血功能恢复，另一方面又可通过红细胞数目的增加加强病人的红细胞免疫功能。

四物汤是经典的中医补血活血方剂，本实验提示四物汤的补血功能可能是通过促进骨髓干细胞的增殖能力来实现的，而其活血的作用则可能是通过促进红细胞免疫功能来实现的。

作者：章亭、谭允育、潘彦舒 摘自《中医药实验研究》2000年第1期

◎益气芪术汤治疗非酒精性脂肪性肝炎52例

非酒精性脂肪性肝病是21世纪全球重要的公共健康问题之一，也是我国愈来愈严重的慢性肝病问题。在我国上海、广州和香港等发达地区非酒精性脂肪性肝病患病率在15%左右。笔者在肝病日常门诊中也发现非酒精性脂肪性肝病患者占门诊病人的20%~30%。康良石教授是著名的中医肝病专家，为国家首批500名名老中医药专家之一，康老认为非酒精性脂肪性肝炎患者，主要是因为肝脾肾三脏的升降变化功能失常，病性虚实夹杂，以虚为主，其创制的益气芪术汤是医院肝病中心治疗非酒精性脂肪性肝炎肝郁脾虚证的协定方剂，本研究主要是观察益气芪术汤治疗非酒精性脂肪肝炎的疗效及其安全性。

（一）资料与方法

1. 诊断标准

1）西医诊断标准

参照中华医学会肝脏病学分会脂肪肝和酒精性肝病学组2010年4月修订的《非酒精性脂肪性肝病诊疗指南》，入选病例均符合非酒精性脂肪性肝炎的诊断标准。

2）中医辨证标准

参照中国中西医结合学会消化系统疾病专业委员会2011年2月修订的《非酒精性脂肪性肝病的中西医结合诊疗共识意见》，入选病例均符合肝郁脾虚证的辨证标准。

2. 纳入标准

符合上述西医诊断标准中的非酒精性脂肪性肝炎及中医辨证为肝郁脾虚证，年龄在18岁以上、65岁以下的门诊患者，并签署知情同意书。

3. 排除标准

排除年龄在18岁以下、65岁以上者；肝硬化患者；有明显心、脑、肾疾病和恶性肿瘤患者；精神病患者；妊娠和哺乳期妇女；中医证型不符合者。

4. 一般资料

104例非酒精性脂肪性肝炎患者来源于2013年1月至2015年1月间厦门市中医院肝病科门诊，按1∶1随机分为观察组和对照组。观察组52例，其中男性33例，女性19例；年龄24~60岁。对照组52例，其中男性34例，女性18例；年龄25~58岁。经统计学分析，两组患者在性别、年龄、体重等方面比较无显著性差异（$P > 0.05$）。

5. 治疗方法

所有入组患者均进行健康教育，配合生活方式干预，控制饮食，根据肝功能情况适当运动。观察组给予口服益气芪术汤（由白术、黄芪、茯苓、陈皮、鸡内金、柴胡、郁金、薏苡仁、枳实、焦山楂、佛手、藿香、鳖甲、炙甘草、升麻15味药组成），使用全成分免煎颗粒（北京康仁堂药业），2次/日，150mL开水冲服；对照组口服多烯磷脂酰胆碱胶囊［赛诺菲（北京）制药有限公司］，2粒/次，3次/日，吞服。治疗3个月。在治疗期间不允许服用其他保肝降酶药、降脂药、各种维生素等。

6. 观察指标

1）临床症状、体征

观察治疗前后的临床症状、体征。主要包括：胁肋胀闷、抑郁不舒、倦怠乏力、便溏不爽、腹胀不适、食欲不振、舌脉象。主要症状分级与评分：0级，无自觉症状，记0分；Ⅰ级，症状轻微，不影响日常生活，记1分；Ⅱ级，症状中等，部分影响日常生活，记2分；Ⅲ级，症状重，影响日常生活，不能坚持正常工作，记3分。舌脉有无记分。

2）血清生化指标

治疗前后空腹抽取静脉血，测定谷丙转氨酶（ALT）、天门冬氨酸转氨酶（AST）、γ-谷氨酰转移酶（γ-GT）、三酰甘油（TG）。

3）影像学检查

治疗前后各进行1次B超检查，由同一医师同一台仪器操作。

4）安全性监测

包括一般体检项目，血、尿、便常规化验，肾功能检查。

7. 疗效标准

疗效判定参照中国中西医结合学会消化系统疾病专业委员会2011年2月修订的《非酒精性脂肪性肝病的中西医结合诊疗共识意见》判定标准。痊愈：经治疗主要症状、体征消失或基本消失，疗效指数≥90%，肝功能、血脂及B超恢复正常。显效：主要症状、体征明显改善，疗效指数为70%~89%，肝脏酶学指标降低≥50%，TG下降≥40%，B超减少2级，或恢复正常。有效：主要症状、体征明显好转，疗效指数为30%~69%，肝脏酶学指标降低≥30%，但<50%，TG下降≥20%，但<40%；B超减少1级。无效：主要症状、体征无明显改善，甚或加重，疗效指数<30%，肝功能无明显好转，肝脏酶学指标下降<30%，血脂无明显改善，B超脂肪肝程度无改善。

8. 统计学方法

采用统计软件 SPSS 15.0 进行统计学分析，数值资料以均数 ± 标准差（$\bar{x} \pm s$）表示，计数资料用 χ^2 检验，计量资料用 t 检验，等级资料用 Ridit 分析。

（二）结果

1. 临床疗效结果

临床疗效结果见表 2-7-9。

表 2-7-9　临床疗效比较（$n=52$）

组别	治愈（例）	显效（例）	有效（例）	无效（例）	总有效率（%）
观察组	25	13	10	4	92.31*
对照组	15	6	20	11	78.85

注：两组疗效比较 *$P < 0.01$。

2. 治疗前后 B 超变化

观察组、对照组在治疗前 B 超提示肝脏脂肪性改变无差异（$P > 0.05$）。经治疗后 B 超提示肝脏脂肪性改变有差异，且差异有统计学意义（$P < 0.01$），结果见表 2-7-10。

表 2-7-10　治疗前后 B 超变化比较

单位：例

组别		重度	中度	轻度	正常
观察组	治疗前	12	25	15	0
	治疗后	4	8	11	29
对照组	治疗前	11	24	17	0
	治疗后	8	17	10	17

3. 治疗前后血清学检测结果的变化

两组在治疗前肝功能 ALT、AST、γ-GT，血清 TG 无差异（$P > 0.05$）。经治疗后两组肝功能较治疗前均有明显改善，且具有统计学意义（$P < 0.01$），观察组肝功能的改善情况明显优于对照组，其中 ALT、AST（$P < 0.01$）， γ-GT（$P > 0.05$）。两组在治疗前血脂 TG 无差异（$P > 0.05$）。治疗后观察组 TG 较治疗前明显下降（$P < 0.01$），且明显低于对照组（$P < 0.01$）。治疗后对照组 TG 较治疗前有改善（$P < 0.05$）。结果见表 2-7-11。

表 2-7-11　治疗前后血清学检测结果比较（$\bar{x} \pm s$）

组别		ALT（IU/L）	AST（IU/L）	γ-GT（IU/L）	TG（mmol/L）
观察组	治疗前	100.98 ± 28.53	63.62 ± 20.14	70.40 ± 18.58	2.45 ± 0.62
	治疗后	54.35 ± 18.62[**##]	37.56 ± 9.66[**##]	37.48 ± 15.41[**##]	1.66 ± 0.48[**##]
对照组	治疗前	97.21 ± 27.44	65.04 ± 19.37	72.48 ± 21.34	2.49 ± 0.57
	治疗后	63.61 ± 18.05[*]	43.79 ± 11.74[**]	43.98 ± 14.23[**]	2.22 ± 0.61[*]

注：与本组治疗前比较，[*]$P < 0.05$，[**]$P < 0.01$；与对照组治疗后比较，[#]$P < 0.05$，[##]$P < 0.01$。

4. 安全性指标

两组患者均未发生胃肠道反应及过敏等的不良反应。血常规、肾功能等方面也无异常，说明本方剂是安全可靠的。

（三）讨论

康良石认为非酒精性脂肪性肝炎患者，大致可归属于祖国医学的"胁痛""肝癖""积聚"等疾病的范畴。根据《黄帝内经》中关于水谷精微物质代谢的理论，《素问·经脉别论篇》："饮入于胃，游溢精气，上输于脾。脾气散精，上归于肺，通调水道，下输膀胱。水精四布，五经并行，合于四时五脏阴阳，揆度以为常也。"康良石认为：糖、脂肪、蛋白质等水谷精微物质的代谢是否正常，主要在于肝、脾、肾功能是否健全。非酒精性脂肪性肝炎发生的主要病机是肝、脾、肾三脏的升降变化功能障碍，病性为虚实夹杂，以虚为主。临床中以肝郁脾虚证型为多见，是由于肝气郁结，木不疏土，脾气虚惫，运化、散输精气的功能失职，疏泄不利，食气不化，与脏气相搏，以致肝脏脂肪过多聚集而形成。

作者：章亭、张如棉、康旻睿、吴剑华　摘自《江西中医药》2016 年第 403 期

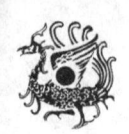
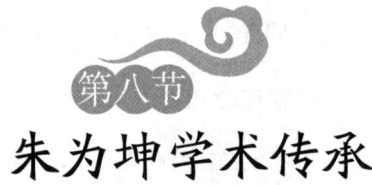

第八节 朱为坤学术传承

朱为坤,男,福建中医药大学副教授。兼任中华中医药学会仲景学说分会委员,世界中医药学会联合会中医临床思维专业委员会常务理事,中国中医药促进会温病分会理事,福建省中医药学会中医经典分会常委兼秘书长、感染病分会常委,中华中医药学会"健康中国我行动,养生文化进万家"巡讲团讲师。长期从事《温病学》的教学、临床和科研工作。2次获得福建省教学成果特等奖。近年来,参与多项国家级科研课题研究,主持省级课题1项、厅级课题2项,发表学术论文10余篇,参与编写教材7部,著作编写7部,参研的成果获得省部级以上科研奖励5项。

| 相关论文 |

◎《温疫论》阳气郁滞理论及其对新冠肺炎防治的启示

2019年底,新型冠状病毒肺炎(以下简称新冠肺炎,现已更名为新型冠状病毒感染)开始暴发流行,在没有特效药的情况下,我国传统中医药发挥了重要作用,取得了显著的防疫抗疫成效。多数医家认为新冠肺炎的发生与湿邪密切相关,因疫邪内阻使阳气郁滞不通畅,而出现各种证候。《温疫论》是明末医家吴又可所作,系我国第一部温病、疫病的专论。该书系统地阐释了温疫阳气郁滞理论,对于新冠肺炎的防治,具有极其重要的参考价值。

（一）阳气畅通是生命之本

阳气是生命的根本，《素问·生气通天论》云："阳气者，若天与日，失其所，则折寿而不彰"，又云："凡阴阳之要，阳密乃固。"阳气是构成人体、维持人体生命活动、彰显人体生命状态最为基本的物质。所以机体要保持健康状态，一方面阳气要充盛，另一方面阳气要畅通。阳气的畅通与否影响着疾病的发生发展过程，如《温疫论·下卷·服寒剂反热》指出："阳气通行，温养百骸。阳气壅闭，郁而为热。且夫人身之火，无处不有，无时不在，但喜通达耳。"此处之"火"，为机体生理之火，当指"阳气"。阳气布散周身，通行无滞，则机体得到温养与护卫，不易感邪；反之，阳气郁滞，甚至闭阻，则易受外邪侵袭而发热病、热证。当机体感受来自或内或外的病邪时，也容易导致阳气郁滞，而出现各种临床证候。

（二）《温疫论》的阳气郁滞理论

1. 病机特点

吴又可认为，因为人气正气不足，杂气从口鼻而入侵袭机体而产生温疫。杂气郁滞阳气，使营卫气机不通，所以出现了以发热为主的病症，正如《温疫论·上卷·原病》篇所言："正气被伤，邪气始得张溢，营卫运行之机，乃为之阻，吾身之阳气，因而屈曲，故为病热。"又《服寒剂反热》篇言："不论脏腑经络、表里上下、血分气分，一有所阻，即便发热。是知百病发热，皆由于壅郁。"紧接着，吴又可又进一步阐发阳气郁滞与气机的关系，指出"然火郁而又根于气，气常灵而火不灵，火不能自运，赖气为之运，所以气升火亦升，气降火亦降，气行火亦行，气若阻滞，而火屈曲，惟是屈曲，热斯发矣，是气为火之舟楫也。"

2. 临床表现

温疫不同阶段，疫邪有在表在里之不同，阳气郁滞的表现各异。疫邪在表或半表半里者，阳气不能出表温煦肌肤，因而常见恶寒，甚则四肢厥冷，此时神志往往尚清，故吴又可在《原病》篇言："其始也，格阳于内，不及于表，故先凛凛恶寒，甚则四肢厥逆。"疫邪入里，邪正剧争，但热不寒，病在阳明者，多见胃家实之证，故吴又可言："阳气渐积，郁极而通，则厥回而中外皆热，……午后潮热者，至是郁甚，阳气与时消息也，自后加热而不恶寒者，阳气之积也。"随着里证的进一步发展，阳气郁滞太甚，使心不主血脉，四末不温，而见身热肢厥，往往又因热扰心神，甚至热闭心包而伴见神志异常，或心烦不寐，或神昏谵语，甚则昏聩不语。例如，《温疫论·下卷·论阴证世间罕有》篇言："盖不论伤寒温疫传入胃家，阳气内郁，不能外布，即便四逆，所谓阳厥是也。又曰，厥微热亦微，厥深热亦深。其厥深者，甚至冷过肘膝，脉沉而微，剧则通身冰冷，脉微欲绝。虽有轻重之分，总之为阳厥。"此论述显然是承袭了《伤寒杂病论》的热厥理论，335条"伤寒一二日至四五日厥者，必发热。前热者，后必厥；厥深者，热亦深；厥微者，热亦微。"

3. 治疗禁忌

温疫不同阶段出现阳气郁滞证，有禁辛温发汗、禁过用寒凉、禁补气等治疗禁忌。疫邪内传，阳气郁滞于里，不可辛温发汗，如《温疫论·上卷·内壅不汗》篇言："尝见以大剂麻黄连进，一毫无汗，转见烦躁者何耶？盖发汗之理，自内由中以达表。今里气结滞，阳气不能敷布于外，即四肢未免厥逆，又安能气液蒸蒸以达表？"疫邪传入中焦阳明，胃之阳气郁滞者，不可过用黄芩、黄连、知母、黄柏等寒凉之品，使阳气郁滞加重，不利于祛邪，如《服寒剂反热》篇言："今疫邪透出于膜原，气为之阻，时欲到胃，是求伸而未能遽达也。今投寒剂，抑遏胃气，气益不伸，火更屈曲，所以反热也。"温疫后期阴液亏耗，疫邪未尽，仍有阳气郁滞，不可使用人参、黄芪等补气之品壅郁阳气，如《温疫论·上卷·解后宜养阴忌投参术》篇言："夫疫乃热病也，邪气内郁，阳气不得宣布，积阳为火，阴血每为热搏。暴解之后，余焰尚在，阴血未复，大忌参、芪、白术，得之反助其壅郁，余邪留伏，不惟目下淹缠，日后必变生异证。"

4. 阳气郁滞证辨证论治

新冠肺炎与湿邪密切相关，《温疫论》所述之疫病为杂气所致，具有湿热之特性。因此《温疫论》中的治法方药，特别是通阳诸法对于新冠肺炎的治疗有借鉴意义。

1）膜原阳气郁滞证

温疫初起，邪在膜原，邪正相争则憎寒发热，阳气郁滞而见头疼身痛，故用达原饮（槟榔、厚朴、草果、知母、白芍、黄芩、甘草）疏利透达，迅速祛除膜原之邪，使阳气恢复畅通。如果疫邪波及三阳经，又当在达原饮的基础上随经加药。少阳经阳气郁滞者，症见胁痛、耳聋、口苦欲呕，加柴胡；太阳经阳气郁滞者，症见腰背项痛，加羌活；阳明经阳气郁滞者，症见目痛、眉棱骨痛、眼眶痛，加葛根。

2）表里阳气郁滞证

膜原之邪未解，又出现表里分传，在憎寒发热、头疼身痛、积粉苔的基础上，出现舌根渐黄至中央，伴胃家实，并有三阳经阳气郁滞的表现，可先用承气汤攻下，通里之阳气，正如《内壅不汗》篇所言："凡见表里分传之证，务宜承气先通其里，里气一通，不待发散，多有自能汗解。"如下后

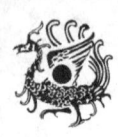

膜原之邪不解，则当"消内消外消不内不外"，用三消饮（达原饮加大黄、葛根、羌活、柴胡）祛除疫邪，使表里内外之阳气通达。

3）胃家阳气郁滞证

疫邪离开膜原后，最喜传胃家，使阳明胃肠之阳气郁滞，当用下法，宜承气辈（大承气汤、小承气汤、调胃承气汤）。《温疫论》中，不仅有《急证急攻》篇用案例说明下法的重要性，还有《注意逐邪勿拘结粪》篇强调下法的目的是祛邪，更有《应下诸证》篇详细列举了十九种/组可下证候，如"四逆、脉厥、体厥：并属气闭，阳气郁内，不能四布于外，胃家实也，宜下之。"其他篇中亦有散在的关于胃家阳气郁滞而使用下法的论述。例如，《战汗》篇提到，战汗后，"脉静身凉，烦渴顿除"，病似已解，但"三五日后，阳气渐积，不待饮食劳碌，或有反复者，盖表邪已解，里邪未去，才觉发热，下之即解"；再如《乘除》篇，以案例说明疫病后期邪少虚多，"止有三分之疫，只应三分之热，适有七分之虚，经络枯涩，阳气内陷，故有十分之热"，此证先以人参等补益之品扶正，后当用下法祛邪，"所余三分之热者，实热也，乃是病邪所致，断非人参可除者，今再服之，反助疫邪，邪正相搏，故加有余之变证，因少与承气微利之而愈"。

4）阴虚阳气郁滞证

温疫为湿热病，湿邪易阻滞阳气，热邪易耗伤津液。温疫后期，疫邪化燥，则多见阴血不足，又有余邪未尽，阳气郁滞不通之机，当清除余邪，兼予滋阴养血，畅通阳气，正如《解后宜养阴忌投参术》篇所言："夫疫乃热病也，邪气内郁，阳气不得宣布，积阳为火，阴血每为热搏。暴解之后，余焰尚在，阴血未复……宜清燥养荣汤"（知母、天花粉、当归身、白芍、地黄汁、陈皮、甘草、灯心草）。

5）阴络阳气郁滞证

《温疫论·下卷·主客交》篇提到，因患者素体正气不足，复感疫邪，经积极、及时的治疗，疫邪大多可被清除，但后期仍有余邪深伏于络脉，使机体深处之阳气郁滞，而成为痼疾，如吴又可所言："盖但知其伏邪已溃，表里分传，里证虽除，不知正气衰微，不能托出表邪，留而不去，因与血脉合而为一，结为痼疾也。"临床上出现各种痛证，"肢体时疼者，邪与荣气搏也；脉数身热不去者，邪火并郁也；胁下锥痛者，火邪结于膜膈也"，这些证候均与阳气郁滞相关。治疗上"当乘其大肉未消、真元未败"，多用虫类药，入络搜邪，畅通阳气，方选三甲散（鳖甲、龟甲、穿山甲、蝉蜕、僵蚕、牡蛎、䗪虫、白芍、当归、甘草）。后世叶天士"久病入络"说，当受此影响。当代络病学将络脉分为阳络和阴络，新病轻病邪入阳络，久病重病邪入阴络，故三甲散证当为余邪未尽，伏于阴络，导致阳气郁滞。

5. 阳气郁滞证自愈候

温疫不同病程阶段的阳气郁滞，可能出现自愈的证候。疫病初起，邪在半表半里，膜原阳气郁滞者，可战汗而解，如《原病》篇言："今邪在半表半里……必俟其伏邪渐退，表气潜行于内，乃作大战，精气自内由膜中以达表，振战止而复热，此时表里相通，故大汗淋漓，衣被湿透，邪从汗解，此名战汗。当即脉静身凉，神清气爽，划然而愈。然有自汗而解者，但出表为顺，即不药亦自愈也。"疫邪传里，邪正剧争，胃之阳气郁滞者，可狂汗而解，如《温疫论·上卷·狂汗》篇言："狂汗者，伏邪中溃，欲作汗解，因其人禀赋充盛，阳气冲击，不能顿开，故忽然坐卧不安，且狂且躁，少顷大汗淋漓，狂躁顿止，脉静身凉，霍然而愈。"疫病恢复期，邪已尽除，阳气一时不足，无力通行而郁滞，临床多见痛症、寒证，可静待阳气恢复，阳

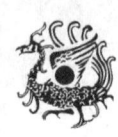

回则自愈,如《温疫论·下卷·统论疫有九传治法》言:"若大下后,大汗后,表里之证悉去,继而一身尽痛,身如被杖,甚则不可反侧,周身骨寒而痛,非表证也,此不必治,二三日内阳气自回,身痛自愈。"

(三) 阳气郁滞理论对新冠肺炎防治的启示

新冠肺炎的病因病机、发生发展符合《温疫论》中疫邪初在膜原,后则表里分传的发病规律,因此在治疗上可以借鉴《温疫论》的理法方药。杨冠男等人研究认为,新冠肺炎为"湿浊温热"邪气从人体各窍道黏膜外通膜系而入,伏于膜原,沿内外膜系分布在体内上下传变,导致机体阳气的郁滞,在治疗上当避其毒气、疏通膜道、分消走泄,给邪以出路,给阳气以通路。

1. 阳气郁滞是新冠肺炎的重要病机

新冠肺炎初起病位在上焦膜原,核心病机是"湿毒郁肺",患者多有寒湿袭表、阻肺、碍脾的临床表现,许多新冠肺炎患者既有表证发热、浑身酸痛,又有里证的腹胀便秘、胸闷、恶心呕吐等症状,重症则化热、变燥、伤阴、致瘀、闭脱。新冠肺炎初起以膜原阳气郁滞为主,疫邪离开膜原后,则可影响肺、脾胃、大肠之阳气。肺为水之上源,主通调水道;脾胃为后天之本,主运化水液;大肠为传导之官,而能主津;肺与大肠相表里,肺经与大肠、胃相连,《灵枢经·经脉》言:"肺手太阴之脉,起于中焦,下络大肠,还循胃口,上膈,属肺";胃与大肠同为传化之腑,同为阳明,手阳明大肠经与足阳明胃经相连续。因此,当湿邪为患,不仅影响中焦脾胃,更与上焦肺、下焦大肠密切相关,使之阳气郁滞不畅,从而导致湿邪蒙上流下,影响三焦气机。新冠肺炎后期,可能因阳气耗损,导致肾阳亏虚,水湿难以温化,全身阳气郁滞,最终出现肺闭肾脱的危重症。

2. 祛邪通阳是新冠肺炎的关键治法

《温疫论》的阳气郁滞理论,不仅治疗禁忌和自愈候等内容对新冠肺炎的防控具有重要参考价值,而且所记载的疏利透达、三消、攻下、养阴、通络等各种针对温疫不同阶段阳气郁滞的通阳治法,为新冠肺炎的治疗提供中医临床思路。

1)全程治疗要通阳

《新型冠状病毒肺炎诊疗方案(试行第九版)》(以下简称《诊疗方案》)中,轻型寒湿郁肺证、湿热蕴肺证,普通型寒湿阻肺证等所使用方药均含有草果、厚朴、槟榔;重型疫毒闭肺证方药含草果、厚朴。草果、厚朴、槟榔这三味药正是达原饮的君药,《温疫论·上卷·温疫初起》言:"三味协力,直达其巢穴,使邪气溃败,速离膜原",从而使阳气恢复畅通,则疾病向愈。陈子琴等人的临床研究发现湿热为新冠肺炎易感体质,治疗期用药原则为寒温并举、肺脾同调,治疗方法以祛湿化浊、通调气机为主,其核心处方由"达原饮"化裁而出,多以"三消"法加减运用。新冠肺炎因肺气不宣与腑实不降形成恶性循环,治疗的关键是及时化湿,通腑泻浊,从而使疫邪得以清除,阳气恢复畅通。故《温疫论》中胃家阳气郁滞的诸多可下之证、攻下之法,对此有重要的指导作用。

2)分期论治要通阳

湿邪是新冠肺炎的主要病因,由于湿邪弥散与黏滞的特性,容易阻碍全身多脏腑经络的气机,导致阳气不通,治疗上要解毒和中、祛湿化痰,以畅行阳气。轻型患者因寒湿郁肺、疫毒闭肺,肺之阳气受困,临床表现为发热、咳嗽、乏力、纳差、胸闷、睡眠不佳等,运用三消饮加减能明显减轻该类患者的不适症状,改善生化指标,促进肺功能的恢复。重型患者,除

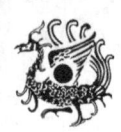

疫毒闭肺外，尚有湿邪困脾，表现为肺、脾等多处脏腑的阳气郁滞，临床可见咳嗽、气促、肌肉酸痛、口干、发热、胸闷、腹胀等证候，治疗上多选用达原饮、小柴胡汤、大柴胡汤、三仁汤、大承气汤等随证加减化裁。另有临床观察发现：宣肺败毒汤治疗重症新冠肺炎具有较好临床疗效及安全性，促进肺部炎症吸收，恢复机体阳气的畅通，降低病死率。吴又可对温疫后期，阳气受损所致的阳气郁滞，在认识有所欠缺，如《温疫论·下卷·论阳证似阴》篇言："凡阳证似阴者，温疫与正伤寒通有之；其有阴证似阳者，此系正伤寒家事，在温疫无有此证，故不附载。"《诊疗方案》中危重症之内闭外脱，当回阳固脱，使用附子类方来温阳通阳，此借鉴了《伤寒论》温通之法，显然是《温疫论》的不足之处。恢复期患者气虚血瘀、阳气郁滞是核心病机，兼余邪未净的复杂状态，治疗上以益气活血为主，同时兼顾清解余邪，以通行阳气。

3）因地制宜要通阳

各地新冠肺炎患者中医证候表现在湿毒为主的基础上呈现出明显的地域特点，而在治疗上仍以祛邪通阳为主要治法。贾维刚等人发现北方普通型新冠肺炎患者，表现为："热轻咳重、干咳为主，咽干紧、口干伴随疾病全程、乏力、情绪不佳、齿痕舌、苔浊腻干黄"，其病机是："湿毒疫疠夹挟时令燥寒与体内浊毒胶结、化燥伤阴、闭阻孔窍。"肺部感染程度不严重，但阳气郁滞范围广泛，予解毒祛湿、开窍生津、清肺化痰治疗，祛邪通阳，使临床证候得到较好的改善。张忠德等人发现广东省新型冠状病毒 Delta 变异株肺炎患者，临床表现为发热、恶寒、头身痛、咳痰、咽痛、咽干、乏力、舌质红、舌苔腻等，核心病机是暑湿化热、疫毒侵肺、元气大虚。治疗上以清暑化湿、宣肺解毒、通腑泄热、调肠治肺为主，同时重视早期扶正、全程扶正，则邪得以祛，正得以复，气得以通，而病可瘥。

综上可见，新冠肺炎全程不离湿与毒，在不同的病程阶段，导致局部脏腑或多脏腑经络，甚至全身阳气郁滞。丁霞等人通过分析国家及各省、市发布的中医药防治新冠肺炎协定处方的用药规律，发现总体以解毒、燥湿为主。因此，新冠肺炎在治疗上，借鉴《温疫论》的阳气郁滞理论，通过化湿解毒，畅行气机，使邪祛阳通，则病可向愈。

（四）小结

《温疫论》系统地阐述了温疫阳气郁滞的病机、证候、治疗禁忌、辨证论治及自愈候等理论，对当代传染性疾病，特别是新冠肺炎的防控和诊治有重要的借鉴意义。因此，系统地挖掘和整理中医经典古籍，尤其是内在的理论体系，不仅有重大的理论研究价值，且具有极高的临床实践意义。

作者：朱为坤、张喜奎 摘自《北京中医药大学学报》2022年第8期

◎《温热论》卫气营血理论与《伤寒论》的差异性研究

《温热论》是温病学形成的标志，其卫气营血辨证论治理论体系为叶天士所创。《温热论》成书于清代中期（约1746年），与成书于东汉末年（公元200~210年）的《伤寒杂病论》，相隔1500多年。温病学是从伤寒体系中逐渐脱离、独立而形成的。喻嘉言在《尚论篇》中提出的"风伤卫，寒伤营，风寒两伤营卫"，形成三纲鼎立之说，有学者认为此说对卫气营血辨证思想的确立有极大的影响，更有甚者提出伤寒的辨证论治，分为营卫主表、气血主里两类，形成了卫气营血证治分类的初步框架。还有学者提出六经病位决定于各经脏腑的定位及其经气的功能范围，不可套用卫气营血规范。

《温热论》第1条云"温邪上受，首先犯肺，逆传心包。肺主气属卫，心主血属营，辨营卫气血虽与伤寒同，若论治法则与伤寒大异也"，阐明了温病的病因病机、发生发展规律及治疗方法与伤寒不同。

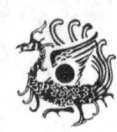

（一）辨营卫气血与伤寒同

营卫和气血的理论源于《黄帝内经》，主要论述人体的脏腑生理功能，如《灵枢·营卫生会篇》："人受气于谷，谷入于胃……其清者为营，浊者为卫，营行脉中，卫行脉外"；《灵枢·决气篇》："中焦受气取汁，变化而赤是谓血"；《灵枢·本脏篇》："卫气者，所以温分肉，充皮肤，肥腠理，司开阖者也"等，解释了营卫和气血的生成来源、分布及功能。《伤寒杂病论》将营卫和气血用于论述六经证候的病机，如"荣弱卫强""卫气不共荣气谐和""荣气不足，血少故也""血弱气尽""气上冲""血自下"等。《温热论》对营卫及气血的功能亦有描述，如"肺主气属卫，心主血属营"，并不是探讨卫气营血4个阶段，而是探讨肺与心的主要生理功能，即肺主一身之气，能宣发卫气而有护卫肌表之能；心主全身之血，可运载营阴而有营养周身之功，正如《难经·三十二难》所云："心者血，肺者气。血为荣，气为卫；相随上下，谓之荣卫。"所以说"辨营卫气血虽与伤寒同"。

（二）辨卫气营血与伤寒异

卫气营血总结了温病不同发展阶段的病机和证候特点，这是和《黄帝内经》《伤寒杂病论》极大的不同之处。《温热论》第8条云："卫之后方言气，营之后方言血。"将温病分成卫气营血4个阶段。温病的卫气营血辨证体系，在致病因素、感邪途径、初起病位、传变方式等方面均与《伤寒杂病论》有差异。

1. 致病因素异

叶天士将一切温病的病因统称为"温邪"，突出温热的性质。同样是外感病，《伤寒杂病论》为寒邪，温病为温邪，病因的属性有明显区别。寒邪易伤阳、温邪易伤阴，这就决定了病机和病程演变上的差异。伤寒从三阳入三阴，以阳受损为主；温病在卫气营血不同阶段，伤阴程度不同，温病后期损伤肝肾真阴。同时，温病又有"四时温病"之称，说明温邪有较为明显的季节性，如冬春季节多见风热病邪，夏季多见暑热，长夏多为湿热，秋季则为燥热，又有伏寒化温之温热病邪，这些都与《伤寒杂病论》之病因有明显不同。

2. 感邪途径异

华岫云在注释《温热论》第 1 条时说："邪从口鼻而入，故曰上受。"吴鞠通云："伤寒由毛窍而入，自下而上，始足太阳……温病由口鼻而入，自上而下，鼻通肺，始手太阴。"可见，温病学强调温邪从口鼻而入的感邪途径，与伤寒皮毛而入有异。但并非温病学家们否定皮毛而入，只是强调和重视口鼻而已。明末医家吴又可最早提出口鼻而入，因为温疫初起的患者既有肺卫表热证，又有中焦脾胃功能失常的表现，此乃湿热类温病初起的特点，卫气同病。因肺开窍于鼻，脾开窍于口，故曰从口鼻而入。后世温病学家多从此说，不论温热还是湿热性质的温邪，均从口鼻而入侵袭人体。

3. 初起病位异

"首先犯肺"明确提出了温病初起的病位在肺，这与伤寒初起邪在太阳不同。温病初起，出现发热、微恶风寒、头痛、咳嗽、口微渴，少汗，舌边尖红，苔薄白，脉浮数等肺卫表热证。这些证候与太阳病之"脉浮，头项强痛而恶寒"有差异。虽然太阳病又分中风、伤寒、温病，但肺卫表热证与"发热而渴，不恶寒"亦有区别。柯韵伯在《伤寒论翼》中指出："营卫行于表，而发源于心肺，故太阳病则营卫病，营卫病则心肺病矣。"将营卫与心肺相关本无误，但将太阳病与心肺相关似显牵强了。章虚谷所论较为恰当"身半以上天气主之，为阳；身半以下地气主之，为阴。风从寒化属阴，故先受于足经；风从热化属阳，故先受于手经。所以言温邪上受，首先犯肺者，由卫分而入肺经也。"

4. 传变方式异

《温热论》第2条曰："盖伤寒之邪留恋在表，然后化热入里；温邪则热变最速。"伤寒六经传变，太阳、阳明、少阳、太阴、少阴、厥阴，由三阳入三阴，外感之寒，化热以后，腠理开，邪方能入里。温病为温邪侵袭肌表肺卫，表郁而不闭。又因温热开泄，故"热变最速"，可从卫快速入气，进营血，所以温病变化往往较快。《温热论》第3条又云"伤寒多有变证，温热虽久，在一经不移"，六经传变可见不同脏腑的病变，而卫气营血传变却可在同一脏腑。六经传变有合病、并病和直中；卫气营血则有顺传和逆传。叶天士在《三时伏气外感篇》指出"盖足经顺传如太阳传阳明"，显然顺传之说源于六经传。而"逆传心包"，为温病首创。虽然"逆传"二字最早见于陶节庵的《伤寒全生集·伤寒传足不传手经论》，"太阳伤风，风为阳邪，阳邪传卫，阴血自燥，热入膀胱，壬病逆传于丙……此证膀胱传心……名越经传"，但其所论为六经之"越经传"。

（三）辨治法与伤寒大异

伤寒伤阳，温病伤阴，故伤寒治法多温热，温病治法善寒凉，此二者之大异也。据对《伤寒论》处方－药物矩阵统计分析，112首经方中86味中药的使用频次前20者如下：炙甘草（69），桂枝（40），大枣（40），生姜（37），白芍（30），干姜（23），人参（21），半夏（18），黄芩（16），大黄（15），麻黄（13），炮附子（12），黄连（12），茯苓（11），白术（10），杏仁（9），生附子（8），栀子（8），柴胡（7），石膏（7）。其中温热之药性明显者7种：桂枝、生姜、干姜、人参、半夏、麻黄、附子。

寒凉之药性明显者6种：黄芩、大黄、黄连、栀子、柴胡、石膏。此两类使用频次之比172 ：65。《伤寒杂病论》之详于寒而略于温可见一斑。温病的治法有其特殊性，《温热论》第8条指出"在卫汗之可也，到气才可清气，入营犹可透热转气……入血就恐耗血动血，直须凉血散血。"

1. 邪袭肺卫宜辛凉解表

《温热论》第2条："在表初用辛凉轻剂"，指出温病初起，邪在肺卫，要用性味辛凉、质地轻浮之品，来宣透在表之邪。代表方药如吴鞠通《温病条辨》所载之银翘散、桑菊饮。太阳病初起，有中风与伤寒之别，或桂枝汤，或麻黄汤，皆为辛温发表之品。"在卫汗之可也"，此汗法当属广义之汗法，凡能解表之方皆属汗法范畴，诚如华岫云所言"辛凉开肺便是汗剂，非如伤寒之用麻桂辛温也"。温病初起禁用辛温发汗，温邪本为热邪，易伤阴，辛温发汗既助长温邪，又加重阴伤，所以吴鞠通说"本论始终以救阴精为主。此伤寒所以不可不发汗，温热病断不可发汗之大较也。"

2. 邪留三焦需分消上下

《温热论》第7条："再论气病有不传血分，而邪留三焦，亦如伤寒中少阳病也。彼则和解表里之半，此则分消上下之势，随证变法，如近时杏、朴、苓等类，或如温胆汤之走泄。"此条所论乃湿热之邪蒙上流下、弥漫三焦之治法。湿热留恋三焦，当属气分证范畴，治疗上需宣上、畅中、渗下，以杏仁、厚朴、茯苓为代表，使三焦湿热得清、全身气机畅通。三焦属手少阳，分消三焦亦可属于和解之法，所以与《伤寒杂病论》之和解少阳法相似。但病因病机不同，故具体方药亦有差异。

3. 邪阻阳明当轻法频下

《温热论》第10条："伤寒邪热在里，劫烁津液，下之宜猛；此多湿邪内搏，下之宜轻。伤寒大便溏为邪已尽，不可再下；湿温病大便溏为邪未尽，必大便硬，慎不可再攻也，以粪燥为无湿矣。"叶天士辨明了伤寒与湿温在下法上的区别，伤寒里热结实，津伤便坚，当猛攻以速祛内结之燥屎，便溏则为邪尽之征，不可再下；湿热搏结肠腑，气阻便溏，宜轻下以缓除里滞之湿热，便干则为湿尽之象，不可再攻。章虚谷注云"伤寒化热，肠胃干结，故下宜峻猛，湿热凝滞，大便本不干结，以阴邪瘀闭不通。若用承气猛下，其行速而气徒伤，湿仍胶结不去，故当轻法频下。"下法在温病的治疗中占有极其重要的地位，我们研究发现温病下法的特色：温疫祛邪下不厌早；温热保津下之有度；湿热建中轻法频下。

4. 邪困脾胃要利尿通阳

《温热论》第9条"通阳不在温，而在利小便"，明确指出温病通阳与伤寒不同。湿热病邪阻滞气机贯穿于湿热病之全程，是湿热病诸多临床表现的主要病机。叶天士认为因湿阻阳气而见四肢不温等阳气不布之证候，不可采用治伤寒因阳虚寒凝之温通法，而应该利小便。温通之法多用温热之药，会助热动湿，使湿热胶结难祛。利小便是治湿之大法，通过淡渗之品可使湿邪从小便而出。对于湿热病来说，湿邪一去，阳气不再受阻遏，则可畅通，布达全身。所以对于湿热类疾病，不论湿困脾胃还是弥漫三焦，都可以利小便，正如刘完素在《素问病机气宜保命集》中所言"治湿之法，不利小便，非其治也。"

（四）小结

《温热论》卫气营血辨证论治理论体系的创立，固然与《伤寒杂病论》有一定的关联，符合中医理论继承发展创新的基本规律，但是，我们更应该看到中医理论创新的临床实践性和历史必然性。温病学体系形成于清代中期，《清史稿》记载，康熙在位61年，有27年出现疫病；雍正在位13年，有 6 年发生疫病；乾隆在位 60 年，出现疫病 18 年。据史料与医著推测，叶天士创立的卫气营血辨证理论体系主要来自对伤寒、斑疹伤寒、流行性脑脊髓膜炎、流行性乙型脑炎、流行性感冒等多种感染性、传染性疾病的临证观察和医疗实践。这不仅为明确卫气营血理论的适用病证和该类疾病的中医辨证提供参考，更加说明卫气营血理论体系与《伤寒杂病论》的差异性。

作者：朱为坤、张喜奎 摘自《国医论坛》2022 年第 5 期

◎从营气与营阴探讨"入营犹可透热转气"

发热伴出疹症是温病营分证常见的证候，探讨营分证的本质及治法对于发热伴出疹症的临床治疗具有重要的参考价值。自清代医家叶天士提出"入营犹可透热转气"以来，古今医家、学者进行了诸多研究，探讨了"透热转气"的机制、方药及临床运用，形成了许多丰硕的成果。对于营气和营阴的认识是理解"透热转气"的关键。

（一）营气、营阴与血

1. 营气

营气的理论肇始于《黄帝内经》（以下简称《内经》），"荣"与"营"相通，统计发现《内经》提及"营"者 83 处，"荣"者 99 处。其中有"营气"含义者，"营" 52 处，"荣" 32 处，且有 3 篇直接以"营"命名，分别是《灵枢·营卫生会》《灵枢·营气》《灵枢·五十营》。营气是由水谷精微的精华所化生，运行于脉内，与运行于脉外、由水谷精微的彪悍部分化生的卫气相对。正如《灵枢·营卫生会》所说："人受气于谷，谷入于胃，以传与肺，五脏六腑，皆以受气，其清者为营，浊者为卫，营在脉中，卫在脉外"，明确了营气与卫气的来源及分布。《灵枢·决气》曰："壅遏营气，令无所避，是谓脉"，

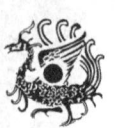

指出能统摄营气，使其不散乱的称为脉，进一步说明营气只在脉内运行。

2. 营阴

《内经》中并无"营阴"一词的记载，后人在阐释《内经》理论，所言之"营阴"与"卫阳"相对，二者均属于气的范畴。例如《灵枢悬解》提到"营阴卫阳，相随而行"。《内经》之后的《难经》《神农本草经》《伤寒杂病论》《诸病源候论》等均未见"营阴"。"营阴"二字最早见于明代《本草汇言》谓益母草"施于胎前之证，血虚形怯，营阴不足者"。温病学派形成后，温病学家们重视营阴在温病中的重要作用。温病临床热象重，易伤阴，卫气分阶段常见肺、胃、大肠津液不足；营血分阶段常有营阴损伤，致使血凝成瘀；到后期则可伤及肝血肾精。温邪从气分传入营分，即由脉外进入脉内，从脉外津液损伤转为脉内营阴的亏损。

3. 血

《灵枢·决气》曰："中焦受气取汁，变化而赤是谓血。"此中之"气"是营气，"汁"为津液，当指后世温病学家所强调的"营阴"。《灵枢·邪客》说："营气者，泌其津液，注之于脉，化以为血，以荣四末，内注五脏六腑。"《灵枢·痈疽》言："津液和调，变化而赤为血。"其中之"津液"均指血中津液，即"营阴"。两句均说明营气和营阴是生成血的重要物质。营气、营阴和血同行于脉内，营气与营阴不停地化赤生血，以补充机体对血的消耗。营气、营阴受损除了影响血的生成外，还可出现其他病机：营气不足，影响其对血的推动和固涩作用；营阴亏耗，使血变黏稠，甚则产生瘀血。

（二）营分证与"入营"

1. 营气功能失常和营阴不足是营分证的重要病机

一般认为营分证的病机是"营热阴伤，扰神窜络"，其形成方式有4种：

气分传入；卫分逆传；伏邪内发；温邪直中。当温邪从气分传入营分时，病位从脉外进入脉内，病机由脉外脏腑之气功能失常转变为脉内营气功能失常，同时出现营阴不足和心神受扰。因此，可以认为温邪从气分传入营分形成营分证，在病机上主要是营气功能失常和营阴不足，心神受扰的程度相对较轻。温病容易伤阴，叶天士说："热邪不燥胃津，必耗肾液"，治疗上"救阴不在血，而在津与汗"，强调养阴保津的重要性。吴鞠通指出"留得一分正气，便有一分生理"，此之"正气"按前文之意当指津液；又曰："正气日虚一日，阴津日耗一日，须加意防护其阴"，均体现其对养阴保津的重视。营阴的损伤在脉内，位置更深，补充更难，更需防护。

2. "入营"是温邪初入脉内

营分证和血分证的病位均在脉内，营分证进一步内陷则为血分证。血分证主要病机是"动血耗血，瘀热内阻"，因温邪严重耗伤营阴，进而损伤及血，使血黏稠致瘀，瘀热互结，阻塞脉道，加之热迫血行，使血不循常道，溢出脉外，临床可见各种急性出血的表现。正如叶天士所说："入血就恐耗血、动血。"因此"入营"是温邪初入脉内，尚未伤血，此刻及时祛除温邪，可防进一步耗血、动血。故营分证是血分证的表浅阶段，也是温病病程中治疗的关键阶段。

（三）"入营"与"透热转气"

1. "入营"轻型方可"透热转气"

"犹可"是"还可以"之意，说明并非所有的"入营"均可使用"透热转气"法。温邪进入脉内，尚未出现大量出血，此时均可称为营分证，故营分证的范围较广，可分为热灼营阴、热陷心包和内闭外脱3种情况。热灼营阴是温邪刚从气分传入营分的证候，病机上以营气功能失常和营阴不足为主，同时

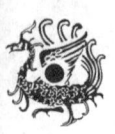

伴有轻度的心神受扰，此时病情相对较轻，故可使用"透热转气"法。热陷心包与内闭外脱均属于危重症，常见于热灼营阴进一步发展，或温邪从卫分逆传营分，或直中营分等，均见营阴大伤，心神受扰较甚，此时病情危重，不能透热转气，而应开窍醒神或固脱救逆。

2. 以营气为介导，实现"透热转气"

气是导热的重要介质，气无形，热亦无形，以气导热较其他有形介质更为迅速，故要将营热透转出于脉外，必以气为介导。脉内的气为营气，借助药物的作用，通过营气的介导，清除脉内之温邪，防止温邪进一步伤血，而出现"耗血、动血"的危重变化。"透热转气"中"气"指脉外之气，而非气分证。故"透热转气"的含义并非将温邪从营分透转出气分，使营分证变成气分证；而是借助营气将脉内之热透出脉外而解，使营分之邪得清，从而截断温邪内传，逆势扭转病情。现代医家所言之"截断扭转"法，与"透热转气"有异曲同工之妙。

（四）透热转气代表方——清营汤

1. 清营汤组方与"透热转气"

清营汤首载于《温病条辨》，由犀角、生地黄、元参、竹叶心、麦冬、丹参、黄连、金银花、连翘（连心用）9味药组成，主治手厥阴暑温，症见"脉虚，夜寐不安，烦渴舌赤，时有谵语，目常开不闭，或喜闭不开"，亦可用于太阴温病，症见"寸脉大，舌绛而干……不渴"。叶天士曰："入营犹可透热转气，如犀角、玄参、羚羊角等物。"《临证指南医案》载："暑久入营，夜寐不安，不饥微痞。阴虚体质，议理心营。鲜生地、玄参、川连、金银花、连翘、丹参。"书中出现竹叶心、金银花、连翘（心）两两配伍（含3种同时运用）者共64处，大多用于治疗温邪深入营血之病症，多与犀角、生地黄等配伍。同时,叶天士重视养阴生津,《临证指南医案》中最常用的养阴药是生地黄(347处)、麦冬(281处)、玄参或元参(132处)。可见,清营汤之方药组成源于叶天士,成为"透热转气"法的代表方亦是实至名归。

2. 清营汤功效与"透热转气"

清营汤中清热的药物主要是犀角、黄连、金银花、连翘(心)和竹叶心。犀角、连翘心和竹叶心均可清脉内之热,兼清心热,以恢复神志,其中犀角力最强。因疾病是连续变化的过程,温邪从气分初入营分,当有部分气分热邪未解,黄连、金银花、连翘可清脉外气分余热。"透热转气"法是以清营热为主,又借助金银花、连翘心和竹叶心轻清之功,开通脉内外之气道,使温邪在脉内得清的同时,借助营气透转脉外,残存之热在脉外,又有药物清之。可见,犀角、黄连、金银花、连翘(心)和竹叶心,此五者相互配合,清除营分证脉内外之热。生地黄、麦冬、玄参可补营阴之不足,此即吴鞠通所创之增液汤。同时,因营阴损伤,血变黏稠,有形成血瘀证的倾向,故用丹参活血防瘀。丹参的使用,使温邪未入血分前,先保护血,避免疾病的进一步发展,正如叶天士所言:"先安未受邪之地。"全方清营热、透营气、养营阴、保护血,共同实现"透热转气"的精妙治法。故将清营汤作为该法的代表方有充分的临床依据。

(五)小结

"卫之后方言气,营之后方言血",不说"气之后方言营",原因有三:一则强调卫气、营血以脉为界分成是两个大的阶段;二则营分证的形成除了气分传入,还有卫分逆传、温邪直中等特殊情况;三则气与营的界限模糊,在《黄帝内经》《伤寒论》等古医籍中,多是卫对营、气对血,未论及气与营的关系,故叶天士说:"辨营卫气血……与伤寒同。"营气、营阴和血共

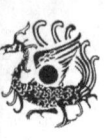

同运行于脉内，轻型营分证以营气功能失常和营阴不足为主，治疗上当清透温邪，恢复营气功能，同时滋养营阴，防止瘀血的形成。发热伴出疹症临床常见于温病的营分证，在前期研究中，笔者发现，清热透发是其主要治法。对营分证本质的深入认识和对"透热转气"机制的深层探析，可为发热伴出疹症的临床治疗思路提供重要的参考。

作者：朱为坤、纪立金、李芹　摘自《中华中医药杂志》2018年第2期

◎发热伴出疹症之探析

发热伴出疹症是中医外感热性病的常见症状，亦是现代医学"发热伴出疹症候群"的主要症状。发热伴出疹症归属中医斑疹症候群。疹指皮肤出现红色或紫红色、粟粒状疹点，高出皮肤，抚之碍手，压之褪色。疹可单独出现，亦可挟斑而出，故中医往往斑疹并称，又因斑之病机重于疹，故斑疹并见时，又常以斑代之。本文就中医对发热伴出疹症的认识做一初探。

（一）阳邪是发病之主因

发热伴出疹症多见于外感疾病，是外邪主导形成的，正如巢元方所说："此病或是伤寒，或时气，或温病，皆由热不时歇，故热入胃，变成毒，乃发斑也"，又程钟龄言"凡发斑有四证，一曰伤寒，二曰温毒，三曰时气，四曰阴证"。此二处所言之"发斑"当为斑疹并称，由是可知阳邪是发病之主因。通过文献梳理，笔者发现发热伴出疹症的病因，主要有风邪、疫毒、热毒和伏邪。

1. 风邪

风为阳邪，乃百病之长，其性轻扬，最易袭人肌表，是导致出疹最重要的病因，如《诸病源候论》言："人皮肤虚，为风邪所折，则起瘾疹"，《伤寒论本旨》曰："然邪由膜原入胃者多，或兼风热入于经络，则有疹矣"，提出疹是风热影响经络，阻碍气血运行而成。《六因条辨》指出："疹为太阴风热"，清代医家邵仙根亦说"疹因肺受风温而出"，均指出疹与风邪，特别是兼夹温热之邪的风邪密切相关。

2. 疫毒

余师愚《疫疹一得》专论疫毒所致发热伴出疹症，是谓"疫疹"。其曰"瘟既曰毒，其为火也明矣"，说明疫毒具有温热之性，属于阳邪之范畴。由是可知疫毒能引起发热伴出疹症。

3. 热毒

《疫疹一得·疫疹案》言："热毒未入于胃而下之，热乘虚入胃，故发斑；热毒已入于胃，不即下之，热不得泄，亦发斑。"由篇名可知，此处"发斑"当指出疹，误下、失下均可导致热毒入胃而出疹。

4. 伏邪

伏邪温病亦可出疹，如《诸病源候论》言："冬月天时温暖，人感乖戾之气，未即发病，至春又被积寒所折，毒气不得发泄，至夏遇热，温毒始发，出于肌肤，斑斓瘾疹，如锦文也。"此伏邪虽为寒邪所化，而发病、致病均表现出一派热象，故亦可将其归入阳邪的范畴。

除阳邪外，湿热亦可出疹，其与湿郁经络，热透不畅，郁于肤表有关。例如《温热论》"春夏之间，湿病俱发疹为甚"，又有《伤寒指掌》"疹属脾家湿热"。可见，疹的形成均与经络气血不畅相关。另外，正气不足或失治、误治是导致发热伴出疹症的内在原因。例如《诸病源候论》言："伤寒病，证在表，或未发汗，或经发汗未解，或吐下后而热不除，此毒气盛故也。毒既未散，而表已虚，热毒乘虚出于皮肤，所以发斑疮瘾疹如锦文。"巢元方

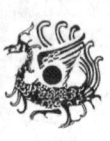

认为正气的强弱与疹的发生有密切关系，如果正气不足，或因误用汗吐下诸法致正气虚者，易见热毒出疹。

（二）肺胃是病机之核心

1. 疹属肺经

章虚谷言："疹从血络而出属经"，又陆子贤曰："疹为太阴风热。"肺主表，在体合皮毛，疹发于体表，病位在经而不在脏，故章虚谷所言之"属经"者，当指肺经。然叶天士认为"若斑色紫小点者，心包热也"，章虚谷注："此论实火之斑疹也。点小即是从血络而出之疹，故热在心包"，吴坤安则指出"疹属脾家湿热"。肺与心包同在上焦，肺经与心包经又均是手经、阴经，肺经与脾经均属太阴，故肺、心包、脾三经密切相关，虽分属不同脏腑，实则连贯相通。而肺朝百脉、主一身之气，疹的形成与经络气血不通有关，因此三经之中当以肺经为主导。

2. 疹出于胃

余师愚言："疹出于胃……非胃虚受毒已深，即发表攻里过当。胃为十二经之海，十二经都朝宗于胃，胃能敷布于十二经，荣养百骸……毒既入胃，势必亦敷布于十二经，戕害百骸。"余师愚认为，疹的主要病位在胃，因胃为"水谷之海"，化生气血，敷布十二经，滋养全身百骸，胃虚则毒邪深入，阻碍气血运行，发于全身而为疹。

发热伴出疹症之病机核心在肺抑或在胃，似有明显之区别。然肺经起于中焦，上循胃口，与胃相连；又肺朝百脉、主一身之气，胃为十二经"水谷气血之海"，肺与胃在结构与功能上密切相关。故疹之病位看似有异，实则一也。

（三）虚实是辨证之关键

发热伴出疹症之辨证关键在于虚实，两者差异甚大，临证切不可相混，否则南辕北辙，后果不堪设想，故章虚谷说："斑疹亦有虚实，虚实不明，举手杀人"，又言"斑疹不独温疫所有，且有虚实之迥别也"。邵仙根指出"斑有虚寒阴症，可用温补，疹无不由邪火而作，阴寒之症罕有。"疹的形成总不离火热内郁，如章虚谷说"热闭营中，故多成斑疹""火不郁不成斑疹"，叶子雨认为"热闭营中，郁久随血气而化斑化疹"。因火热有虚实之不同，而成虚实之疹。

1. 实证之疹

实证之疹总与气营血密切相关。《温热论》言："营分受热，则血液受劫，心神不宁，夜甚无寐，成斑点隐隐"，此处"斑点隐隐"当是指疹，可见叶天士认为疹的形成多因温邪影响营分所致，并进一步指出"斑属血者恒多，疹属气者不少"。章虚谷注："热邪入胃，本属气分，见斑则邪属于血者多矣；疹从血络而出，本属血分，然邪热由气而闭其血，方成疹也。"可见斑当为气血两燔之重证，疹当是气营两燔之轻证。

2. 虚证之疹

虚证之疹往往色淡红，为气血不足之候，常伴有四肢微冷、口不甚渴、脉不洪数，或见面色红赤、双足冰冷、下利清谷，则为阳虚而阴寒内盛、阴格拒阳于外之危候。正如叶天士所言"如淡红色，四肢清，口不甚渴，脉不洪数，非虚斑即阴斑。或胸微见数点，面赤足冷，或下利清谷，此阴盛格阳于上而见""胸微见数点"当属疹，可见此处之虚斑、阴斑与虚证之疹相关。章虚谷注："若虚火力弱而色淡，四肢清者，微冷也。口不甚渴，脉不洪数，其非实火可征矣，故曰虚斑。若面赤足冷，下利清谷，此阴寒盛，格拒其阳

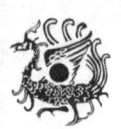

于外，内真寒，外假热，郁而成斑，故直名为阴斑也。"宋佑甫说："阴斑也，内真寒外假热，逼其无根之火上浮，必面赤戴阳。"

虚证之疹大多由实证发展而来，除了与素体正气不足相关外，还可因误用寒凉戕伐阳气而致。正如吴锡璜所言："阴症发斑……以其人元气素弱，心肾有亏，当补不补，则阴凝不解，或服凉药太过，以致变成阴症。寒郁于下，逼其无根失守之火，聚于胸中，熏灼脾胃，传于皮肤而发斑点。"

（四）清透是辨治之主法

清热透发是治疗发热伴出疹症的主要治法。疹系气营两燔之轻证，治当轻清宣透。章虚谷说："治斑疹，必当两清气血，况欲透发，必通其血中之气。"陆子贤进一步指出："斑宜清化，勿宜提透，痧宜透泄，勿宜补气"，陆氏所言之"痧"即为"疹"。发热伴出疹症禁用辛温解表，否则"一经表散，燔灼火焰，如火得风，其焰不愈炽乎"？余师愚指出："疹之因表而死者，比比然也。"其擅用石膏治疗疫疹，而石膏辛寒，正是清透法之代表。余霖曰："火者疹之根，疹者火之苗也。如欲其苗之外透，非滋润其根，何能畅茂？"同时，医家们还一再告诫，疹的治疗不可重用寒凉，避免冰伏热邪，阻碍气机，使其难以透发，如《医宗金鉴》说："疹宜发表透为先，最忌寒凉毒内含"，又《伤寒指掌》言："疹子悉属风热……宜清风解热为先，不可骤用寒凉，必兼辛散。"

（五）小结

在外感热性病中，出疹往往是正气驱邪的一种表现，故叶天士说"斑疹皆是邪气外露之象"。少量疹的出现说明正气尚强，病情轻，预后较好，如果斑疹密布则邪热亢盛，病情重，预后差，故叶天士说"宜见而不宜见多"。

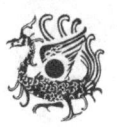

中医对发热伴出疹症的病因病机及证治规律有系统的论述,形成了较为完善的辨证论治理论体系,为现代医学"发热伴出疹症候群"的研究提供理论与临床依据,亦可为新发突发传染病中西医结合临床救治研究提供借鉴,如手足口病、H7N9禽流感等。

作者:朱为坤、纪立金 摘自《中华中医药杂志》2014年第11期

◎《温热论》中温热病气分虚证理论初探

气分证是温病发展过程中的一个重要阶段,其范围甚广,以脏腑功能失常为其主要的病机特点,其中又包括功能的亢进和功能衰退两方面。然目前对温病气分证的认识大多重视功能亢进方面的失常,而忽视功能衰退即气分虚证。长期以来,由于对温热病气分虚证认识的缺乏,致使对温热病气分证的病机特点大多重视热盛、津伤,而忽视气虚、阳虚,在治疗上重视清热、生津,而忽视益气,故而可能出现津气欲脱,甚至亡阳厥脱等危重症。

《温热论》又名《叶香岩外感温热篇》,是清代著名温病学家叶天士的代表作之一。《温热论》中散在记述了温热病气分虚证的临床特征、治疗大法及如何从临床症状、辨舌验齿等方面判断气分虚证的有无及程度。对于气分虚证叶天士多认为是津伤,较少论及气虚、阳虚,治疗上多在清气热的基础上加用甘寒养阴之品。《温热论》中虽未明确提出气分虚证的概念,亦未形成系统的理论,然对温病的临床治疗有重要的指导作用。本文就《温热论》中有关温热病气分虚证的理论进行探讨,以期完善温热病气分证实质研究的内容,使温热病的卫气营血辨证体系更加完整,并可指导临床温热病气分虚证的治疗。

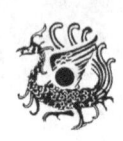

（一）战汗与温热病气分虚证

《温热论》中第6、第7条均论述了温邪流连气分的证候特点和治疗大法。温邪流连气分日久，而未入营血，就有可能在气分阶段出现虚证。第6条使用益胃法，第7条使用分消走泄法，据其治法的不同，可以判断第6条论述温热病，第7条论述湿热病。因此要探索叶天士对温热病气分虚证的认识，应从第6条入手。

《温热论》中第6条说明温邪流连气分的治疗大法、战汗形成的机理、临床特点及护理措施等，并讨论了战汗的预后及其与脱证的鉴别。《温热论》曰："若其邪始终在气分流连者，可冀其战汗透邪，法宜益胃，令邪与汗并，热达腠开，邪从汗出。"叶天士提出温邪流连气分，邪虽未去，正气亦未大衰，可以希望通过战汗来祛邪外出。其采用的治疗大法是"益胃"，即用轻清的药物，清气生津，宣展气机，同时灌溉养胃之品，使气机宣通，热达于外，腠开汗出，病邪可以随之外透。战汗后，虽邪已去，然元气受损，患者出现汗出肤冷、倦卧不语、脉虚软和缓。叶天士提出妥善的处理方法是"安舒静卧，以养阳气来复"，即让患者保持安静，使其充分休息，待元气恢复，则诸证自消。如患者战汗后出现肤冷汗出、躁扰不卧、脉急疾，则为气随汗脱、虚阳外越、即将亡阳之危象。

温热病由具有温热性质的温邪引起，以损伤机体的津液为主要致病特点，同时温热太盛亦可消耗正气，诚如《素问·阴阳应象大论》所云"壮火食气……壮火散气"。从"益胃"之法可知温邪流连气分引起了胃中津气的损耗，此即温热病气分气津两伤之虚证。叶天士认为此时之虚证并不严重，不需大量养阴益气，而只要"益胃"，通过战汗祛除温邪。然战汗可耗伤正气，甚至出现亡阳厥脱，如直接通过养阴益气之法来增强正气，同时配合清气之品，以祛邪外出，即可避免战汗后可能出现的危证。

（二）从舌象辨温热病气分虚证

叶天士发展了辨舌在临床上的应用，特别是对于温病，辨舌显得尤为重要。大多数医家认为温病在卫气分阶段以辨舌苔为主，营血分阶段以辨舌质为主，然临床多需将二者结合。《温热论》中主要从黄苔、黑苔、绛舌等方面辨温热病气分虚证。

1. 黄苔

黄苔为邪热入里、病在气分的标志，但黄苔有润燥之不同，从而判断津伤的程度。《温热论》中第13条指出：黄苔而滑，乃"热未伤津"，应"清热透表"；如黄苔薄干，为"邪虽去而津受伤"，虽言邪已去，然苔仍黄，仍在气分，乃温热病气分津伤之虚证，宜用"甘寒轻剂"，在清气热的同时养阴生津。

2. 黑苔

黑苔为黄苔的进一步发展，提示病情进一步加重，可伤阴亦可损阳，出现阴虚或阳虚。《温热论》中第23条所谓"无苔而有如烟煤隐隐者"，实为薄黑苔，其病症较黑苔轻。如苔润伴"不渴肢寒"，为温邪耗气伤阳，此乃温热病气分阳虚证，应使用"甘温扶中"法，温补中阳；如苔燥伴"口渴烦热"，为温邪伤津耗阴，此乃温热病气分热盛津伤证，应使用"甘寒益胃"法，生津润燥。第24条之黑苔是对23条薄黑苔进一步发展的论述，温热病气分气虚证进一步发展，可出现阳气欲脱甚至亡阳厥脱即"肾气竭"之危证，治疗除了叶天士所说"人参、五味子"生脉类外，还应参考使用四逆辈以回阳救逆。气分热盛津伤证进一步发展可能出现"津枯火炽"或"土燥水竭"，治疗应"泻南补北"或"咸苦下之",总以祛热存阴为要。

3.绛舌

绛舌多为邪热深入营血分的标志,然亦非绝对。《温热论》中第15条指出:绛舌"若烦渴烦热,舌心干,四边色红,中心或黄或白者,此非血分也,乃上焦气热烁津",是为上焦气分邪热亢盛,耗伤津液,治疗上"慎勿用血药,以滋腻难散"。叶天士指出"急用凉膈散",用苦寒之品清除上焦之郁热,然其津已耗,如配甘寒增液之法,似乎效果更佳。

(三)从验齿辨温热病气分虚证

《温热论》中第32、第34条,分别从齿的润燥、齿垢、齿缝出血来判断温热病气分阴伤的程度,如胃热盛、胃津受损,则齿光燥如石,严重者出现焦燥而有垢,或齿缝流血。治疗方面叶天士指出热盛津伤可微下之或用玉女煎。

(四)小结

从《温热论》中可以看出,叶天士对温热病气分虚证已有一定的认识,其有阴虚与阳虚之不同,阴虚多见津伤,阳虚多为气损,亦可出现津气两伤、阴阳俱虚之证。然在治疗方面似乎偏重养阴而忽视益气,盖其强调温热病之温热性质也。后学者需领悟其良苦用心,时时顾护津气,诚如吴锡璜所言"留得一分津液,便有一分生机"。同时,气虚、阳虚亦不可忽视,《素问·生气通天论》指出"凡阴阳之要,阳密乃固",阳气为人体之根本,只有阳气充足,方能固守阴津。张景岳指出"天之大宝,只此一丸红日;人之大宝,只此一息真阳",再次强调人体阳气的重要性。由此可知,温热病气分虚证既要重视阴津,又需顾护阳气,方能镇守正气、祛邪外出,避免津气欲脱,甚至亡阳厥脱之危重症。

作者：朱为坤 摘自《甘肃中医学院学报》2010 年第 1 期

◎温病早期血瘀初探

血瘀理论始于《黄帝内经》，书中虽无血瘀之名，然有"血凝涩""脉不通""血著"等记载，但都是限于对寒凝致瘀的认识，直至《伤寒论》中提出外感热病热瘀结于下焦的蓄血证后，各医家才开始重视温病血瘀理论的研究。通过历代医家的努力，对温病血瘀理论的认识不断深化，其理论体系日臻完善。传统理论指出温病血瘀在营、血分证时出现。我们认为血瘀是一个连续发展的病机过程，可能早在卫、气分证即开始产生。本文就温病早期血瘀进行初步探讨，不正之处，望诸贤不吝赐教。

（一）血瘀的概念

血瘀，是指血液运行迟缓或不通畅的病理状态。血非气不运，血又得寒而凝，得热而行，故血瘀的形成与气的状态、血中之寒热和血中实邪阻滞关系十分密切。血瘀和瘀血的含义不完全相同。瘀血是指阻滞于脉中或溢于脉外而未及时排出、吸收的血液，是一种病理产物形成的病因。血瘀可以造成瘀血，瘀血作为一种继发病因，也可导致血行迟缓，造成血瘀。血瘀是一种病理过程，属病机；瘀血既是一种病理产物，又可引起其他病理改变，也属病因。二者常互为因果，相伴存在，故在临床表现上多有一致。

（二）温病血瘀的成因

温病是感受温邪引起的，温热伤津贯穿温病全过程。随着热势的增高，一方面使阴津损伤程度加重；另一方面温热日久可化火生毒，重耗阴液，渐至营血阴伤，血受煎熬则黏稠而涩滞。同时，"壮火食气"（《素问·阴阳

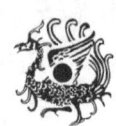

应象大论》），温热火毒大量消耗正气，使气虚，无力推动血行，亦无力摄血。因此，热、毒、虚皆可能产生血瘀。

（三）温病早期血瘀的可能机理

传统理论指出血瘀是在营分证开始形成，到血分证最为严重，故叶天士提出："入血就恐耗血动血，直须凉血散血"（《温热论》），温病血瘀只有发展到血分证时，才需使用活血化瘀之品。然而，温病是一个连续发展的病理过程，血瘀的形成是渐进的，故血瘀不是在营血分阶段才形成的，而是此时方见临床特征。因此，在温病早期即卫气分阶段可能出现血瘀的病机变化，只是尚未出现临床表现。温病早期血瘀的产生亦可能与热、毒、虚有关。

1. 热与瘀

温邪最基本的特征是温热之性。《金匮要略》中就有"热伤血脉……热之所过，血为之凝滞"的记载，可见热可致血瘀。热邪迫血妄行，引起血溢脉外也会致瘀，《血证论》云："凡离经之血……反阻新血之化机……虽清血、鲜血也是瘀血。"瘀血已成而热邪未退则热与瘀结，《温热逢源》载："因病而有蓄血，温热之邪与之纠结，热附血而愈觉缠绵，血得热而愈形胶固。"传统理论认为只有当温病发展到营血分阶段时，才因血热、出血或热与瘀结而出现血瘀或瘀血。

在温病早期，热即可损伤机体，出现血瘀的病机变化。卫分尽管在表，但在表之温邪可使经络不通，血行不畅，正气不能达表以抗邪，从而使温邪难以驱除；同时温热的性质决定了其化燥伤阴的特性，因此有出现血瘀的可能。气分阶段，热邪更盛，出现壮热、口大渴、汗大出等阳明热盛的表现。阳明为多气多血之经，阳明热盛必然耗气伤血，使血涩滞而艰于运行，亦有可能出现血瘀。

2. 毒与瘀

毒乃热毒、邪毒、疫毒也，"热毒壅内，络气阻遏"（《温热经纬》），何廉臣在《重订广温热论》中说："毒火盛而蔽其气，瘀其血"，"血毒壅结，瘀热凝塞"。温热之邪郁久可化火生毒，或直接感受温毒之邪，毒侵五脏六腑，扰乱气血，或逆乱经脉，迫血妄行，溢出脉外，或阻塞经络，妨碍血行，凝于脉内，均可导致血瘀。

大多数温病在早期并没有毒的表现，在病程中温邪郁久可化火生毒。但某些温病如大头瘟、烂喉痧是感受温毒引起的。另一些温病如春温、暑温之温邪较强可迅速化火化毒，此两种情况均可在温病早期出现毒邪内侵，形成血瘀。

3. 虚与瘀

温邪可伤津耗气，侵袭脏腑，使气津和脏腑功能受到一定的损害，功能失常，均可引起血瘀。温邪伤津，一方面使津液亏虚，生血乏源；另一方面使血受煎熬，涩滞难行，从而出现血瘀。温邪亦可耗气，一则气虚而无力推动血行，血留脉中；二则气虚无力收涩血流，血溢脉外。温邪还可损伤五脏六腑，使其虚衰而失去正常的功能，如心不主血脉，脾不统血等而出现血瘀，形成瘀血；瘀血阻滞气机，进一步影响脏腑功能，从而又加重血瘀，造成恶性循环。素体阴津亏虚属阳热体质者，或老年人之阴精亏损，或小儿之纯阳稚阴，感受温邪之后，易致津亏血耗，而发生血瘀。

温病早期，即使温热之性不显，在一定程度上可出现津伤气耗，脏腑功能失调，具有血瘀的前兆。对于素体阴虚者，则易在温病早期出现血瘀病变。

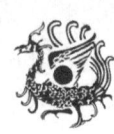

（四）现代研究对温病早期血瘀的认识

温病血瘀的形成有个隐潜的发展过程，且不局限于某一部位，往往累及全身脏腑经络，其临床宏观征象多至营血分阶段才明显化，主要表现舌紫绛、舌瘀暗或瘀点瘀斑，脏腑出血或皮肤斑疹，局部肿块及疼痛等。现代研究借助血液学、血流动力学、微循环、病理形态学等现代方法和手段，从微观角度来认识温病血瘀，发现温病出现宏观血瘀征象时，血液成分、血流动力学、凝血系统、血液微循环及组织形态学均会发生异常变化。相对于温病的宏观血瘀征象，可将这种微观指标的异常变化称为"微观血瘀"。

1. 临床观察发现温病早期有微观血瘀

温病患者卫气营血全过程都有高黏综合征，并随卫气营血证候的传变而加重，如早期配合使用活血化瘀之品可取得满意疗效。徐氏等人进行解毒化瘀汤（七叶一枝花、白花蛇舌草、丹参、黄连、生大黄、枳实）治疗温病内毒素血症的临床研究，发现温病内毒素血症发生率随卫气营血证候演变而增高，约占温病患者总数的36%左右，使用解毒化瘀汤对温病卫气营血不同阶段的患者进行治疗，均取得了一定的疗效，可降低体温，拮抗血白细胞及中性粒细胞的升高，抑制内毒素。

2. 实验研究证实温病早期有微观血瘀

第一个温病模型建立后，对温病的研究开始重视动物实验并使用现代医学手段。戴氏研究发现，家兔在温病气分阶段出现急性感染性弥散性血管内凝血，认为此时已出现血瘀病理改变。在治疗上应在传统的清热保津基础上加用活血化瘀之品，以提高临床疗效。"微观血瘀"的概念提出后，对温病血瘀实质的认识进一步加深。有学者研究发现，温病气分证微观血瘀病理的形成与内皮细胞释放的血管活性物质之间的平衡失调有关，也可能与

TNF-α 所导致的炎症级联反应（TNF-α → IL-6 → IL-8）有关，并发现光镜下肺脏有微血栓存在，且内皮细胞释放的血管活性物质的平衡遭到破坏。另有研究发现，病情轻重不同的卫分证存在不同的病理变化，病情较轻的一般卫分证阶段无血瘀的病理变化，而重症卫分证存在血瘀的病理变化。

（五）小结

温病的早期出现血瘀的征兆或潜证，可能已经有血瘀的病机改变，只是此时的主要病机并不是血瘀，因此血瘀的表现被主要症状所掩盖，而尚未展现出来。当血瘀进一步发展，病机的主要矛盾转移到血瘀上时，即到营血分时，血瘀才由潜证变为显证，从而在临床上见到各种血瘀的表现。虽然温病早期血瘀属于潜证，但是本着"早治防变"的精神，在针对主要病机和主要症状进行治疗的同时，应配合使用活血化瘀之品，截断血瘀的进一步发展，减缓或消除后期显证血瘀的出现，从而减轻临床症状，缩短病程，提高疗效。

作者：朱为坤、陈扬荣、张喜奎 摘自《福建中医药》2009 年第 6 期

第三章 师生情

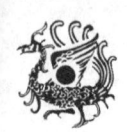

第一节

我的老师

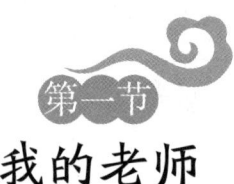

吴 竞

  我的老师陈扬荣教授,是原福建中医药大学教授、北京中医药大学中医临床基础学科博士生导师。曾任福建中医学院(现福建中医药大学)副院长;是福建省重点学科中医临床基础学科创建者之一及带头人,为享受国务院特殊津贴专家,从事"科""教""研"工作50余年;是第三批全国名老中医药专家学术经验继承指导老师、全国名老中医药传承工作室专家;曾经担任福建省中医基础理论整理委员会主任委员、《福建中医药》杂志主编、福建省中医内科专业委员会副主任委员、福建省中医药学会副理事长、福建省中医内科专业委员会顾问、全国中医药高等教育学会临床研究会顾问等职。1966年他毕业于福建中医学院,1976年就读于由中医一代宗师岳美中创办的中国中医研究院高级中医研究班,该班为当时全国培养中医高级人才唯一研修班。陈老师秉承全国著名老中医岳美中等人的学术特点和临床思维,形成自己独特的中医诊疗风格,在工作中博采众长,注重古为今用,师宗古而不泥古,致力于创新探索,坚持读经典及名家医案,做好临床,成为一个精中医懂西医的中医临床专家。他对中医温病、内科疑难杂症,如原发、继发性慢性肾脏疾病、肝炎、消化道疾病等的发病机理和治疗研究颇深。从医50年中,在国内外著名的学术刊物上发表系列研究论文100余篇,主持10余项省部级科研课题,并获省部级成果奖多项,是福建省著名的中医内科与温病专家。

爱因斯坦说过"纯粹的逻辑思维不能给我们关于经验世界的知识，一切实在的知识，都是从经验开始，又终于经验。"中医学本身很大程度上也是一门经验医学，其理论源于实践经验的总结。所以陈老师常常跟我们说"中医是有根的、中医根在经典"。陈老师对温病理论的研究是有很深的造诣，他提出了"血瘀是温病气分证的一个重要病理变化"，创立了"清热养阴化瘀法作为温病气分证治则"，填补了温病气分无血瘀理论的空白，丰富了中医对温病气分证的证治；同时他还深入研究温病"清法"理论，从热在气分、营分、血分等7个方面阐述了清法在温病中的应用，指出临床应用必须重视阴伤程度及邪正虚实；创新了湿温治法三禁。在人们心目中，中医似乎是一名不折不扣的"慢郎中"，但其实在急症医学中，中医一直有着自己的特色及地位。在50余年的临床一线工作中，陈老师特别重视急症的处理。他认为中医强调急则治标，但最重要的还是辨证论治。对于温病急症的诊治，陈老师提出了临床诊疗的三原则：①辨证因标本，认为中医在临床上应辨证求因，审别标本，而后对症下药。②辨明病机，察邪正消长，认为急症都是邪毒与正气相争的不同结果，所以在疾病的不同阶段，都应辨明病机，察邪正消长，做到先证而治。③古为今用，洋为中用，陈老师认为在急症的治疗中，应从古代方药中筛选出高效的经方名方，并加以引用或创建相应的新剂型使之更加适应临床。

同时，陈老师还重视利用现代科学技术来丰富中医理论的研究，在对慢性乙型肝炎的临床研究中，陈老师根据多年的临床经验，将慢性乙型肝炎的中医发病机理总结为4个方面：①正气亏虚是慢性乙型肝炎发生的内在基础。②疫毒伏留是慢性乙型肝炎发生的首要因素。③阴液耗伤是慢性乙型肝

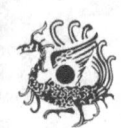

炎缠绵难愈的重要条件。④肝络血瘀是慢性乙型肝炎病变发展的重要环节。因此，慢性乙型肝炎发病，肝疫毒持续感染是其病理因素，正气亏虚、阴津亏损是其病理基础，瘀血阻滞是其病理产物，四者互为因果，直接影响本病的发展。治疗上，陈老师根据其主要发病机理及证候分类，提出治疗慢性乙型肝炎的"益气、养阴、活血、解毒"四大治法。但慢性乙型肝炎的治疗并不能一方统之，而应该注重分期，各有侧重。根据其不同分期及不同病机侧重形成的不同证型，随证化裁。对于狼疮性肾炎，陈老师根据中医温病"伏气温病"理论，认为其发病是由内外综合多种因素而致。陈老师根据温病理论立法，认为病之阴虚为其本，元阴衰惫，五脏失和，五脏之伤，又穷必归肾，如此反复，病入至深。提出治疗当以补肾滋阴为前提，注重清热解毒化瘀之法。

我于2003年有幸被选中成为第三批全国名老中医专家学术经验继承人，跟师于陈扬荣教授，在三年的临床跟师实践过程中，我在繁忙的临床工作之余，坚持每周三次的跟师学习，老师高尚的医德医风、严谨的治学精神、精辟的中医理论见解、独到的中医辨证论治思想及临床上神奇的中医疗效，使我受益匪浅，在当今中医界西化的环境中，陈老师对中医理论及中医治疗疗效孜孜不倦地追求，以及临床上应用廉价单纯中药汤剂解决不少临床上的疑难杂症，让我更加深对中医学深奥的理论和临床上的独特疗效的认识，使我更坚信中医的科学性，指导我在临床工作中，也要像陈老师一样，对患者的每一个临床症状，每一个临床体征都不放过，认真收集归纳，用中医的整体观点来进行辨证施治，改掉过去自己在临床上常以辨病来治疗、用西医的病名套中医的治疗方药的不良习惯。现在，我在临床实践中，常会想到陈老师常说的一句话："中医学的精髓就在于辨证论治，离开了中医的辨证，中医

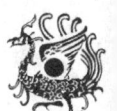

就失去了它的意义，就无法在这个社会上生存下去。"所以我不论在三年的跟师学习过程中或者是在自己日常临床工作中，学会了重视"辨证"。在跟师过程中，我常常会注意观察老师的"辨证"再对比自己心中暗自的"辨证"，看看我和老师的"辨证"之间，相同在哪里，差异在哪里，同时再查找为何出现"差异"，原因何在，这样就使得自己有较大的收获。短短的三年跟师学习，使我的医疗水平提高一大步。在三年跟师学习期间，我由主治医师晋升为副主任医师，同时作为主研者，完成了省厅级课题2项，撰写了学术论文6篇在省内外刊物上发表。我顺利地于2006年出师毕业，虽然跟师毕业后不能常常陪伴在老师身旁，但还是会将在跟师期间所学知识，应用于临床实践。

虽然陈老师现在已年过八旬，但依然坚持在临床一线，只要身体状况允许，他都会进行病房查房和下门诊，依然坚持诵读经典，立足临床，向我们传承中医精髓与辨证经验，并不断创新，研究探索，丰富并发展中医理论，给我们后者树立了很好的学习榜样。

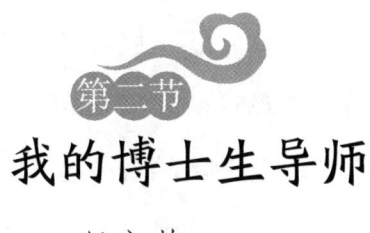

我的博士生导师

任文英

每个学生的成长，都倾注了导师的心血和汗水。每个毕业的学生，都离不开导师辛勤地培育。我能够顺利博士毕业，要感谢我的恩师、博士生导师陈扬荣教授。

学识渊博，经验丰富

我是2000年读的博士研究生，半年的基础课程结束后，进入了课题研究阶段，选个有意义的，高水平的课题非常重要。陈扬荣教授是原福建中医学院（现福建中医药大学）副院长，平日工作非常繁忙，但从没有放松对温病学专业的研究和传授。陈教授在温病学领域造诣很深，并且临床经验丰富，定期出门诊和查房，很多患者找到他，都能够得到有效的治疗。尤其是在治疗免疫系统疾病方面，包括肾脏病方面积累了大量的经验，也总结了很多疗效显著的经验方。其中狼疮性肾炎患者最多，经验方治疗后效果非常满意。因此，陈教授便拿出他多年总结的治疗狼疮性肾炎的经验方，希望我能够进一步研究其取得疗效的分子机制。还记得那天，陈教授把叫我到他的办公室，给我写了经验方，郑重地交到我的手里，我如获至宝，决心不辜负导师的期望，把狼疮性肾炎的中医药治疗作为课题研究的方向和重点。

治学严谨，实事求是

陈教授治学严谨，思维缜密。他让我从临床入手，首先进行经验方治疗狼疮性肾炎临床疗效的观察和总结，然后再进行机制研究方面的课题设计，这样科研和临床就更紧密地结合在一起。我在福建省人民医院收集经验方治疗的狼疮性肾炎的患者，保留原始数据，遵导师教导务必认真、仔细，因为医学是治病救人的，不能有一丝的马虎，必须实事求是。在查阅文献的过程中，导师让我不仅要看国内的文献，也要查阅国外的文献，立足国内外最前沿的研究进展，并要把每一篇相关的文献读懂、读透，这样设计的课题才更有理论依据。在导师严格要求和反复修改下，我完成了课题的实验设计，并依照导师的要求，完成了博士论文的综述部分，毕业时这几篇综述得到评阅老师的一致称赞。在陈教授的指导下，我养成了大量读文献的习惯，做科研，写文章都有科学依据。

高标准，严要求

为了更好地完成实验研究部分，陈教授经过调研，权衡，最终为我联系了国内顶尖级的国家级实验室——解放军总医院国家肾病重点实验室，陈香美院士为实验室主任，这从一开始就为课题的研究设定了非常高的标准。在国家重点实验室的2年时间，我不敢有丝毫松懈，严格按照课题设计，完成实验研究，并且取得了相当好的实验结果。其间，我不但学习了很多科研方法，科研思维得到很大的提升，动手操作能力也得到了提高。导师对科研课题的高标准严要求，让我养成了严谨求真务实的科研习惯，对后来一丝不苟的工作也有极大的促进作用。另外，陈教授也经常从福建专程来北京看望我，不但关心我的衣食住行，对课题实施过程中遇到的困难和问题，也给予及时的指导和帮助，这些往事经历让我感动万分。

高瞻远瞩，胸怀博大

陈教授看问题总是目光长远，对于学科的长远规划，对于学生的长远发展，陈教授都在思考规划。在我的论文完成后，经过了陈教授的几次精心修改，对论文的完成提出指导性建议，使论文能够顺利完成。并且建议我早些发表文章，为后续进一步深入研究打下基础。博士毕业时，我在核心期刊共发表12篇文章，其中第一作者8篇。陈教授鼓励我多报课题，培养科研思维能力，在陈教授的精心指导下，我申报并承担了福建省级课题2项，参加申报课题多项。陈教授对学生虽然在学术上非常严格，但日常生活、工作

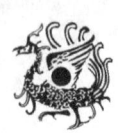

中,总是能理解和鼓励学生不断进步。对于现代医学及不同的学术争鸣,能兼容并蓄,取长补短,不断丰富和发展学科建设。

关爱学生,亦师亦长

陈教授经常跟我们讲,要学会做事情,更要学会做人。孟子提出修身齐家治国平天下,首先要修身,才能平天下。教导学生要有良好的品格。陈教授高尚的品格常常感染我们,他的谆谆教导犹在耳畔。虽然陈教授平日很严肃,对学生要求很严,但是,在生活中还是平易近人的,非常关心学生。有一次,陈教授来北京开会,其间专门到学校去看我,和我一起吃饭,陈教授因为日夜操劳,身体出现点小问题,一边吃药,一边询问和关心我在学校的生活和学习情况,让我很感动,至今记忆犹新。陈教授既像老师,又像家长,把学生当作自己的孩子一样关爱。三年的博士生活,让我学会了很多,成长了很多,这都离不开陈教授悉心的关怀、坚定的支持、殷切的鼓励和拨云见日般的指导,离不开陈教授辛勤的付出。

我非常荣幸我的博士生导师是陈扬荣教授,师恩难忘。作为学生唯有更加努力地工作和学习,才能不辜负导师的辛勤培育。

附 录

陈扬荣教授学术论文目录

[1] 范丽妃,吴竞,陈扬荣.陈扬荣运用虫类药从"络"论治慢性肾衰竭[J].中国中医基础医学杂志,2022,28(5):698-700.

[2] 陈壮威,朱为坤,陈扬荣.陈扬荣教授治疗慢性肾衰竭经验集萃[J].福建中医药,2021,52(11):45-46.

[3] 范丽妃,吴竞,陈扬荣.陈扬荣教授从藏象理论辨治慢性肾炎血尿经验[J].福建中医药,2020,51(2):76-77,80.

[4] 马筱璠,吴竞,陈扬荣.陈扬荣教授从热虚瘀论治肾性血尿经验[J].云南中医中药杂志,2020,41(3):1-3.

[5] 李兰芳,吴竞,陈扬荣.陈扬荣教授辨治淋证经验[J].亚太传统医药,2019,15(4):104-106.

[6] 朱小洪,吴竞,陈扬荣.陈扬荣教授从三焦理论辨治IgA肾病血尿经验[J].亚太传统医药,2019,15(3):103-105.

[7] 章亭,张晓娜,陈扬荣.陈扬荣教授肺肝同调治疗慢性乙型

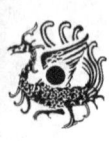

病毒性肝炎胁痛经验［J］.福建中医药，2017,48（5）：45-46.

［8］李鹏飞，吴竞，陈扬荣.陈扬荣从三焦理论辨治慢性肾衰竭经验［J］.中医药通报，2017,16（5）：18-20.

［9］朱为坤，陈扬荣.从《周易》与《内经》探析心肾相交的机理［M］.成都：中华中医药学会第十二届全国内经学术研讨会学术论文集，2012：303-307.

［10］朱为坤，陈扬荣.补肾清热毒方治疗狼疮性肾炎的临床疗效与动物实验研究［M］.福州经济发展方式转变与自主创新——第十二届中国科学技术协会年会（第三卷），2010：1-4.

［11］朱为坤，陈扬荣，张喜奎.温病早期血瘀初探［J］.福建中医药，2009,40（6）：50-51.

［12］王永，苗丽娜，江明，陈扬荣.三七总皂苷对内毒素休克大鼠血清 TNF-α 的影响［J］.中国中医急症，2009,18（10）：1648-1649.

［13］王永，苗丽娜，江明，陈扬荣.三七总皂苷对内毒素休克大鼠血清肌钙蛋白的影响［J］.中国中医药现代远程教育，2009,7(9)：84-85.

［14］张越，郝钰，吴珺，陈扬荣，邱全瑛.清养汤对流感病毒感染小鼠的死亡保护作用［J］.吉林中医药，2008,28（12）：932-933.

［15］卢峰，王永，陈扬荣，陈炳旺，叶盈.灯盏细辛对内毒素休克大鼠血流动力学的影响［J］.中国中医急症，2008,17（8）：1112-1113.

[16] 林金忠,王永,魏霖,陈扬荣.三七总皂苷对内毒素休克大鼠血流动力学的影响[J].中国中医急症,2008,17(8):1114-1115.

[17] 王丽萍,陈扬荣.狼疮性肾炎从热瘀论治[J].中国中医药信息杂志,2008,15(6):92-93.

[18] 张越,陈扬荣.卫气营血的免疫相关性探讨[J].中医研究,2007,20(12):1-2.

[19] 张越,陈扬荣.辛甘化阳法在《温病条辨》中的应用[J].中国中医基础医学杂志,2007,13(11):822-823.

[20] 任文英,王新高,陈香美,陈扬荣,邱全瑛.补肾清热毒方对狼疮小鼠肾组织细胞Fas、FasL的作用[J].北京中医,2006,25(11):687-691.

[21] 陈扬荣,洪振丰,白平,纪立金,郭素华,程必武.福建中医学院实验教学体系的重构与实践[J].中医教育,2006,25(4):33-36.

[22] 王永,陈扬荣,江明,叶盈.血栓通(三七总皂苷)对内毒素休克大鼠心肌保护作用的研究[J].光明中医,2006,21(8):57-58.

[23] 吴竞,杨爱国,阮诗玮,王智,陈扬荣,洪江淮,丘余良.保肾口服液对IgA肾病小鼠肾小球转化生长因子$\beta 1$蛋白及mRNA的影响[J].福建中医学院学报,2006,16(4):30-31.

[24] 陈扬荣,王尔宁,黄争荣,江明.益气养阴解毒活血方对免疫性肝损伤小鼠血清IL-6、TNF-α的影响[J].中国中医基础医

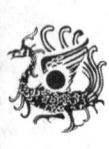

学杂志, 2006, 12 (6): 428, 432.

[25] 黄争荣, 陈华, 江明, 王尔宁, 陈扬荣. 益气养阴解毒活血方对免疫性肝损伤小鼠血清 IL-6、TNF-α 的影响 [J]. 福建中医药, 2005, 36 (4): 40-41.

[26] 吴竞. 陈扬荣教授治疗肾性血尿的临床经验 [J]. 福建中医药, 2005, 36 (4): 12-13.

[27] 陈扬荣, 黄争荣, 纪立金, 江明. 益气养阴解毒活血方治疗慢性乙型肝炎 31 例的疗效观察 [J]. 福建中医药, 2005, 36(1): 1-2.

[28] 章亭, 黄争荣, 吴竞. 陈扬荣治疗慢性乙型病毒性肝炎的思路和方法 [J]. 中华中医药杂志, 2005, 20 (4): 228-230.

[29] 陈扬荣, 任文英, 江明, 阮诗玮, 陈壮威. 补肾清热毒方对 cGVHD 狼疮小鼠肾组织细胞凋亡的调节作用 [J]. 中华中医药杂志, 2005, 20 (3): 151-154.

[30] 陈锦芳, 陈扬荣, 戴春福, 张明选, 郑旭.《温病学》教学模式的改革 [J]. 福建中医学院学报, 2005, 15 (6): 51-52.

[31] 王尔宁, 黄争荣, 江明, 陈扬荣, 林坦. 益气养阴解毒活血方及其拆方对免疫性肝损伤小鼠防治作用的实验 [J]. 福建中医学院学报, 2005, 15 (3): 27-30.

[32] 王永, 陈扬荣, 叶盈, 吴耀中, 陈炳旺. 灯盏细辛注射液治疗急性病毒性心肌炎临床观察 [J]. 中国中医急症, 2005, 14 (9): 813-814.

[33] 章亭, 陈扬荣. 康氏抗纤颗粒抗肝纤维化的实验研究 [J]. 中国中医基础医学杂志, 2005, 11 (6): 431-433.

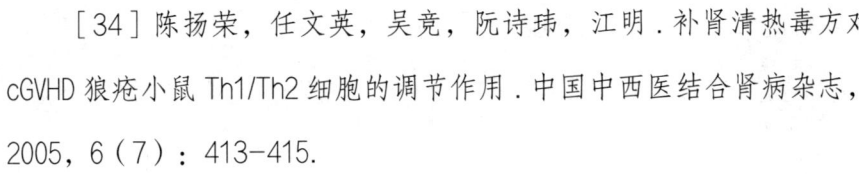

[34] 陈扬荣, 任文英, 吴竞, 阮诗玮, 江明. 补肾清热毒方对cGVHD狼疮小鼠Th1/Th2细胞的调节作用. 中国中西医结合肾病杂志, 2005, 6 (7): 413-415.

[35] 陈扬荣, 任文英, 江明, 阮诗玮, 陈壮威. 补肾清热毒方对慢性移植物抗宿主病 (cGVHD) 狼疮样小鼠模型的影响 [J]. 中国医药学报, 2004, 19 (2): 90-92.

[36] 任文英, 陈香美, 邱全瑛, 陈扬荣, 王新高, 师锁柱, 王兆霞. 慢性移植物抗宿主病狼疮样小鼠模型的诱导 [J]. 中国比较医学杂志, 2004, 14 (4): 215-220.

[37] 任文英, 陈香美, 王新高, 邱全瑛, 陈扬荣, 师锁柱, 王兆霞, 尹忠. 慢性移植物抗宿主病狼疮小鼠模型肾组织细胞凋亡及Th1/Th2细胞因子的研究 [J]. 中华风湿病学杂志, 2004, 8 (11): 644-648.

[38] 陈扬荣.《广瘟疫论》学术思想之探析 [J]. 中华医史杂志, 2003, 33 (1): 14-15.

[39] 任文英, 陈香美, 邱全瑛, 陈扬荣, 王新高, 师锁柱, 王兆霞. 慢性移植物抗宿主病模型的诱导及补肾清热毒方的疗效观察 [J]. 北京中医药大学学报, 2003, 26 (3): 31-34, 69.

[40] 张丽霞, 郑京, 洪江淮, 王智, 丘余良, 陈扬荣. 热毒炽盛型SLE与肾小球Fas、BcL-2、Bax蛋白表达 [J]. 中医药学刊, 2003, 21 (9): 1518-1519.

[41] 郑京, 郭跃进, 洪江淮, 张洪生, 滕云, 刘新迎, 王智, 陈扬荣. 基质金属蛋白酶对狼疮性肾炎Fas介导凋亡的影响 [J]. 中

国中西医结合肾病杂志，2003，4（11）：637-639.

[42]郑京，洪江淮，张洪生，滕云，王智，阮诗玮，陈扬荣.狼疮性肾炎肾小球中PCNA、Fas、Bcl-2、Bax蛋白表达的意义［J］.中国中西医结合肾病杂志，2003，4（2）：101-102.

[43]陈扬荣，江明，陈锦芳，陈晓玲，郑旭.温病气分证病理实质与治则的研究［J］.中医杂志，2002，43（11）：856-858.

[44]张月英，陈扬荣，王玉海，潘晨.抗纤Ⅰ号胶囊抗肝纤维化的血清学和形态学实验研究［J］.山东中医药大学学报，2002，26（3）：219-220，238.

[45]任文英，陈扬荣，阮诗玮，王智.补肾清热毒方联合西药治疗狼疮性肾炎的疗效观察［J］.北京中医药大学学报，2002，25（3）：57-59.

[46]任文英，陈扬荣，阮诗玮，王智.补肾清热毒方联合西药治疗狼疮性肾炎的疗效观察［J］.中国中西医结合杂志，2002，22（12）：906-908.

[47]陈扬荣.清法刍议［J］.中国医药学报，2002，17（5）：263-264.

[48]陈扬荣，江明，王玉海.抗纤1号胶囊对肝纤维化大鼠LN、PCⅢ、Ⅳ-C及Alb、Glo的影响［J］.中国医药学报，2002，17（4）：210-211.

[49]张月英，潘晨，王玉海，陈扬荣.抗纤Ⅰ号胶囊抗肝纤维化的血清学和形态学实验研究［J］.胃肠病学和肝病学杂志，2002，11（1）：36-38.

[50]陈扬荣,江明,李庆阳.老年脾肾虚证LPO、SOD、血脂关系的探讨[J].中国中医基础医学杂志,2002,8(7):44-45.

[51]陈扬荣.捶击点穴治疗跟痛症60例[J].中国临床康复,2002,6(10):1500.

[52]张月英,王玉海,陈扬荣,潘晨.抗纤Ⅰ号胶囊对肝纤维化大鼠作用的实验研究[J].福建中医学院学报,2001,11(4):42-44.

[53]张月英,潘晨,王玉海,陈扬荣.抗纤Ⅰ号胶囊抗肝纤维化的血清学和形态学实验研究[J].中西医结合肝病杂志,2001,11:6-9.

[54]吴水生,陈扬荣,李海松.论肾虚的阶段性、局部性和层次性[J].中国中医基础医学杂志,2001,7(7):12-13.

[55]陈扬荣.自拟清痹汤治疗类风湿关节炎40例[J].福建中医药,2000,31(6):32-33.

[56]江明,李奕棋,李庆阳,陈扬荣.老年脾、肾虚与细胞免疫关系研究[J].江西中医学院学报,2000,12(3):123-124.

[57]陈枝伯,陈扬荣.戴天章与《广瘟疫论》[J].福建中医学院学报,2000,10(1):44-45.

[58]陈扬荣,方群,严文锦,程必武,黄应清,周小玲.开展医教研协作提高临床教学质量[J].福建医科大学学报(社会科学版),2000,1(2):30-32.

[59]陈扬荣.浅谈痹病之辨治[J].福建中医药,1999,30(1):41.

[60]江明,张召群,林若勤,陈扬荣.清热利湿复方对肝损害

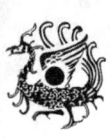

大白鼠肝功能的影响［J］.福建中医药,1999,30（1）：34.

［61］江明,郑旭,陈扬荣,陈锦芳,陈晓玲.清热化瘀养阴汤与白虎汤退热作用的实验观察［J］.浙江中医学院学报,1999,23（3）：11.

［62］陈扬荣,江明,陈锦芳,陈晓玲,郑旭.清气养阴治疗温病气分证的实验研究［J］.山东中医药大学学报,1999,23（2）：150-151.

［63］陈扬荣,陈晓玲,郑旭.温病气分证应注重清热养阴与活血化瘀［J］.福建中医学院学报,1999,9（3）：8-9.

［64］陈扬荣.温病急症诊治研究的辨证思维［J］.江西中医学院学报,1998,10（3）：100-102.

［65］江明,张召群,林若勤,陈扬荣.滋养肝肾和温补脾肾中药复方对肝损害大白鼠肝功能的影响［J］.福建中医学院学报,1998,8（2）：34-35.

［66］张超群,陈扬荣,林若勤.四种中药复方对肝损伤大白鼠肝功能的影响［J］.中国中西医结合杂志,1997,17（S1）：144-145.

［67］游枫慧,陈扬荣,黄显.二种中药复方对肝损伤大白鼠肝功能的影响［J］.中国医药学报,1997,12（6）：50-51.

［68］陈扬荣.也谈金匮肾气丸之衍变［J］.福建中医药,1996,27（6）：33.

［69］陈扬荣.温病急症若干问题的探讨［J］.江西中医学院学报,1996,8（1）：2-3.

［70］陈扬荣,陈裔清,杜建,邱天水,陈锦芳,戴春福,郑旭.

温病学实验教学的突破带动课程建设系统改革与实践［J］.福建中医学院学报，1996，6（3）：45-47.

［71］陈扬荣.温病急症诊治研究及应用［J］.福建中医学院学报，1996，6（2）：45-46.

［72］陈扬荣，许志福.温病急症——厥证、高热初探［J］.福建中医药，1995，26（2）：5.

［73］江明，陈扬荣.慢支肺脾肾虚证型与血浆环核苷酸 cAMP 和 cGMP 关系的探讨［J］.福建中医学院学报，1995，5（1）：16-17.

［74］陈扬荣.捶击点穴治疗跟痛症60例［J］.中国中医骨伤科，1995，3（2）：26.

［75］陈扬荣，江明.清气化瘀复方对家兔温病气分证 TXB2 和 6-K-PGF1α 的 DIC 影响［J］.中国中西医结合杂志，1995（S1）：290-291.

［76］陈扬荣，江明.清气化瘀复方对家兔注射内毒素后血栓素 B2 和 6-酮-前列腺素 F1d 的影响［J］.中国中药杂志，1994，19（8）：499.

［77］陈扬荣，江明.清气化瘀复方防治内毒素性家兔温病气分证发热作用的实验观察［J］.浙江中医学院学报，1994，18（6）：30-31.

［78］陈扬荣.也议甘温除热［J］.陕西中医学院学报，1994，17（4）：9.

［79］陈扬荣，戴春福，江明.温病气分证应注重活血化瘀［J］.甘肃中医学院学报，1994，11（2）：11.

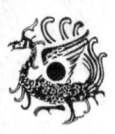

[80]杜建,陈扬荣,陈裔清,戴春福,邱天水,陈锦芳,郑旭.温病学课程建设和教学改革[J].福建中医学院学报,1994,4(2):47-48.

[81]陈扬荣.心肌炎的中医治疗[J].福建中医学院学报,1994,4(1):1.

[82]陈扬荣.吴有性与《温疫论》[J].中华医史杂志,1994(4):228.

[83]陈扬荣.自拟尫痹汤对类风湿性关节炎疗效观察[J].中国中医骨伤科,1994,2(1):22-24.

[84]陈扬荣,戴春福,江明.清气化瘀复方对内毒性家兔血小板功能的影响[J].成都中医学院学报,1993,16(2):44-46.

[85]陈扬荣,戴春福,郑旭,江明.白虎汤降低家兔气分证体温的观察[J].安徽中医学院学报,1993,12(2):49-50.

[86]陈扬荣.论湿温治法"三禁"及临证识变[J].江西中医学院学报,1993,5(3):6-8.

[87]陈扬荣,陈小峰,陈竹,方群.中医学专业教学改革初探[J].福建中医学院学报,1993,3(3):191-192.

[88]陈扬荣,戴春福,郑旭,江明.清气化瘀复方对家兔温病气分证血瘀的防治作用[J].福建中医学院学报,1993,3(2):91-94.

[89]陈扬荣.中医治疗糖尿病的管见[J].福建中医药,1992,23(5):37-38.

[90]陈扬荣.小议肾无实证[J].福建中医药,1991,22(1):52.

[91] 陈扬荣. 杨栗山与《伤寒温疫条辨》[J]. 福建中医药, 1988, 19（3）：17-18.

[92] 陈扬荣, 高茵娜, 唐平, 林章琴. 藿砂合剂治疗急性胃肠炎23例[J]. 江西中医药, 1985（3）：15.

[93] 陈扬荣. 急性热病应用下法的体会[J]. 福建中医药, 1983（5）：27-29.

[94] 陈扬荣. 治疗肾盂肾炎点滴体会[J], 福建中医药, 1982（3）：58.

[95] 陈扬荣. 急性感染性疾病应用下法的体会[J]. 福建医药杂志, 1981（5）：45-47.

[96] 陈扬荣. 谈脾胃升降功能及其临床应用[J]. 福建医药杂志, 1979（1）：27-29.

[97] 王琦, 陈扬荣. 通里攻下法在急性热病中的临床意义[J]. 天津医药, 1978（2）：84-87.